KINDERÄRZTIN DÉSIRÉE RATAY

KINDER-GESUNDHEIT beginnt zu Hause

Wie Eltern das Fundament für eine glückliche und gesunde Kindheit legen

INHALT

Liebe Leserin, lieber Leser, wenn im Buch folgende Begriffe fallen, versteh sie bitte in diesem Sinn:

MaPa: Damit möchte ich gleichermaßen Mütter und Väter ansprechen
Körper: Damit meine ich Körper und Gehirn
Gehirn: Damit meine ich das verkörperte Gehirn
Gesundheit: Sie umfasst für mich sowohl die physische als auch die psychische Gesundheit
Geist/geistig: Ich mag das Wort nicht. Ich meine damit nichts Religiöses! Für mich ist es das deutsche Wort für »mind« als Anteil des kindlichen Wesens

Wenn du dich dafür interessierst, mit welchen Quellen und Studien ich gearbeitet habe, findest du auf Seite 288 einen Barcode, der dich zur Literaturliste führt.

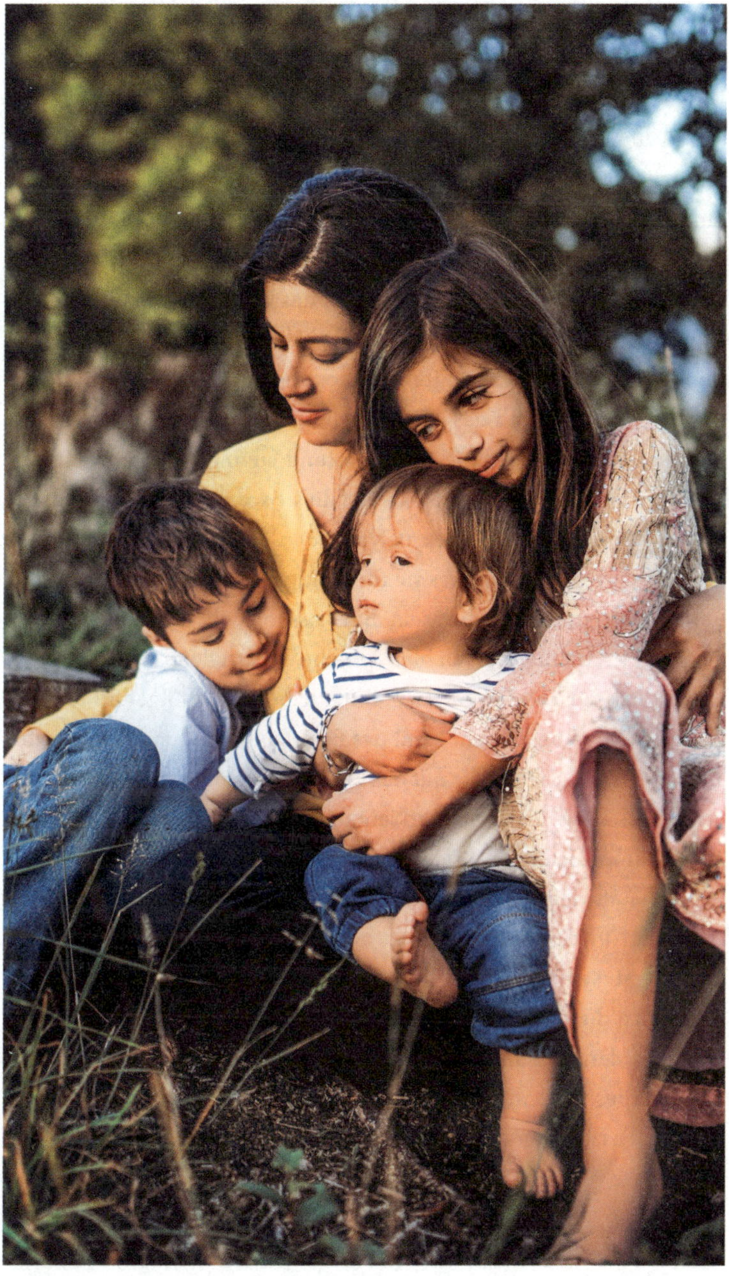

SO LIEST DU DIESES BUCH

Lange bevor Medikamente, Therapien und andere medizinische Verfahren zum Einsatz kommen, kannst du durch gelebte Verbundenheit mit deinem Kind viel für seine und eure Gesundheit tun. Um die Zusammenhänge zwischen Verbundenheit und Gesundheit in der Tiefe begreifen und das Wissen umsetzen zu können, empfehle ich dir folgendes Vorgehen: Lies den Theorieteil des Buches zweimal, bevor du zum Praxisteil übergehst, da du den Inhalt im zweiten Durchgang in seinem ganzheitlichen Kontext besser verstehen kannst. Zusätzlich findest du quer durch das ganze Buch immer wieder QR-Codes, die dich zu weiteren Anregungen, Audios und Übungen führen. Mit dem Kennwort »**Verbundenheit**« kannst du sie scannen und abrufen.

Da Eltern zu Schuldgefühlen neigen, vor allem dann, wenn es ihnen nicht gelingt, das zu tun, was sie für richtig halten, könnte dieses Buch potenziell triggernd für dich sein. Bitte lass mich dir an dieser Stelle sagen, dass ich nichts, was ich hier schreibe, verurteilend meine. Ich verurteile dich für absolut gar nichts! Ich habe tiefes Mitgefühl für dich in deiner Mission, deinem Kind das Beste zu geben, und kenne selbst alle Höhen und Tiefen, die mit der Elternschaft einhergehen. Falls dich etwas sehr aufwühlt, dann markiere dir die Stelle und überleg dir, welchen Schmerz ich unbeabsichtigt ausgelöst habe.

Egal, wie alt dein Kind ist, du kannst von diesem Buch profitieren. Nicht nur in deiner Eigenschaft als Elternteil: Da du selbst einmal klein warst, kannst du auch viel über dich selbst erfahren. Im Praxisteil bekommst du einen Vorschlag dafür, wie du das Fundament ganzheitlicher Kindergesundheit durch die Stärkung von Verbundenheit nachhaltig verbessern kannst. Viel Freude, viel Demut, viele Aha-Momente und viel Faszination mit diesem Buch!

Désirée

Kapitel 1

Wer ist dein Kind wirklich?

Dein Kind ist so viel mehr, als dir jemals bewusst sein wird! Dieses Kapitel soll dir dabei helfen, dein Verständnis von deinem Kind zu hinterfragen und offen für das Wunder zu bleiben, das dein Kind wirklich ist. Diese Offenheit und Neugier erschaffen einen Raum, in dem du deinem Kind wahrhaftig begegnest: Neugierig und bereit, es immer und immer wieder, sein Leben lang, neu kennenzulernen.

GLAUBE NICHT, WAS DU DENKST

Wie fühlt es sich an, wenn ich dir sage: »Eigentlich kennst du dein Kind gar nicht wirklich!«? Vermutlich verletzt es dich, weil du der Überzeugung bist, dass ein guter Vater oder eine gute Mutter das eigene Kind besser kennt als jeder andere Mensch. Und natürlich verbringst du sehr viel Zeit mit deinem Kind! Es liegt also auf der Hand, dass du es am besten kennst. Oder? Die Antwort ist ein klares: JEIN! Wenn du davon überzeugt bist, dass du dein Kind durchschaut hast, dann muss ich dir leider sagen, dass das eine Illusion ist.

Je überzeugter du davon bist, zu wissen, wer dein Kind ist, desto weniger wahrscheinlich ist es, dass du dein Kind jemals wirklich kennenlernen wirst. Es ist ganz einfach so: **Du sollst nicht glauben, was du denkst!** Das klingt wahrscheinlich etwas merkwürdig. Es ist dennoch wichtig, sich damit zu beschäftigen, wie eingeschränkt die menschliche Wahrnehmung eigentlich ist. Pro Sekunde werden schätzungsweise 11 Millionen Bits Sinneseindrücke in unserem Gehirn verarbeitet. Von dieser Masse an Informationen erreichen schätzungsweise nur etwa 40 Bits unser Bewusstsein!

Es ist höchst unwahrscheinlich, fast unmöglich, dass du und ich innerhalb von einer Sekunde in derselben Situation genau die gleichen 40 Bits wahrnehmen. Dazu kommt, dass das eigene Unterbewusstsein aufgrund seiner Prägungen und Glaubenssätze herausfiltert, welche 40 Bits überhaupt ins Bewusstsein gelangen und wie du diese für dich interpretierst und verarbeitest. Wenn du also dein Kind betrachtest, nimmst du nur einen kleinen, dazu höchst gefilterten Teil von ihm wirklich bewusst wahr. Wenn du überzeugt bist, dass dein Kind nicht mehr ist, als was du von ihm wahrnimmst, dann lernst du es niemals **wirklich** kennen. Du lernst nur das Bild von deinem Kind kennen, das du in deinem Gehirn von ihm erschaffen hast.

Als Kind hat es mich unglaublich genervt, wenn meine Eltern dachten, sie wüssten alles über mich. Ich weiß auch, dass das all meinen Freunden mit ihren Eltern damals – und häufig sogar heute noch – genauso ging. Wenn das Elterngehirn ein Kind einmal »in eine Schublade gesteckt« hat, dann fällt es ihm sehr schwer, diese Überzeugungen wieder loszulassen.

Ich habe viele Seiten an mir erst außerhalb meiner Familie kennengelernt. Seiten, von denen meine Eltern lange gar nichts wussten, weil sie sie nie kennenlernen konnten. Jede Freundschaft und Beziehung, jede neue Begegnung oder neue Situation ist auch eine Selbsterfahrung, eine Chance, neue Fähigkeiten, Interessen, Talente an sich selbst zu entdecken. Beispielsweise versteckte sich unter all meinem Chaos ein unglaubliches organisatorisches Talent, das ich erst mit 28 Jahren kennenlernte, als dieses Talent sichtbar werden musste. Zu diesem Zeitpunkt übernahm ich die organisatorische Leitung erst einer, dann von zwei und schließlich von drei Praxen und in dieser Zeit offenbarte sich mir eine Facette meines Selbst, die ich bis dahin gar nicht kannte. Ich war nicht nur eine Chaos-Queen, sondern auch eine absolute strategische Meisterin!

Es gibt also viele Dinge, die mich interessieren, von denen meine Eltern heute noch nichts wissen, weil sie Teile meines Lebens betreffen, mit dem meine Eltern nichts zu tun haben. Sie wissen nichts über meine Stärken in der Personalführung und im innovativen und lösungsorientierten Denken. Sie wissen viel uber meine alten Gewohnheiten und Interessen, von denen viele aber gar kein Teil meines aktuellen Lebens mehr sind.

Die Tatsache, dass meine Mutter mich mittlerweile wirklich am besten kennt, hat nichts damit zu tun, dass sie meine Mutter ist. Es hat in erster Linie damit zu tun, dass wir zusammenleben und ich mit ihr über alles reden kann. Wir reden allgemein ziemlich viel miteinander, ihre Haltung ist offen, warmherzig und neugierig, ihre Ratschläge sind durchdacht und immer abgestimmt auf die Person, die ich gerade bin. Diese Verbundenheit zwischen uns ist nur so stark, weil sie bereit ist, mich jeden Tag neu kennenzulernen.

VOM FREMDBILD ZUM SELBSTBILD

Jeder Mensch hat seine eigene, sehr eingeschränkte und hochindividuelle Realität und nimmt nur einen kleinen Teil dessen wahr, was tatsächlich ist. Die Wahrnehmung jedes Menschen wird verzerrt durch diverse innere Filter. Das betrifft auch die elterliche Wahrnehmung des eigenen Kindes. Das Bild, das du von deinem Kind aufgrund deiner limitierten Wahrnehmung und deiner eigenen Prägungen hast, hat mehr mit dir selbst als mit deinem Kind zu tun! Es ist sehr wichtig, dass du dir dies als MaPa klar machst: **Dein inneres Bild von deinem Kind trägt stark dazu bei, welches Bild dein Kind eines Tages von sich selbst haben wird.** Wenn du das Gefühl hast, dass dein Kind zu anstrengend oder zu emotional, nicht besonders talentiert, zu faul, nicht ehrgeizig oder nicht klug genug, zu egoistisch oder nicht schön genug ist, wirst du deinem Kind genau das signalisieren – sowohl verbal als auch nonverbal. Daraus wiederum leitet dein Kind seinen eigenen Wert ab. Entwickelt dein Kind aus deinen verbalen oder nonverbalen Hinweisen die innere Überzeugung »So wie ich bin, bin ich nicht gut genug«, kann diese Überzeugung eine lebenslange, energiefressende Stressquelle sein! Je stärker diese innere Überzeugung das Leben deines Kindes diktiert, desto stärker beeinflusst sie seine Entscheidungen und seinen Lebensstil und desto stärker verschiebt sich sein inneres Gleichgewicht – später wirst du noch verstehen, warum – hin zu **krankheitsfördernd**.

Die Art und Weise, wie du mit deinem Kind sprichst, egal, ob nonverbal oder verbal, wird zu seiner eigenen inneren Stimme und beeinflusst, wie streng, gemein, annehmend oder liebevoll dein Kind eines Tages zu sich selbst sein wird und wie gut es ihm gelingt, sich selbst treu zu bleiben.

Je gestresster du bist, desto negativer ist das Bild, das du von deinem Kind hast, deshalb ist **deine Selbstfürsorge** nicht nur für dich, sondern auch für dein Kind wichtig. Achte sehr genau darauf, was du deinem Kind über sich selbst mitteilst! Richte deinen Fokus auf die wundervollen Besonderheiten und Stärken deines Kindes und hilf ihm dabei, diese zu entdecken und zu entfalten, dann wird dein Kind die innere Überzeugung entwickeln »Das Leben ist immer auf meiner Seite« und die Leichtigkeit, die damit einhergeht, kann nur heilsam sein, oder?

WAS KINDERERZIEHUNG MIT PLÄTZCHENBACKEN ZU TUN HAT

Stell dir vor, du möchtest Plätzchen backen. Du knetest die Zutaten zu einem glatten Teig, lässt ihn kurz ruhen und rollst ihn schließlich aus. Du hast deine Lieblingsformen schon bereitgelegt und beginnst damit, die Plätzchen auszustechen. Am Ende hast du kaum noch Teig übrig und das Backblech ist mit vielen Plätzchen in allen möglichen Formen belegt. Das Blech wird in den heißen Ofen geschoben und nach spätestens zehn Minuten kommen die feinsten Plätzchen heraus.
Jedes Kind kommt mit seinem eigenen Potenzial auf die Welt. Dieses Potenzial bewegt sich in einem fur das Kind einzigartigen Rahmen. Das bedeutet, es kann sich nicht endlos frei entfalten, denn seine Gene haben ein Wörtchen mitzusprechen. Aber innerhalb dieses Rahmens kann es sich zu verschiedenen Varianten seines Selbst entwickeln. Welche Variante aus seinem ganzen Potenzial »herausgeformt« wird, hängt ab von den verschiedenen Erfahrungen, die das Kind macht. Die wichtigste Erfahrung von allen ist die Beziehungserfahrung mit seinen Eltern. Das heißt: Wenn es dein Kind zehnmal gäbe und jedes dieser zehn Kinder in anderen Familien aufwachsen würde, würden die einzigartigen Erfahrungen eines jeden Kindes zehn verschiedene Versionen des gleichen Kindes hervorbringen.

> Alle Erfahrungen, die ein Kind macht, beeinflussen, welche Identität es im Laufe der Zeit entwickelt. Die wichtigsten Erfahrungen sind Beziehungserfahrungen.

Direkt nach der Geburt ist das Kind eins mit allem, was ist, und empfindet sich als Teil des Ganzen. Mit fortschreitendem Alter und zunehmender Prägung entwickelt jedes Kind eine Identität, das ist ganz normal und auch notwendig, damit es sein Leben navigieren kann. Die Identität (sein Ego), die ein Kind annimmt, ist sein eigenes mentales Konstrukt von seinem Ich. Das heißt: Die zehn Kinder, von denen wir eben gesprochen haben, werden, obwohl sie die gleichen Gene haben, durch die individuellen Erfahrungen, die sie innerhalb ihrer jeweiligen Familien machen, zehn verschiedene Identitäten entwickeln. Je stärker das Kind später in seiner Identität mit den darin gespeicherten Überzeugungen verhaftet ist, desto stärker ist seine gefühlte Trennung von anderen Menschen. Extreme Beispiele für Trennung durch Überidentifikation mit eigenen Überzeugungen sind Rassismus, Gewalt und Krieg.

WAS HAT DAS MIT GANZHEITLICHER KINDERGESUNDHEIT ZU TUN?

Wenn dein Kind als Plätzchenteig (= volles Potenzial) auf die Welt kommt, kannst du daraus weder einen Kuchen noch eine Pizza machen (= natürlicher Rahmen). Du kannst allerdings beeinflussen, mit welcher Ausstechform das Plätzchen herausgestochen, bei welcher Temperatur und wie lange es gebacken wird. Die Ausstechform, die Backtemperatur und die Backdauer stehen für die Summe der Erfahrungen, die ein Kind während seiner Identitätsentwicklung macht.

Das fertig gebackene und verzierte Plätzchen steht für die Identitätsvariante des Kindes, die durch seine individuellen Erfahrungen hervorgebracht wurden. Das Plätzchen schmeckt am besten und sieht am schönsten aus, wenn der Teig die Erfahrungen macht, die er braucht, um sein »Plätzchenpotenzial« zu entfalten. Wenn ein Kind die richtigen Erfahrungen sammelt, blüht es zu seinem gesündesten und glücklichsten Ich auf. Denn die Erfahrungen, die ein Kind macht, beeinflussen die Identität, die es entwickelt, und diese wiederum entscheidet darüber, welchen Weg dieses Kind in seinem weiteren Leben einschlägt und ob es ein Weg ist, der es **kränker oder gesünder** macht.

DEIN KIND IST NUR EIN MITBEWOHNER

Für mein ärztliches Staatsexamen habe ich mir ein Semester zum Lernen freigenommen. Mit meinem Multiple-Choice-Buch im Rucksack machte ich mich auf den Weg nach Malawi. Ich erinnere mich nicht daran, dort gelernt zu haben, aber ich erinnere mich an eine meiner schönsten Erfahrungen überhaupt: Ich saß mit meinem Schnorchel im Boot, als ein junger Mann neben mir mich aufgeregt aufforderte, mir die Taucherbrille überzuziehen und ins Wasser zu springen. Ich sprang und tauchte unter. Als ich meine Augen wieder öffnete, befand ich mich in einer neuen Welt. Wenige Zentimeter unter mir schwamm ein Walhai von ungefähr zehn Metern Länge – der größte Fisch der Welt. Der Anblick war unglaublich: riesig und sanft zugleich. Er war ganz allein. Auf den zweiten Blick stellte ich fest, dass er doch nicht so allein war. Er war umgeben von Hunderten kleiner Putzerfische, deren Aufgabe es war, diesen Giganten in stiller Übereinkunft von Außenparasiten, Hautverunreinigungen und abgestorbenen Hautteilen zu befreien. Der Walhai bildete gemeinsam mit den Putzerfischen ein funktionierendes System, innerhalb dessen er sein gesundheitliches

Potenzial erst entfalten konnte. Im Erbgut des Walhais schlummern Erwartungen an bestimmte Erfahrungen (etwa von Putzerfischen versorgt zu werden), die erfüllt werden müssen, damit es ihm gut geht.
Auch dein Kind hat seine kleinen Helferlein: Billionen von Mikroorganismen, Viren, Pilzen und anderen Mikroben, die in und auf seinem Körper leben. Woher kommen sie? Den ersten Kontakt mit diesen Mikroben hat ein Kind vermutlich schon während der Schwangerschaft. Unter der Geburt und während des Stillens kommt es zum sogenannten **Seeding**. Durch Kontakt mit der Vaginal- und Hautflora der Mutter werden Mikroorganismen von ihr auf das Kind übertragen. Seine Haut wird davon überzogen, es atmet sie ein und schluckt sie. Das nennt man auch **Implantation des zweiten Genoms**, denn durch Übertragung dieser Mikroben sammeln sich mehrere Millionen mikrobielle Gene in und auf dem kindlichen Körper, das ist das sogenannte **Mikrobiom**. Alle Körperbereiche beherbergen ihr eigenes, einzigartiges Mikrobiom, das dort seine wichtigen Aufgaben für den Menschen erledigt. Das Darmmikrobiom beherbergt mit schätzungsweise 95 Prozent den größten Anteil von Mikroben im Körper.
In Zahlen ausgedrückt: Dein Kind hat in seinem Körper ungefähr 20 000 menschliche Gene und hundertmal so viele mikrobielle Gene. Dein Kind besteht aus über 30 Billionen menschlichen Zellen und wird vermutlich von eineinhalbmal so vielen bakteriellen Zellen besiedelt (hier ist noch keine Rede von den Viren, Pilzen und anderen Mikroben in und auf dem menschlichen Körper). Dein Kind besteht also aus mehr Fremd- als aus menschlichen Zellen! So gesehen *hat* dein Kind keine Mitbewohner, sondern ist selbst ein Mitbewohner! Die Symbiose zwischen menschlichen Zellen und dem Mikrobiom geht über das Koexistieren hinaus. Einige Forscher gehen davon aus, dass das genetische Material von Bakterien sogar in die menschliche DNA eingebaut wurde und den Menschen zu dem gemacht hat, was er heute ist. Die Interaktion zwischen menschlichen und bakteriellen Zellen hat also die Evolution des gesamten Körpers beeinflusst.

Dein Kind ist nicht vollständig menschlich, es ist ein wandelndes und sprechendes Ökosystem. Ein sogenannter Superorganismus.

WAS HAT DAS MIT GANZHEITLICHER KINDERGESUNDHEIT ZU TUN?

Unsere Mikroben sind unsere Putzerfische. In unserem Erbgut ist die Erwartung verankert, dass ein gesundheitserhaltendes Mikrobiom uns unterstützt und versorgt. Ohne gesundes Mikrobiom gibt es keine gesundheitsfördernden Abläufe im Körper. Es gibt Hinweise aus der Mikrobiomforschung, dass dem modernen Menschen etwa 30 Prozent des gesunden Mikrobioms abhandengekommen sind. Man geht davon aus, dass dieser Mikrobiomverlust eine große Rolle bei der Entwicklung chronischer Krankheiten wie Krebs, Infektionen, Autoimmunkrankheiten, Alzheimer und Diabetes spielt und dass die Zusammensetzung des Mikrobioms die Anpassungsfähigkeit des Immunsystems auf spätere Umweltbelastungen beeinflussen kann. Stress (aber auch falsche Ernährung, Umweltgifte oder Schlafmangel) hat einen starken Einfluss auf diese Entwicklung. Natürlich gibt es auch bei Kindern einen Zusammenhang zwischen Stress und der mikrobiellen Besiedlung.

WOFÜR HAT DEIN KIND SEIN GEHIRN WIRKLICH?

In einem Wald fällt ein Baum um und landet mit Schmackes auf dem Boden. Kein Mensch hat es gehört. Hat der Sturz dann überhaupt ein Geräusch verursacht? **Nein!** Der Sturz hat lediglich Schwingungen von Luftmolekülen ausgelöst. Das Geräusch existiert eigentlich gar nicht. »Ich habe gehört, dass ein Baum umgefallen ist« ist eine Erfahrung, die im Gehirn entsteht, wenn schwingende Luftmoleküle auf das Trommelfell treffen. Das Geräusch ist die Übersetzung von Information aus der Umwelt (schwingende Luftmoleküle) in eine Sprache, die das menschliche System versteht.

Eine Realität, in der fast alles aus Schwingung oder Vibration und Energie besteht, kann der Mensch nicht erfassen. Deshalb verwandelt sein Gehirn das, was tatsächlich existiert, in etwas, mit dem es arbeiten kann. Die Aufgabe des Gehirns ist es, eine Welt zu erschaffen, in der man leben kann. Die Funktion des Nervensystems ist es, Verhalten zu erzeugen, das in einer vom Gehirn geschaffenen Wahrnehmung der Welt sinnvoll ist. Alle menschlichen Sinne nehmen ein Stück Realität auf, geben die Information an das Gehirn weiter, das diese Information in eine menschliche Erfahrung verwandelt. Der größte Teil dessen, was das menschliche Gehirn aufnimmt, landet im Unterbewusstsein und nur ein kleiner Teil dessen, was das Gehirn aufnimmt, wird bewusst wahrgenommen. **Jedes Gehirn kreiert seine eigene Realität.** Dein Kind hat eine andere Realität als du und du hast eine andere Wahrnehmung von deinem Kind als jeder andere Mensch, der dein Kind kennenlernen darf.

DIE VIER EBENEN KINDLICHER ERFAHRUNGEN

Dein Kind wirkt auf den ersten Blick durch seine Körpergrenzen (Haut) wie ein in sich abgeschlossenes Individuum. Aber wie du nun weißt, gibt es diese Trennung zwischen Innen und Außen nicht wirklich. In Wirklichkeit ist dein Kind ein offenes System und der Zustand, in dem sich dein Kind, in dem sich jede Zelle seines Körpers befindet, wird nicht nur von inneren kindlichen Faktoren beeinflusst, sondern von jeder einzelnen seiner Erfahrungen. Alles, was dein Kind erlebt, sowohl vor als auch nach seiner Geburt, nennt man Erfahrung. Dazu gehört alles, was dein Kind sieht, hört, schmeckt, isst, verdaut, spürt, tastet, riecht, wahrnimmt, beobachtet, denkt oder fühlt.

DIE BEDEUTUNG PRÄNATALER ERFAHRUNGEN

Bevor wir uns mit den verschiedenen Erfahrungsebenen deines Kindes beschäftigen, möchte ich dir eine persönliche Geschichte erzählen: »Wir können nichts mehr tun, Sie können jetzt nur nach Hause fahren und abwarten. Es tut mir so leid«, sagte meine Frauenärztin und legte die Schallsonde weg. Ich war gerade in der neunten Woche mit meinem ersten Kind schwanger. Mein Mann und ich fuhren schweigend heim, die Blutung nahm weiter zu, schließlich packte uns die Panik: Wir waren nicht bereit, kampflos aufzugeben, und fuhren in die Klinik, wo man uns das Ende der Schwangerschaft erneut bestätigte. Ich rief weinend meine Mutter an, um ihr zu sagen, was gerade passierte, und da erzählte sie mir, dass sie auf die gleiche Art sieben Fehlgeburten erlebt hatte! Ich kam erst auf die Welt, nachdem sie während der Schwangerschaft einen operativen Eingriff hatte vornehmen lassen (deshalb mein Name: Désirée, die Erwünschte). Wir sprachen mit der gynäkologischen Chefärztin über diesen operativen Eingriff, sie sagte, dass das möglich wäre, aber sie würde uns davon abraten, zumal es jetzt wahrscheinlich schon zu spät war. Wir hatten das Gefühl, dass dieser Eingriff nötig war, um unser zu diesem Zeitpunkt etwa neun Wochen altes Baby zu schützen. Eine Spinalanästhesie, einen Muttermundverschluss und eine Cerclage später hatten wir meiner Tochter den Ausgang operativ versperrt. Mir wurden verschiedene wehenhemmende Medikamente, strikte Bettruhe, eine Haushaltshilfe und die Anweisung, mich zu entspannen, verordnet. Es waren knapp 200 lange Tage des Liegens. Ich zögerte monatelang jedes Duschen, selbst jeden Toilettengang hinaus. Ich wollte mich nicht unnötig bewegen, da jede Bewegung Gebärmutterkontraktionen auslöste. Ständig wurde ich daran erinnert, dass mein Körper immer noch versuchte, unser Baby auszutreiben. Ich nahm das Liegen also sehr, sehr ernst. Und mein Mann ebenfalls: Er stand jeden Morgen früher auf, trug mich auf die Couch, legte mir Essen für den ganzen Tag neben meinen Kopf und wischte, kehrte, entkrümelte mich und die Couch, wenn er wieder heimkam.

Ich übernahm bewusst die Aufgabe eines Brutkastens – und ich wollte, dass in diesem Brutkasten die besten Bedingungen für unsere kleine Tochter galten. Die Vorstellung, dass alle meine sorgenvollen Gedanken, nervösen Gefühle, alles, was ich an Nahrungsmitteln zu mir nahm, als Baustein für ihr Wachstum diente, beschäftigte mich. Zu diesem Zeitpunkt wusste ich nichts über all diese Dinge, aber ich fühlte all das, was man nun wissenschaftlich belegen kann: Die pränatale Zeit ist unglaublich wichtig für die Entwicklung des Körpers, der Körpersysteme und für die Entwicklung des Geistes.

Ich richtete in diesen 200 langen Tagen meine ganze Aufmerksamkeit darauf, meine Gedanken und somit auch Gefühle und meinen Körper in ein liebevolles, gesundheitsförderndes Zuhause für mein ungeborenes Kind zu verwandeln. Mein Mann trug mich auf Händen, er sprach mit der Kleinen und tröstete mich. Zu keinem Zeitpunkt hatte ich das Gefühl, dass ich allein in dieser Sache steckte. Ich beschäftigte mich nur noch mit wunderschönen und positiven Dingen und ging regelmäßig in eine tiefe Verbindung mit meiner Tochter. Ich streichelte sie, sang und sprach für sie und gab mich meiner Liebe hin. Wenn ich Angst hatte, weil ich sie nicht spürte, brauchte ich nur die Hand auf meinen Bauch zu legen und sie zu bitten, kurz dagegenzutreten, um mir zu zeigen, dass sie noch da war, und das tat sie. Jedes Mal!

Ich beobachtete genau, was in meinem Bauch vorging, wenn ich bestimmte Gerüche wahrnahm, wenn es unerwartete laute Geräusche um mich herum gab, wenn ich etwas aß, was mir Freude machte, wenn ich meinen Bauch streichelte oder ihn mit Sonnenstrahlen beleuchtete. Auch wenn ein ungeborenes Baby noch nicht so funktioniert wie

ein geborenes Baby, Kleinkind oder späterer Erwachsener, begann ich mit meinen Sinneseindrücken und denen des Babys zu experimentieren und irgendwann wusste ich, was sie mochte und was nicht.
Ich wollte den Stress, den sie durch mich erlebte, abmildern und durch die enge Verbindung, die wir damals schon hatten, hatte ich das Gefühl, das auch zu können. Mein Brutkasten schien die optimalen Erfahrungen für sie bereitzuhalten, denn meine Tochter fühlte sich sehr wohl. Die Wehen hörten um die 29. Woche auf und kamen nicht wieder. Nach der 41. Woche wurde die Geburt eingeleitet und 37 Stunden später erblickte meine Tochter – per Kaiserschnitt – das Licht der Welt. Entgegen allen Erwartungen der uns betreuenden Ärzte.

WARUM ERZÄHLE ICH DIR DIESE INTIME GESCHICHTE?

Jedes Kind hat sein volles Potenzial zum Zeitpunkt seiner Zeugung. Die erste Prägung des kindlichen Körpers und Geistes findet bereits intrauterin statt. Alles, was die werdende Mutter über ihre Sinne erfährt, beeinflusst ihr Innenleben auf die eine oder andere Art und kann durch Ausschüttung verschiedenster Moleküle in die geteilte Blutbahn wiederum die Entwicklung und damit auch Zukunft ihres Babys beeinflussen. Das Baby selbst wird aber nicht nur von Erfahrungen der Mutter genährt, es macht auch eigene Erfahrungen. Meine Tochter hat sich beispielsweise im Bauch bei lauten Geräuschen erschreckt oder wurde jedes Mal besonders aktiv, wenn ihr Papa für sie gesungen hat. Der Erfahrungsraum der schwangeren Frau ist gleichzeitig Entwicklungsraum des ungeborenen Kindes, dies kann beispielsweise anhand der frühen metabolischen Programmierung deutlich gemacht werden: Die Qualität der Ernährung hat in der Zeit, in der der kindliche Organismus sehr schnell wächst, einen massiven Einfluss auf die sich entwickelnden Körperstrukturen und Körperfunktionen. Das betrifft natürlich die ganze Kindheit, in besonderem Ausmaß allerdings die Zeit zwischen Zeugung und dem dritten Geburtstag. Die Ernährung einer Schwangeren induziert eine metabolische Programmierung beim Kind, die seine Gesundheit bis ins hohe Alter beeinträchtigen kann. So kann das Risiko, im Erwachsenenalter einen Typ-2-Diabetes zu entwickeln oder an einer Herz-Kreislauf-Erkrankung zu erkranken, durch die falsche Ernährung während der Schwangerschaft steigen. Nach der Geburt verbleibt das Kind in einem erweiterten Brutkasten. Dieser Brutkasten ist die Familie bzw. die Beziehung zu seinen Bezugspersonen. Aber hier macht das Kind nicht nur Beziehungserfahrungen. Dies ist auch der sichere Hafen, von dem aus das Kind die Welt erfährt. Über seine Sinne gelangen Informationen über die Außenwelt in seine Innenwelt und werden so vom Körper, Geist und von der Seele erfahren. Während dieser Erfahrungsprozesse verändert sich der Ist-Zustand des kindlichen Systems, etwa durch die Entstehung elektrischer Potenziale entlang der Nervenzellfortsätze, durch Ausschüttung chemischer Moleküle an den Kommunikationsstellen zwischen verschiedenen Nerven, durch Ablesen von Genen und Erstellung von Genprodukten, durch Aufnahme von Nährstoffen aus dem Darm in die Blutbahn, durch Veränderungen der Gehirnfrequenzen während einer Teilnahme an einem Klangbad oder durch Anpassung der Herzfrequenz und Sauerstoffaufnahme beim Sport. Selbst ein Gedanke von gestern, an den ein Kind sich heute erinnert, verändert sein Gehirn!

Alle kindlichen Erfahrungen entscheiden darüber, ob ein Kind sein körperliches, geistiges und spirituelles Potenzial entfalten kann – oder nicht. Erfahrungen können also neutral, krankheits- oder im besten Fall gesundheitsfördernd sein.

In meinem »Holistic Child Experiences«-Modell (kurz HCE) beschreibe ich vier von mir definierte Ebenen kindlicher Erfahrungen. Auf all diesen Ebenen kann das Kind während seiner Entwicklung gesundheitsfördernde oder krank machende Erfahrungen machen:

1. **Innere Ebene:** Selbsterfahrung
2. **Soziale Ebene:** Beziehungserfahrung
3. **Umweltebene:** Umwelterfahrung
4. **Systemische Ebene:** Systemische Erfahrungen

DIE INNERE EBENE

Auf dieser Ebene macht ein Kind Selbsterfahrungen. Es erfährt sich selbst und seine eigenen Seinsebenen: seinen Körper, seinen Geist, seine Seele. In diesen Bereich fallen **körperliche Empfindungen** und Schmerzen, Gefühle und Emotionen, Bauchgefühl, Intuition, Verdauung, Gedanken und Glaubenssätze, die Identität, aber auch die inne-

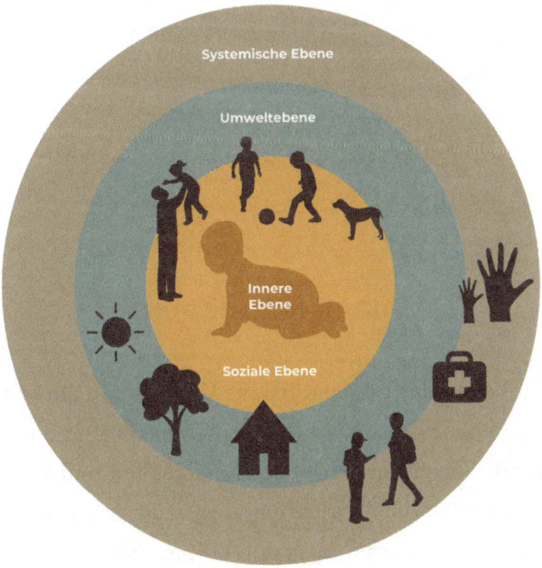

ren Erfahrungen, die durch den Input der sechs Sinne (sehen, hören, riechen, schmecken, tasten, Gleichgewicht) gemacht werden.

DIE SOZIALE EBENE

Auf dieser Ebene macht dein Kind **Beziehungserfahrungen** mit Menschen und Tieren. Alle Menschen, die dein Kind umgeben, beeinflussen dein Kind, mit dem, was sie von ihm denken, was sie zu ihm sagen, wie sie mit ihm umgehen, was sie von ihm erwarten, mit der Energie, die sie ausstrahlen. Auch der Kontakt zu Tieren und das Aufwachsen mit Tieren hat einen großen Einfluss auf die Selbstwerdung des Kindes. Zu dieser Ebene gehört beispielsweise auch die Unterstützung durch eine Gemeinschaft, die Haltung einer Gesellschaft zu Kindern sowie kulturelle Traditionen.

Als engste Bezugspersonen haben Eltern einen entscheidenden Einfluss auf die kindliche Entwicklung. Wenn Verbundenheit die Grundmelodie dieser Beziehung ist, ist dieser Einfluss gesundheitsfördernd.

DIE UMWELTEBENE

Zu dieser Ebene gehört **die natürliche Umwelt** und **die bebaute Umwelt**. Dazu gehören auch die Wohnverhältnisse (Sind die Baumaterialien gesund? Schafft das Zuhause Geborgenheit und Entspannung? Im Ayurveda spielt die Ausrichtung des Hauses und der Möbel eine wichtige Rolle), der Zugang zu Natur, Luftqualität, Wasserversorgung,

Exposition gegenüber Giftstoffen, Infrastruktur, Freizeitressourcen, Spielplatzangebote und vieles mehr. Selbst die natürlichen Rhythmen (Tag, Nacht, Ebbe, Flut usw.) und das Universum (und, wer will, auch die astrologische Ist-Situation) gehören zu dieser Erfahrungsebene. Eine der wichtigsten Umwelterfahrungen ist unsere tägliche Nahrung!

DIE SYSTEMISCHE EBENE

Auf dieser Ebene macht ein Kind **systemische Erfahrungen**. Dazu gehören das Schulsystem und der Aufbau des Unterrichtes, politische Entscheidungen, systemischer Rassismus, strukturelle Ungleichheiten, generationenübergreifende Armut, Ungleichheiten im Gesundheitssystem (etwa die private Krankenversicherung, aber auch die tatsächlich stattfindende Stigmatisierung im Zusammenhang mit psychischen Krankheiten), Zugang zu bedürfnisorientierter Kinderbetreuung und Bildungsmöglichkeiten.

WAS SIND GESUNDHEITSFÖRDERNDE ERFAHRUNGEN?

Ich meine mit Erfahrungen alles, was ein Kind gemäß dieses Erfahrungsmodells erlebt! Die Erfahrungen, die ein Kind macht, sollten seinen Bedürfnissen und angeborenen Erwartungen gerecht werden. Außerdem sollten sie die Fähigkeiten des kindlichen Körpers, in Balance zu bleiben bzw. sich selbst zu heilen, nicht überstrapazieren.
Da alles miteinander verbunden ist, beeinflussen sich diese Ebenen natürlich gegenseitig. Eltern beispielsweisebefinden sich auf der sozialen Ebene. Wenn das Kind in seiner Beziehung zu seinen Eltern nicht ausreichend Verbundenheit erfährt, verändert das seine innere Erfahrungsebene, denn ein Kind, das sich nicht mit seinen Eltern

verbunden fühlt, erfährt innere Mängel. Alle vier Ebenen der kindlichen Erfahrungen beeinflussen die Gesundheit positiv wie negativ. Hier ein paar Beispiele für potenziell krank machende Auswirkungen von Erfahrungen:

1. **Innere Ebene:** Negative Glaubenssätze oder eine gestörte emotionale Regulation führen zu chronischem Stress.
2. **Beziehungsebene:** Fehlende Verbundenheit zu den Eltern und Bindungsstörungen senken die kindliche Stresstoleranz.
3. **Umweltebene:** Schlechte Ernährung, Umweltgifte und Lärm sind auf Dauer schädlich für den Körper.
4. **Systemische Ebene:** Rassismus oder systemische Ungleichheiten (wie Nachteile in der medizinischen Versorgung) können toxischen Stress verursachen.

KINDLICHE ERFAHRUNGEN FORMEN DAS GEHIRN

Das erwachsene Gehirn ist hochkomplex. Es hat 100 Milliarden Nervenzellen und es gibt 100 Billionen Verbindungen zwischen den Nervenzellen. Sie nutzen elektrische und chemische Signale, um Informationen zwischen verschiedenen Bereichen des Gehirns sowie zwischen Gehirn, Rückenmark und dem gesamten Körper zu übertragen.

Es kann keine genetische Blaupause für ein fertiges Gehirn geben, weil das Gehirn in der Lage sein muss, sich an die Erfahrungen, die ein Kind macht, und an die Umwelt, in der das Kind aufwächst, anzupassen. Wie löst Mutter Natur dieses Dilemma? Ein zweijähriges Kind hat mehr als doppelt so viele Nervenzellverbindungen wie ein Erwachsener. Ab dem dritten Lebensjahr beginnt sein Gehirn mit Aufräumarbeiten und baut Nervenzellverbindungen, die nicht benötigt werden, wieder ab. So wird die Effizienz des Gehirns gesteigert und sein Energieverbrauch gleichzeitig gesenkt.

ZU THEORETISCH? KEIN PROBLEM!

Das Gehirn entwickelt sich eher so, wie Michelangelo eine Skulptur erschafft. Von einem rohen Steinblock wird nach und nach das weggeschlagen, was nicht gebraucht wird. Kindliche Erfahrungen kannst du mit einem Meißel vergleichen, mit dem ein großer Teil des angeborenen Gehirns und des angeborenen Hirnpotenzials entfernt wird. Welche Teile wegkommen und wie die übrigen Teile des Gehirns zusammenarbeiten, ist essenziell für die Kindergesundheit.

Mir ist sehr wichtig, zu betonen, dass Eltern keine Maschinen sind, die vollkommen unbeeinflusst von äußeren Faktoren funktionieren. Die besten Eltern können in ihrer Mission, eine liebevolle und gesundheitsfördernde Beziehung zu ihren Kindern zu erschaffen, scheitern, wenn ihre eigenen Erfahrungen sie daran hindern, mit ihren Kindern in Verbindung zu bleiben. Denn die vier Erfahrungsebenen (siehe ab Seite 16) beeinflussen die elterliche Gesundheit und das elterliche Verhalten genauso wie ihre Kinder! Wenn das elterliche Stresssystem durch ihre eigenen inneren Erfahrungen (wie Traumata), durch mangelhafte Beziehungserfahrungen (wie fehlende Unterstützung), durch kritische Umwelterfahrungen (wie beengtes Wohnen) oder durch belastende systemische Erfahrungen (wie existenzielle Not) auf toxische Art und Weise aktiviert wird, dann können Eltern die Fähigkeiten, die sie brauchen, um gute Eltern zu sein, nicht mehr abrufen.
Ab einem gewissen Stresslevel brauchen alle Eltern Unterstützung von außen, und das nicht, weil sie inkompetent oder schlecht sind, sondern weil sie Menschen sind und ihre inneren Systeme nun mal menschlich auf überfordernde Belastungen reagieren: **Weg vom Wir, hin zum Ich**. Genau das, was ein Kind nicht braucht. Das Wohlbefinden von Eltern darf im Hinblick auf ganzheitliche Kindergesundheit niemals ignoriert werden. Mehr dazu lernst du in Kapitel 4 (siehe

ab Seite 128). Und da wir gerade bei Eltern sind, möchte ich an dieser Stelle noch einmal **die Mütter speziell entlasten**. Oft fühlen sich schwangere Frauen und Mütter allein verantwortlich für das Wohl ihres Kindes, denn schließlich sind sie es, in deren Bauch das Baby heranwächst und die nach der Geburt die meiste Zeit mit ihrem Kind verbringen. Aber bitte denkt daran: Der biologische Papa hat Gene an sein Kind weitergegeben, die ebenfalls zum Bauplan des kindlichen Körpers und Geistes beitragen. Im nächsten Abschnitt »Gene sind kein Schicksal« wirst du lernen, dass sein Lebensstil – ebenso wie deiner – vor der Zeugung eures Kindes bereits einen starken Einfluss auf die Qualität seiner Gene und damit der gesundheitlichen Zukunft eures Kindes hat. In der Schwangerschaft selbst kann jeder Partner durch liebevolle Fürsorge dafür sorgen, dass es seiner Frau gut geht, sie sich gesund ernährt, sich ausreichend bewegt, sie sich ausruhen kann und sich geliebt und geborgen fühlt. Damit macht er nicht nur der werdenden Mutter eine Freude, sondern trägt so zu einem biochemischen Erfahrungsraum des Kindes bei, das seine gesunde Entwicklung langfristig fördert. Außerdem vermittelt die Vertrautheit seiner Anwesenheit (etwa über eine Gewöhnung an seine Stimme) dem Kind eine gewisse Geborgenheit, was wiederum zu seinem Wohlbefinden beiträgt.

GENE SIND KEIN SCHICKSAL

Würden Gene das Schicksal des Menschen besiegeln, könnten sich Menschen nicht an die wechselnden Anforderungen der Welt anpassen. Menschen mit krank machenden Genen dürften keine Hoffnung mehr haben. Erziehung wäre unwichtig, weil das Endergebnis ja sowieso schon feststünde, und alle eineiigen Zwillinge wären zu 100 Prozent identisch, weil sie genau die gleichen Gene in ihrem Körper tragen. So ist es aber nicht: Eineiige Zwillinge unterscheiden sich, der Mensch ist höchst anpassungsfähig, die Erziehung spielt eine Rolle im

Entwicklungsprozess des Kindes und nicht alle Menschen, die ein genetisch erhöhtes Risiko haben, zu erkranken, werden auch tatsächlich krank. Es kann also nicht sein, dass der Mensch – und seine Gesundheit – nur das Resultat seiner Gene ist. Es muss etwas geben, das die Genexpression, das heißt, die Produktion von Proteinen aus diesen Genen, beeinflusst, eine Möglichkeit, die Wirkung von Genen zu verstärken oder abzuschwächen!

Genetikwissen für Eltern

Der kindliche Körper besteht aus über 30 Billionen Zellen. In jedem Zellkern befinden sich 46 Chromosomen, die Hälfte davon stammt vom biologischen Vater, die andere Hälfte von der biologischen Mutter. Innerhalb dieser Chromosomen bilden bestimmte Abschnitte die Gene mit dem genetischen Code (= die Blaupause für den menschlichen Organismus). Der genetische Code enthält die Baupläne für bestimmte Genprodukte. Genexpression nennt man den Prozess, bei dem aus Genen Genprodukte (Proteine) hergestellt werden. Diese Proteine bestimmen die Merkmale und »Arbeitsqualität« eines Lebewesens. Kinder erben etwa 20 000 Gene von ihren Eltern. Die Gesamtheit aller Gene nennt man Genom.

Viele Gesundheitsexperten gehen davon aus, dass 70 bis 95 Prozent aller chronisch kranken Erwachsenen an vermeidbaren Krankheiten leiden. Nur bei einem kleinen Teil potenziell krank machender Gene liegt die Wahrscheinlichkeit, dass die Krankheit sich tatsächlich manifestiert, bei 100 Prozent. Der größte Teil menschlicher Erkrankungen ist auf einen krank machenden Lebensstil (d. h. krank machende Erfahrungen) zurückzuführen. Auch Kinder leiden häufig unter Krankheiten oder Störungen, die eigentlich nicht sein müssten – meiner Meinung nach lassen sich sehr viele Beeinträchtigungen sogar ganz verhindern.

Es stellt sich die Frage: Was macht den Unterschied zwischen krank und gesund aus, wenn es nicht die Gene sind? Die Antwort lautet: Es sind die Erfahrungen!

Der wissenschaftliche Forschungszweig, der sich damit beschäftigt, wie stark Erfahrungen die Genexpression tatsächlich beeinflussen, nennt sich **Epigenetik**. Während der kindlichen Entwicklung kommt es zu Ansammlungen chemischer Markierungen an der Oberfläche der Gene. Die Gesamtheit all dieser chemischen Marker nennt man **Epigenom**. Es ist praktisch so etwas wie der Fingerabdruck, den die gemachten Erfahrungen auf den Genen hinterlassen. Diese erfahrungsinduzierten Markierungen an der Oberfläche der Gene entscheiden darüber, ob ein Gen abgelesen wird oder nicht. Sie beeinflussen so, ob ein Genprodukt aus dem Gen produziert wird oder nicht. Da Genprodukte entweder in den Körper eingebaut oder in biologische Prozesse eingeschleust werden, heißt das auch: Erfahrungen beeinflussen, ob ein gesunder Körper aufgebaut wird und gesunde Abläufe im Körper gefördert werden oder nicht. Die Markierungen an der Oberfläche der Gene könnte man als **biologische Erinnerungen** an gemachte Erfahrungen bezeichnen. Das heißt, bestimmte Erfahrungen werden nicht vergessen, sondern über das Epigenom in die Architektur des sich entwickelnden Gehirns und Körpers eingebaut. Eltern können ihre eigenen epigenetischen Veränderungen an ihre Kinder weitervererben.

ZU THEORETISCH? KEIN PROBLEM!

Stell dir vor, du trägst eine Uhr. Deckst du das Ziffernblatt mit deiner Hand ab, kannst du die Zeit nicht ablesen. Nimmst du die Hand wieder weg, siehst du, wie spät es ist. So ist das mit dem Gen: Das Gen ist da (wie die Uhr), aber die epigenetischen Markierungen beeinflussen, ob das Gen abgelesen und in ein Protein übersetzt werden kann oder nicht (Hand auf dem Ziffernblatt oder nicht auf dem Ziffernblatt).

Epigenetische Prozesse spielen während des ganzen Lebens eine wichtige Rolle. In der Zeit vor der Geburt und in den ersten drei Lebensjahren eines Kindes haben epigenetische Prozesse eine besonders große Macht in Bezug auf die Gesundheit. Denn in dieser Zeit wachsen und entwickeln sich Organe und Systeme. Wenn eine Zelle eine Erfahrung macht, die **gute epigenetische Veränderungen** in ihr hervorrufen, dann bringt sie **diese guten Qualitäten** in den sich entwickelnden Körper ein. Wenn diese **gute Zelle** sich weiter teilt, dann können all die aus ihr hervorgegangenen Tochterzellen die gleichen guten epigenetischen Veränderungen in sich tragen und so können sich die **guten Qualitäten** weiter vermehren, was den sich aus diesen Zellen entwickelnden Körper natürlich beeinflusst.

Auf die gleiche Weise können chronischer **Stress** der Schwangeren, **Fehlernährung, Drogen** und **Alkohol** sowie Kontakt mit **chemischen Giften** das Epigenom des sich entwickelnden Kindes nachhaltig negativ beeinflussen. Über epigenetische Prozesse können sie die Architektur einzelner Organe (wie Fehlbildung oder Fehlvernetzung) oder Abläufe in verschiedenen Systemen **vergiften** und so einen erheblichen Einfluss auf die körperliche und geistige Gesundheit nicht nur während der Kindheit, sondern während des gesamten Lebens haben. Die kindliche Entwicklung (emotional, sozial, kognitiv, gesundheitlich) ist also keineswegs in Stein gemeißelt! Durch die verschiedenen Erfahrungen, die Kinder machen, werden die chemischen Markierungen des Epigenoms neu angeordnet. Das Familienleben hat als zentrale kindliche Erfahrung einen großen Einfluss auf das Epigenom des Kindes. Jüngste Forschungsergebnisse zeigen, dass es Möglichkeiten gibt, bestimmte negative Veränderungen rückgängig zu machen und eine gesunde Funktion wiederherzustellen. Die beste Strategie besteht darin, einfühlsame Beziehungen voller Verbundenheit aufzubauen, Stress zu reduzieren, um so von Anfang an eine gesundheitsfördernde epigenetische Signatur zu fördern.

WIE ALT IST DEIN KIND WIRKLICH?

- **So alt wie die befruchtete Eizelle?** In Amerika gibt es Unternehmen, die befruchtete Eizellen einfrieren und einlagern. Ungewollt kinderlose Paare können sich diese befruchteten Eizellen kaufen und die Frau kann sich diese Eizelle einpflanzen lassen. Ich habe von einem Paar gehört, das auf diese Weise ein Baby bekommen hat: Die auserwählte befruchtete Eizelle (die erste Zelle des Babys) war bereits seit 70 Jahren eingefroren. Ist das Baby, bei dem erst eine Kerze auf dem Kuchen steht, nun ein Jahr oder 71 Jahre alt?
- **So alt wie die körperlichen Programme?** Die Wachstums- und Funktionsprogramme deines Kindes haben sich über mehrere Hunderttausend Jahre zu dem entwickelt, was sie heute sind. Diese Programme entstehen nicht während der Zeugung deines Kindes, sie werden mit der Zeugung deines Kindes auf den werdenden Organismus aufgespielt. Die Gene, die diese Programme und Abläufe steuern, sind mindestens so alt wie die Menschheit. Die genetische Information deines Kindes besteht aus dem Bauplan vieler verschiedener, längst verstorbener Vorfahren, und ihrer Erfahrungen!

- **So alt wie die Bausteine des Körpers?** Das Kalzium in den Knochen eines Neugeborenen stammt entweder aus dem mütterlichen Knochenstoffwechsel, aus dem sich das Ungeborene während der Schwangerschaft bedient, oder dem Kalzium, das die Mutter während der Schwangerschaft über die Nahrung zu sich genommen hat. Es könnte dem Baby über die Muttermilch zugeführt worden sein oder über industriell hergestellte Babymilch. Aber woher kommt das Kalzium ursprünglich? Wie gelangte es in die Nahrung, wie gelangte es in die Babymilch, wie gelangte es in die Mutter? Wie lange existiert das Kalzium schon? Was ist mit den ganzen anderen Bausteinen des kindlichen Körpers? Wie alt ist das Kind, wenn viele seiner körperlichen Bausteine schon ewig existieren, aber erst vor Kurzem in den Körper eingebaut wurden?

Die Antwort auf die Frage »Wie alt ist mein Kind wirklich?« ist gar nicht so leicht zu finden, weil dein Kind Teil eines Ganzen ist. Das Ganze hat kein Anfang und kein Ende. Es begann nicht mit der Geburt und endet auch nicht mit dem Tod. Das ganze Kind kann nicht durch seine Haut vom Rest der Welt abgetrennt werden, der Rest der Welt wird über Erfahrungen zu einem Teil des Kindes, was es wiederum zu einem Teil des Ganzen macht. **Alles, was existiert, ist miteinander verbunden.**

WIE VIELE GEHIRNE HAT DEIN KIND?

Fangen wir mit dem Offensichtlichen an: Dein Kind hat ein Gehirn, das in seinem Kopf sitzt. Über zahlreiche Nerven kommuniziert sein Gehirn mit dem Rest seines Körpers. Es gibt Anweisungen, deshalb nennt man es auch **Steuerzentrale**, gleichzeitig empfängt es Unmengen an Informationen aus dem Körper, die es verarbeiten und aus denen es Konsequenzen ziehen muss.

Dein Kind hat aber noch **zweites Gehirn**, auch **Bauchhirn** genannt. Man meint damit das sogenannte **enterische Nervensystem (ENS)** des Verdauungskanals. Das ENS erstreckt sich als Nervengeflecht mit etwa 100 Millionen Zellen in der Wand des Verdauungskanals von der Speiseröhre bis zum Enddarm. Es ist ein Kontrollzentrum, das weitestgehend unabhängig vom übrigen Nervensystem arbeitet. Es steuert beispielsweise die Bewegung des Darms, die Sekretion des Magen-Darm-Traktes, die lokale Durchblutung, Abwehrmechanismen und analysiert die Qualität der eingenommenen Nahrung und entscheidet so, wie viele Verdauungssäfte der Körper produzieren muss.

Das ENS reguliert aber nicht nur die Verdauung, es schüttet auch Hormone aus und reagiert auf Veränderungen der Ernährung und Veränderungen des Darmmikrobioms.

Kopfhirn und Bauchhirn sind durch den **Vagusnerv**, den längsten und wichtigsten Nerv im menschlichen Körper, miteinander verbunden. Der Vagusnerv hat seinen Ursprung im Hirnstamm und verläuft bis in den Bauchraum. Durch ihn ist eine effiziente Kommunikation zwischen dem ersten und zweiten Gehirn möglich, allerdings ist das Gehirn mit 90 Prozent eher Empfänger als Sender in dieser Kommunikation. Der Vagusnerv erkennt Ungleichgewichte im Mikrobiom, beeinflusst Verdauungsprozesse, die Darmbewegung und Entzündungsreaktionen im Darm. Ein Beispiel dafür, wie sich die beiden Gehirne gegenseitig beeinflussen: Hormone und Neurotransmitter wie Serotonin und Dopamin werden auch im Darm produziert. Serotonin hilft, sich konzentrierter, glücklicher und ruhiger zu fühlen, während Dopamin dafür sorgt, dass man sich erfüllt, motiviert und produktiv fühlt. Störungen des Darmmilieus (etwa durch Fehlernährung oder Stress) können die Übertragung vom Darm zum Gehirn über den Vagusnerv beeinträchtigen. Dies wird mit psychischen Erkrankungen wie Depressionen und Angstzuständen in Verbindung gebracht. Auch neurologische Störungen wie Parkinson und multiple Sklerose können durch eine mangelnde Darmgesundheit befeuert werden.

Die Darm-Hirn-Achse ist ein Kommunikationsnetz zwischen dem zentralen und dem enterischen Nervensystem. Beteiligt sind Gehirn, Vagusnerv, Darm und ENS sowie das Darmmikrobiom. Dieses komplexe System spielt eine wichtige Rolle für die körperliche, emotionale und geistige Gesundheit.

AUF EINEN BLICK

Hier die sechs wichtigsten Erkenntnisse aus diesem Kapitel!

1. Dein Gehirn kann dein Kind niemals in seiner Ganzheit begreifen. Du hast lediglich ein mentales Konstrukt von deinem Kind, das stark von deiner eigenen Vergangenheit beeinflusst wird.
2. Du kannst dir dein Kind in seiner Komplexität nicht **erdenken**, du kannst es allerdings in Momenten echter Verbundenheit **erfahren**.
3. Um sich geliebt zu fühlen, brauchen Kinder Eltern, die nicht an ihren Eindrücken festhalten, sondern bereit sind, sie jeden Tag neu kennenzulernen.
4. Jedes Kind wird mit einem einzigartigen (Gesundheits-)Potenzial geboren und es braucht ausreichend viele positive Erfahrungen auf den **vier Erfahrungsebenen**, die es ihm zum Beispiel über epigenetische Prozesse ermöglichen, dieses Potenzial zu entfalten.
5. Jedes Kind ist **Teil eines Ganzen**: Das Kind ist durch alle Erfahrungen, die es macht, mit allem, was im Außen ist, verbunden (Stichwort Epigenetik). Auch im Kind selbst gibt es keine Trennung (siehe Darm-Hirn-Achse).

Kapitel 2

Grenzen der Kindermedizin

Die Kindermedizin hat, so wie sie heute gelehrt und praktiziert wird, schon vielen, vielen Kindern das Leben gerettet und wir dürfen dankbar für die Therapiemöglichkeiten sein, die aufgrund von wissenschaftlich fundierten Erkenntnissen für unsere Kinder entwickelt werden konnten. Dennoch hat die moderne Kindermedizin ihre Schwachstellen. Ja, unsere Arbeit ist wichtig und kann auch Leben retten. Gleichzeitig dürfen wir niemals vergessen, dass Kindergesundheit nicht erst in der Kinderarztpraxis beginnt, sondern zu Hause bei den Eltern.

DIE BLINDEN MÄNNER UND DER ELEFANT

Ich möchte dir das Gleichnis von den blinden Männern und dem Elefanten in einer leicht abgewandelten Version erzählen. Nimm dir die Zeit, um seine Aussage wirklich zu verstehen, denn das Verständnis brauchst du für dieses und auch die folgenden Kapitel.

Es war einmal ein König, der unbedingt wissen wollte, was ein Elefant ist. Er schickte fünf blinde, weise Gelehrte los, um sich auf die Suche nach einer Antwort zu begeben. Eine lange, lange Reise führte sie schließlich nach Indien. Dort trafen sie einen Helfer, der sie zu einem Elefanten führte. Da sie den Elefanten nicht sehen konnten, näherten sie sich ihm von verschiedenen Seiten, bis sie ihn schließlich fühlen konnten. Die fünf Gelehrten standen um das Tier herum und versuchten, sich durch Ertasten ein Bild von ihm zu machen. Schließlich, als sie das Gefühl hatten, ein gutes inneres Bild vom Elefanten zu haben, machten sie sich auf den Rückweg.

Der König freute sich, als seine fünf Gelehrten sein Büro betraten. Er konnte es kaum erwarten, herauszufinden, was ein Elefant nun sei. Der erste Weise, der am Ohr des Elefanten gestanden war, sagte: »Ein Elefant ist wie ein großer Fächer!« Der zweite Weise, der das Bein des Elefanten abgetastet hatte, widersprach: »Nein! Ein Elefant ist wie eine Säule!« Der nächste Gelehrte erwiderte: »Nein! Nein! Ein Elefant ist wie ein langer Arm.« (Er hatte am Rüssel des Elefanten gestanden.) Der vierte Weise, der den Schwanz des Elefanten berührt hatte, behauptete: »Das stimmt nicht, ein Elefant ist wie ein großer Pinsel.« Und der letzte Weise, der am Rumpf des Elefanten gestanden war, schüttelte nur den Kopf und rief: »Ihr liegt alle falsch! Ein Elefant ist wie ein großer atmender Stein mit Borsten drauf!«

Die Weisen waren irritiert von ihren widersprüchlichen Aussagen. Sie wurden wütend und begannen zu streiten, bis der König ein Machtwort sprach: »Ihr habt alle recht mit dem, was ihr beobachtet habt. Eure Schlussfolgerungen waren nur falsch! Wenn jeder von euch auf seiner Meinung beharrt, kommt ihr der Wahrheit kein Stückchen näher. Wenn ihr aber eure Beobachtungen zusammenführt, dann ergibt sich ein Ganzes, das der Wahrheit am ehesten entspricht! Wenn ich eure Beschreibungen zusammenführe, dann ist der Elefant ein großes und schweres Tier, mit einem Schwanz wie ein Pinsel, Ohren wie ein Fächer, einem Rüssel, der lang ist wie ein Arm, und schweren Beinen, die wie Säulen aussehen.«

Was denkst du: Wofür stehen der Elefant, seine Einzelteile, die Blindheit der Gelehrten, ihre Wut, ihr Streit und wofür steht der König?
Ich verstehe die Geschichte so:

- Der Elefant steht für eine Realität oder Wahrheit, für Ganzheit.
- Seine Einzelteile stehen für die verschiedenen Blickwinkel, mögliche Tore zu dieser Wahrheit.
- Die Blindheit der Weisen steht für die Grenzen der menschlichen Wahrnehmung und ihr eingeschränktes Wissen.
- Der Wut der Weisen steht für die Über-Identifikation mit den eigenen Vorstellungen und die fehlende Bereitschaft, dazuzulernen.
- Der Streit der Weisen steht für die Trennung, die entsteht, wenn jeder auf seinen Vorstellungen von richtig und falsch beharrt.
- Der König steht für jemand, der ganzheitlich denken kann.

Wenden wir das Gleichnis auf das vorangegangene Kapitel an, können wir sagen: Wir Eltern sind manchmal wie blinde Gelehrte, wenn wir an einer vorgefertigten Meinung zu unserem Kind festhalten. Durch Offenheit und Neugier (den Elefanten erkunden und sich mit anderen Gelehrten austauschen) können wir neue Seiten an unserem Kind entdecken und es so immer besser kennenlernen. Wenden wir nun das Gleichnis auf das aktuelle Kapitel an und nehmen die Grundlagen moderner Kindermedizin unter diesem Aspekt genauer unter die Lupe!

DIE WISSENSCHAFT IST AUCH NUR EIN MODELL

Die empirische Forschung leitet durch geeignete Untersuchungsmethoden aus Fakten und Zahlen Aussagen zum Thema Kindergesundheit ab. Natürlich ist das der rationalste Weg und nur so können standardisierte Empfehlungen für Kindergesundheit ausgesprochen werden. Wir brauchen wissenschaftliche Studien und Forschungsergebnisse, um eine größtmögliche Sicherheit für die Wirksamkeit standardisierter Behandlungsansätze zu gewinnen. Wir brauchen auch eine gemeinsame Sprache und Wissenswelt, um uns fachlich überhaupt austauschen und weiterentwickeln zu können.

Leider heißt das aber noch lange nicht, dass die wissenschaftlich basierten medizinischen Fortschritte uns insgesamt gesünder machen oder heilen. Im Gegenteil, es gab noch nie so viele kranke Kinder und Erwachsene wie heute. Die Menschen werden also nicht gesünder, sondern immer kränker.

Neben der Tatsache, dass die Menschen immer älter werden, könnte das diese Gründe haben:

- **Die Wissenschaft arbeitet mit verschiedenen Modellen**, die die Wirklichkeit oft stark vereinfachen. Das Resultat sind immer wieder neue, sich teilweise widersprechende Erkenntnisse, die dazu führen, dass alte Erklärungsmodelle (und Leitlinien) entweder verfeinert oder komplett erneuert werden müssen wie die Empfehlungen zur Allergieprävention bei der Beikosteinführung im Säuglingsalter.
- **Die empirische Forschung kann nur beweisen, was sich beweisen lässt.** Aber nur weil die fünf weisen Gelehrten aus dem obigen Gleichnis nur ein Bein ertasten konnten, heißt das nicht, dass der Elefant auch wirklich nur ein Bein hat.
- Jedes Kind, jeder Mensch ist ein offenes System verbunden mit all seinen Erfahrungen. Die Annahme, dass man den Menschen und alle auf ihn einwirkenden Einflüsse jemals durch Forschung

in Gänze entschlüsseln könnte, ist ein Beispiel für menschliche Selbstüberschätzung. Nebenbei sorgt sie für **die Illusion, dass in der Zukunft alle Krankheiten und Gebrechen heilbar** sein werden. Diese Haltung wiederum ist gefährlich, weil sie dafür sorgt, dass wir den wichtigsten Aspekt von Kindergesundheit überhaupt aus den Augen verlieren: die Prävention.

- Hinter dem wissenschaftlichen, schulmedizinischen Modell von Gesundheit gibt es **kein ganzheitliches Verständnis des Menschen.** Meine persönliche Überzeugung aus meiner Weiterbildung in Ayurveda: Im ayurvedischen Modell von Gesundheit werden alle medizinischen Empfehlungen aus einem ganzheitlichen Konzept des Menschen, der Welt und des Lebens mit all seinen natürlichen Rhythmen abgeleitet. Die häufig traditionell verankerten Empfehlungen passen sich an die Bedürfnisse des Menschen auf allen seinen Existenzebenen (Körper, Geist und Seele) an. In diesem Konzept wird die Verbundenheit von allem, was ist, ganz automatisch berücksichtigt. Prävention hat hier einen anderen Stellenwert als in der westlichen Medizin und das Stärken des ureigenen Wesens durch Entfaltung des individuellen (Gesundheits-)Potenzials steht an erster Stelle.
- Der Mensch liebt Fortschritt und Weiterentwicklung, Geld und Macht. Damit hat er sich – und allen nachfolgenden Generationen – einen Lebensraum erschaffen, der seinen eigenen Bedürfnissen nicht mehr gerecht wird. **Die Lebensbedingungen, so wie sie heute für viele gelten, machen krank**. Nötig ist aber ein artgerechteres, familienfreundliches Leben für Eltern und für Kinder, wenn wir Gesundheit dort erschaffen wollen, wo Gesundheit beginnt, nämlich zu Hause.
- Ich hinterfrage außerdem das, was wir in statistischen Auswertungen von Forschungsarbeiten als »normal« bezeichnen. **Nur weil etwas häufig vorkommt, ist es noch lange nicht normal.** Zu welchen Ergebnissen kommen wir denn, wenn wir an einer kranken

Gesellschaft Studien vornehmen? Dass es okay ist, an Depressionen, Alzheimer und Allergien zu erkranken, weil so viele andere davon betroffen sind?

- Eine weitere große Frage, die manchmal an mir nagt, lautet: Werden wir jemals einfache, natürliche, artgerechte Therapiemöglichkeiten erforschen, wenn damit **kein Geld zu machen** ist?
- Wissenschaftliche Standards sichern zum einen die Qualität in der kindermedizinischen Versorgung, zum anderen tragen sie aber auch dazu bei, dass **Kindermedizin entindividualisiert** wird, das heißt, nicht auf die Bedürfnisse des jeweiligen Kindes zugeschnitten werden kann. Ernährungsempfehlungen beispielsweise berücksichtigen nicht die saisonalen Bedürfnisse und die Bioindividualität oder den aktuellen Zustand eines Kindes.
- **Es gibt ein großes Problem in der Umsetzung** dessen, was man schon weiß. Es gibt unzählige Studien zum Thema gesunde Ernährung und dennoch ist es erlaubt, ungesunde und sogar schädliche Nahrungsmittel zu verkaufen. Es gibt viele Studien zur Schädlichkeit von chronischem Stress und dennoch werden immer mehr Strukturen geschaffen, die das Leben für Familien immer stressiger machen.
- Der moderne Mensch hat sich **krank machende Lebensumstände** erschaffen und keine Pille der Welt ist in der Lage, die Schäden, die dadurch verursacht werden, komplett aufzufangen.

Ich möchte auf gar keinen Fall den Eindruck erwecken, dass du ab sofort schulmedizinische Möglichkeiten ignorieren solltest. Schulmedizin ist eine wichtige Säule ganzheitlicher Kindergesundheit und für manche Kinder mit schweren und/oder angeborenen Krankheiten unverzichtbar. Es geht mir hier darum, ein Bewusstsein dafür zu schaffen, dass man die Verantwortung für die Gesundheit des eigenen Kindes (und für die eigene) nicht an andere abgeben darf, vor allem dann, wenn man mit einem eigentlich gesunden Kind gesegnet wurde. Kindergesundheit beginnt zu Hause und nicht in der Kinderarztpraxis.

ZUNEHMENDE SPEZIALISIERUNG IST NICHT NUR VORTEILHAFT

Das Wissen, das zum Thema »Kind und Kindesentwicklung« vorhanden ist (egal, ob in der Psychologie, Medizin, Physiologie oder in einem der anderen vielen Bereiche, die es gibt, um Teilaspekte der kindlichen Entwicklung zu beschreiben), wird von Tag zu Tag immer mehr. Niemand kann all dieses Wissen jemals erwerben! Und für den unwahrscheinlichen Fall, dass dies doch jemandem gelingen sollte, bleibt diese Person ein reiner Theoretiker. Ihr fehlt dann eine ganz andere Ebene des Wissens: die Ebene der praktischen Erfahrung.

Die Wahrheit ist: Entweder man geht in die Tiefe, dann verliert man die Vogelperspektive. Oder man behält die Vogelperspektive, dann fehlt aber das Wissen in der Tiefe.

Kinder brauchen Spezialisten (Wissen geht in die Tiefe), die mit ganzheitlichen Experten (Wissen geht nicht ganz so tief, dafür mehr in die Breite) zusammenarbeiten. So ist es auch eigentlich vorgesehen. Die niedergelassene Kinderärztin ohne Spezialisierung soll die Vogelperspektive behalten und die Kinder herauspicken, die noch von anderen Kinderspezialisten untersucht und therapiert werden müssen. Falls ein Kind zu mehreren Spezialisten muss, sollte die niedergelassene Kinderärztin das Kind und das Spezialistenwissen im Auge behalten, um weiterhin Entscheidungen im Sinne des Kindes treffen oder überwachen zu können. Das Problem ist, dass weder das Medizinstudium noch die Facharztausbildung das ganzheitliche Verständnis eines Arztes von Kindergesundheit fördert. Was ich unter ganzheitlicher Kindermedizin verstehe und wie Eltern dazu beitragen können, die Lücke zwischen dem zu schließen, was Kinder brauchen, und dem, was sie tatsächlich bekommen, um gesund zu werden oder zu bleiben, besprechen wir in den folgenden Kapiteln.

DIE CHEMIEKEULE BEWUSSTER SCHWINGEN

Gleich einmal vorab: Ich bin nicht gegen den Einsatz von Medikamenten! Ich möchte nur eines festhalten: Nebenwirkungen sind auch Wirkungen. Außerdem bin ich fest davon überzeugt, dass wir nie völlig voraussehen können, was ein Medikament mit einem Kind – jetzt oder später (vielleicht über epigenetische Prozesse sogar mit der Folgegeneration!) – macht. Alles ist miteinander verbunden und daher sind manche Wirkungen schlichtweg nicht vorhersehbar. Deshalb sollte man zwei Dinge bedenken, bevor man die Chemiekeule schwingt:

1. **Gibt es natürliche Alternativen?** Medikamente nach dem Motto »So viel wie nötig, so wenig wie möglich« einsetzen und nur dann, wenn es keine guten Alternativen gibt.
2. **Was kann präventiv getan werden?** Verbundenheit und ein heilsamer Umgang mit chronischem Stress sind die wichtigsten Säulen bei der Prävention von Krankheiten. Darauf werden wir noch ausführlicher eingehen. Keine Sorge!

Viele Eltern suchen nach Alternativen für die üblichen Symptomlinderer aus der Schulmedizin. Sie greifen dann lieber auf ihre stolze homöopathische Hausapotheke zurück oder auf ihren eigenen Kräutergarten. Das ist alles in Ordnung, aber ich möchte an dieser Stelle nur einmal darauf hinweisen: Nicht alles muss für den kindlichen Körper geregelt werden. Grundsätzlich dürfen Eltern in die Fähigkeit des kindlichen Körpers vertrauen, sich selbst zu heilen, und ihr Kind mit diesem Vertrauen in ihren Körper großziehen. Auch die ständige Anwendung von Globuli, Heilkräutern oder anderen Naturheilverfahren ist eine Verlagerung des elterlichen Kontrollbedürfnisses und kann somit ein Gesicht von Angst sein.

MEHR ALS NORMWERTE

Ich erinnere mich an ein Ehepaar, das mit seinem kleinen Mädchen eines Tages meine Sprechstunde aufsuchte. »Sie atmet so komisch und ist schlapp. Ich glaube, sie hat eine Lungenentzündung«, meinte der Papa. Ich sah sofort, dass das Kind nicht nur »komisch« atmete, sondern dass es auch dehydriert und abgemagert war. Auf meine Rückfrage, ob ihre Tochter wahnsinnig viel trinken und sehr oft auf die Toilette müsse, sagten die Eltern »Ja!«. Mit einem Urin- und Bluttest bestätigte sich mein Verdacht auf Diabetes. Tatsächlich handelte es sich um eine schwere Stoffwechselentgleisung namens diabetische Ketoazidose, die gekennzeichnet wird durch einen viel zu hohen Blutzucker, zu hohe Ketonwerte und eine Übersäuerung im Körper.
Dank der Wissenschaft haben wir eine Idee davon, wie hoch normale Werte für Blutzucker, Ketone, Säure-Basen-Haushalt, Sauerstoffsättigung und Kohlendioxid beim gesunden Kind sein sollten, und können mit medikamentöser Unterstützung (Insulin) die Stoffwechselsituation betroffener Kinder in den Griff bekommen. **Normwerte sind wichtig.** Sie schenken uns Kinderärzten eine Vorstellung davon, was im Körper gerade los ist. Ohne Normwerte können wir keine Kindermedizin betreiben! Ob es nun um Abweichungen im Verhalten, Auffälligkeiten im Röntgenbild oder um »unnormale« Laborwerte geht: Unsere Aufgabe ist es, diese Abweichungen zu entdecken, sie in die Diagnosestellung einzubeziehen und daraus Therapiemaßnahmen abzuleiten, um diese Veränderungen zu korrigieren. So können wir schwerere und vor allem vermeidbare Schäden frühzeitig verhindern.

Wir dürfen aber niemals das Kind und die Familie hinter den Zahlen vergessen: **Kinder sind mehr als Normwerte.** Manchmal haben sie eine Störung, einen inneren Schmerz oder eine Krankheit, die nicht messbar ist, die übersehen wird, weil die gemessenen Werte unauffällig sind. Dazu kommt, dass wir Kinder nicht heilen können, indem wir einfach für eine Normalisierung ihrer Messwerte sorgen.

Am Beispiel des Kindes mit der Diabetesmanifestation: Dieses Kind hat nun vielleicht normale Blutzuckerwerte, aber es hat ein Label. Es muss sich auf neue Routinen und Abläufe einstellen, ihm wurde ein Stück Autonomie geraubt, es hat eine möglicherweise traumatische Erfahrung hinter sich und wird nun begleitet von wahrscheinlich sehr verunsicherten und ängstlichen Eltern. Eltern, die sich Sorgen machen, wenn ihr Kind in die Pubertät kommt und gegen seine Erkrankung rebelliert. Eltern, die Angst haben, wenn sie ihr Kind auf eine Klassenfahrt schicken und es nicht selbst überwachen können. Eltern, die bei jedem Infekt nervös werden, aus Sorge vor einer infektgetriggerten Blutzuckerentgleisung. Eltern, die Schuldgefühle haben, weil ihnen die Erkrankung nicht früher aufgefallen ist, und womöglich noch viele Jahre versuchen, diese Schuldgefühle durch Überfürsorge zu kompensieren.

Dieses Kind hat vielleicht Geschwister, die in den ersten Wochen, Monaten oder sogar Jahren nach der Diagnose zu kurz kommen, weil sie gesund sind. In den kommenden Jahren müssen sie vielleicht lernen, ihre eigenen Bedürfnisse zurückzustecken oder ganz zu ignorieren, weil das Befinden der kranken Schwester Vorrang hat. All das kann einen Einfluss auf die Gesundheit der ganzen Familie haben.

Normwerte sind wichtig. Aber wir dürfen niemals das Leben hinter diesen Normwerten vergessen.

DIE WURZEL DES PROBLEMS

Es gibt eine weitere Herausforderung, die sich aus der Fixation auf Normwerte ergeben kann: Oft sind Abweichungen von der Norm nicht das Problem, sondern nur ein Symptom!

Als ich mit meinem dritten Kind schwanger war, habe ich wegen einer zu hohen Herzfrequenz Betablocker verschrieben bekommen, die sowohl für mich als auch für mein ungeborenes Baby nicht hundertprozentig sicher waren. Ich hatte Ruhefrequenzen von 160 Schlägen pro Minute und konnte meinen Kindern aufgrund von Atemnot nicht einmal mehr ein Buch vorlesen. Nicht eine einzige Person hat mich gefragt, ob ich gestresst bin und was sonst so in meinem Leben los ist. Die Betablocker hätten meine Herzfrequenz zwar korrigiert, aber das krankheitsfördernde Ursprungsproblem hätte weiterhin bestanden. Dies wäre aber auf Dauer auch nicht gesund gewesen, denn es hätte den falschen Anschein erweckt, dass es mir gut ginge. Ich hätte durch die Betablocker eine normale Herzfrequenz gehabt, wäre aber möglicherweise in ein paar Jahren an einem Herzinfarkt gestorben – weil das Problem ja weiterhin existiert hätte.

Ich fand die Ursache für meine Beschwerden selbst heraus: Es war eine bestimmte Stressquelle. Deshalb entschied ich mich, die Betablocker vorübergehend einzunehmen und die Stressquelle gleichzeitig auszuschalten. Nach ein paar Wochen beendete ich die Betablocker-Therapie und es ging mir wieder gut.

Manchmal findet sich die Ursache für eine Krankheit in einem genetischen Defekt, manchmal sind es krank machende Erfahrungen, die ein Kind gemacht hat. So oder so: Es ist wichtig, dass man Kinder, bevor man sie therapiert, wirklich wahrnimmt und sich ein ganzheitliches Bild von ihrem Wesen und ihren Lebenserfahrungen, einschließlich des Wohlbefindens der Eltern macht. Das erfordert mehr als medizinisches Know-how. Es erfordert Mitgefühl, ein ganzheitlicheres Verständnis vom Kind und ein gewisses psychologisches Basiswissen.

In der Regel lernen wir Kinderärzte nichts davon in unserer Ausbildung. Dazu kommt, dass wir manchmal einfach nicht so arbeiten können, wie wir das gerne würden. Weil investierte Zeit und investiertes Wissen leider nicht bezahlt werden.

REPARIEREN VERSUS HEILEN

Je ausgefeilter die medizinischen Möglichkeiten sind, desto größer wird die menschliche Hybris. Wir bilden uns mittlerweile ein, dass wir nur lange genug forschen müssen, um alles reparieren zu können. Das macht den menschlichen Körper zu einer Maschine und den Arzt, die Ärztin zu einer Art Mechaniker. Diese Einstellung ist auch deshalb gefährlich, weil sie die Menschen dazu verleitet, noch weniger auf sich selbst achtzugeben, noch weniger Verantwortung für sich selbst zu übernehmen. Viele führen ein Leben, das sie auf Dauer krank macht. In dem Glauben, dass man ja alles reparieren kann.
Salopp gesagt bedeutet Reparatur in diesem Kontext, dass ein Mensch wieder funktionsfähig gemacht wird. Der Betablocker, den man mir wegen meiner zu hohen Herzfrequenz verschreiben wollte, war ein Reparaturversuch. **Heilung setzt viel tiefer an.** Heilung setzt an der Wurzel des Problems an. Bei Heilung geht es darum, die Blockade zu lösen, die die Homöostase behindert. In meinem Beispiel wurde Heilung erst möglich, als ich mich von meiner Stressquelle gelöst habe, die Herzfrequenz hat sich von selbst wieder normalisiert.

In der modernen Medizin tendieren wir dazu, zu reparieren, statt zu heilen, weil ein ganzheitlicher Ansatz fehlt.

Manchmal kann man ein Kind nicht von allen Symptomen und Krankheiten heilen, etwa wenn ein Down-Syndrom vorliegt. Dennoch kann man ihm Erfahrungen bieten, die es ihm erlauben, sein volles Gesundheitspotenzial im Rahmen seiner Möglichkeiten zu entfalten.

TRENNUNG IN DER KINDERMEDIZIN ALS QUELLE VON KRANKHEITEN

Wir haben bereits darüber gesprochen, dass die zunehmende Spezialisierung in der Kindermedizin nicht nur wertvoll ist, sondern durch die Zerstückelung des Ganzen auch Schattenseiten hat. Das Bewusstsein dafür, dass sowohl innerhalb des Kindes als auch zwischen Kind und seiner erfahrenen Realität keine echte Trennung existiert, geht durch die zunehmende Spezialisierung immer weiter verloren. Dazu kommt, dass viele Menschen gar nicht mehr das Gefühl kennen, Teil eines Ganzen zu sein. Auch das verstärkt die zunehmende Ignoranz in Bezug auf Ganzheit und Verbundenheit immer weiter.

Dabei gibt es schon so viele Experten, die sich mit neu entdeckten Zusammenhängen und mit Teilaspekten von Verbundenheit beschäftigen! Beispielsweise sprechen die Mikrobiomexperten davon, wie wichtig die Mikrobiomgesundheit für gesunde Abläufe im ganzen Körper ist. Die Psychoneuroimmunologen haben erkannt, dass die Psyche und das Immunsystem viele gemeinsame Nenner haben und damit untrennbar miteinander verbunden sind. Die Epigenetik hat erkannt, dass Erfahrungen einen Einfluss auf die Selbstentfaltung haben. Es gibt Experten, die zur Darm-Hirn-Achse forschen, was noch mal vor Augen führt, dass das Gehirn und der Rest des Körpers nicht voneinander zu trennen sind. Es gibt Experten zum Thema Chronobiologie, die nachgewiesen haben, dass die Rhythmen der Natur einen Einfluss auf unser Wohlbefinden haben. Und last, but not least: Die Bindungsforscher werden nie müde zu betonen, wie wichtig die Eltern-Kind-Bindung für die kindliche Gesundheit ist – und zwar nicht nur für seine psychische Verfassung, sondern auch für die Entwicklung einer gesunden Gehirnarchitektur, gesunder biologischer Systeme und körperlicher Gesundheit überhaupt. Alles im Körper ist miteinander verbunden. Wer die Dinge getrennt betrachtet, kann einem Kind nicht dabei helfen, in seine Ganzheit zurückzukehren!

GEHIRN VERSUS KÖRPER

Das klingt jetzt offensichtlich, aber ich möchte es trotzdem noch mal betonen: Das Gehirn gehört zum Körper! Das Gehirn wird sozusagen verkörpert. Im Englischen sagt man dazu auch »**the embodied brain**« und das gefällt mir sehr gut, denn nicht nur das Gehirn beeinflusst den Rest des Körpers, der gesamte Rest des Körpers beeinflusst genauso das Gehirn! Das Nervensystem ist mit allen anderen Systemen engmaschig verzahnt. (Erinnere dich nur an die Darm-Hirn-Achse!) Der Geist ist übrigens auch nichts, was auf das Gehirn oder den Kopf beschränkt ist. Der Geist ist kein Objekt, er ist ein Prozess und dieser Prozess wird verkörpert, das heißt, die Prozesse des Geistes, die Erfahrungen, die der Geist macht, können nur gemacht werden, weil er sich des Körpers bedient (später mehr dazu, keine Sorge).

PSYCHISCHE VERSUS KÖRPERLICHE GESUNDHEIT

Es gibt nur **eine** Gesundheit. Das Wort Gesundheit existiert nicht im Plural. Psychische und körperliche Gesundheit sind nicht voneinander zu trennen. Sie sind eins. Psychische Störungen und körperliche Störungen sind lediglich zwei unterschiedliche Manifestationsformen **einer** eingeschränkten Gesundheit. Die Psyche verändert den Körper und der Körper verändert die Erfahrungen der Psyche.

Beispiele für die Verbundenheit von Körper und Geist:

- Es gibt ausreichend Hinweise dafür, dass **unterdrückte negative Gefühle** körperlich krank machen, zum Beispiel durch negative Auswirkungen auf das **Immunsystem**.
- **Placeboeffekt:** Das, woran wir wirklich glauben, kann sich im physischen Körper manifestieren.
- **Gute Nachrichten lösen gute Gefühle aus.** Diese können durch eine aufrechte Haltung verstärkt und durch eine zusammengesunkene Haltung gehemmt werden.
- Die **Heiterkeit**, die du spürst, während du einen Cartoon anschaust, **kann** durch die Manipulation der Gesichtsmuskeln, die beim Lächeln eingesetzt werden, **gefördert oder gehemmt werden**.
- Wenn die **Mimik durch Botoxinjektionen lahmgelegt** wurde, kann das betroffene Gesicht die Wutmimik eines anderen Menschen nicht gut nachahmen. Bei diesen Menschen fiel eine im Vergleich zur Kontrollgruppe **geringere Aktivierung des limbischen Systems** (Emotionszentrum) im Gehirn auf.

Obwohl es nur **eine** Gesundheit gibt, da körperliche und geistige Prozesse miteinander verbunden sind, betrachten Erwachsene und viele Experten psychische und körperliche Gesundheit als etwas Getrenntes. Das wird dann problematisch, wenn diese beiden nicht gleichwertig behandelt werden, was leider häufig der Fall ist.

Psychische Krankheiten sind leider immer noch häufig sehr scham- und schuldbehaftet (»Ich bin schwach, ich bin selbst schuld, ich bin verrückt«) und können Unbehagen bei denjenigen auslösen, die zum Beispiel schlechte Erfahrungen mit psychisch Erkrankten gemacht haben, oder auch bei denen, die ihre eigenen Gefühle und Schwächen nicht zu akzeptieren, sondern zu unterdrücken gelernt haben. Viele Menschen haben mehr Verständnis für sichtbare körperliche als für unsichtbare psychische Krankheiten, dabei sollte allein die Frage zählen: **Wie geht es diesem Menschen?**

Psychische und körperliche Gesundheit sind eins! Das sollte sowohl in der Kindermedizin als auch von den Eltern mehr berücksichtigt werden!

Nehmen wir die Tatsache, dass körperliche und psychische Gesundheit letztendlich eine Gesundheit sind, mal anhand von Depressionen genauer unter die Lupe. **Depressionen und Angstzustände** nehmen sowohl bei Kindern als auch bei Erwachsenen zu. Diese psychischen Krankheiten sind aber kein (oder selten) genetisches Schicksal! Sie können auf vielfältige Weise und nicht immer nur über Medikamente beeinflusst werden. Wenn wir mehr dazu übergehen können, Depression als Symptom und nicht immer nur als »genetisch determinierte Krankheit« zu verstehen, ergeben sich viele neue Möglichkeiten. Menschen mit einem gestörten Darmmikrobiom haben beispielsweise ein erhöhtes Risiko, Depressionen zu entwickeln.

Bei Depressionen geht es nicht immer um eine angeborene Störung der Hirnchemie. Ja, manchmal befinden sich die Neurotransmitter nicht in einem gesundheitsfördernden Gleichgewicht, aber manchmal ist dieses Ungleichgewicht nicht die eigentliche Ursache des Problems, sondern selbst ein Symptom als Folge eines anderen gestörten biologischen Systems, etwa des Immunsystems und seiner Entzündungsreaktionen. Entzündungen arbeiten mit Botenstoffen, sogenannten Zytokinen. Diese können die Blut-Hirn-Schranke durchqueren und dem limbischen System und der Amygdala des Gehirns mitteilen: Der Körper ist in Gefahr! Er befindet sich im Kampfzustand! Das versetzt das Gehirn in Alarmbereitschaft und es kommt dazu, dass die so ausgelösten biochemischen und physiologischen Veränderungen dafür sorgen, dass wir uns zum Beispiel sehr ängstlich fühlen. Es kann zu **veränderten Verhaltensweisen**, den sogenannten **»sickness behavi-**

ors« kommen. Das sind energiesparende Verhaltensweisen wie Traurigkeit, Antriebslosigkeit, Lustlosigkeit, Müdigkeit, reduzierter Appetit mit verminderter Nahrungsaufnahme, Schlafstörungen und sozialer Rückzug. Diese Verhaltensweisen sind wichtig und können als Teil der Reorganisation körperlicher Funktionen im Rahmen eines Entzündungsgeschehens betrachtet werden. Sie dienen dazu, diejenigen Körperfunktionen zu priorisieren, die für die Infektionsbekämpfung und damit Selbstheilung wichtig sind. Sie sind zwar unangenehm, aber sie können in Zeiten von körperlichen Verletzungen oder mikrobieller Bedrohung sogar manchmal über Leben und Tod entscheiden! Deshalb gehen einige Experten davon aus, dass viele Fälle von Depressionen eher Symptome, »sickness behaviors«, einer chronischen Entzündungsreaktion (zum Beispiel infolge von Fehlernährung) sind. Körper und Geist sind nicht zu trennen, das machen auch Studien deutlich, die gezeigt haben, dass depressive Kinder und Jugendliche ein erhöhtes Risiko für einen vorzeitigen Tod und ein breites Spektrum von Krankheiten im späteren Leben haben. Depressionen können ein Beispiel dafür sein, wie körperliche Imbalancen die Psyche beeinflussen. Gleichzeitig gibt es viele körperliche Krankheiten, denen eine psychische Komponente zugeschrieben wird! Es ist also nicht nur aus psychologischer, sondern auch aus kindermedizinischer Sicht wichtig, dass Kinder den Umgang mit ihrem Innenleben lernen.

TIPP

Eltern sollten ihren Kindern beibringen, nicht nur auf ihren Körper, sondern auch auf ihre Psyche zu achten. Kinder dürfen mit der inneren Haltung aufwachsen, dass die Psyche genauso wichtig ist wie der Körper und dass sie beide Teile eines größeren Ganzen sind. Wie das geht, zeige ich dir im Praxisteil des Buches!

ÜBER PLACEBOS LACHEN – DAS KERNPROBLEM DER KINDERMEDIZIN

Ich erinnere mich an ein Wochenende, an dem ein Teenager mit Krampfanfall eingeliefert wurde. Nachdem der Notarzt ihn versorgt hatte, blieb der junge Mann zur weiteren Überwachung noch auf meiner Station. Dort krampfte er erneut. Dieses Mal war allerdings eine Krankenschwester anwesend und sie war fest davon überzeugt, dass er den Krampfanfall nur simulierte. Da sie sehr erfahren war, entschied sich mein Oberarzt dazu, dem Kind kein krampflösendes Medikament zu spritzen, sondern Kochsalz. Siehe da: Das Zucken hörte auf. Da war er also, der Beweis, dass der Junge seinen Krampfanfall nur vorgetäuscht hatte.

Nach diesem Notfall sprach mein Vorgesetzter mit mir über den »Placeboeffekt«. Darunter versteht man in der Medizin das Auftreten einer therapeutischen Wirkung nach Gabe eines Placebos, das ist ein Medikament ohne Wirkstoff. Leider wird der Placeboeffekt oft missverstanden und löst bei vielen Menschen, auch bei Experten, Assoziationen aus wie »Die Beschwerden sind nur eingebildet, sonst würden sie durch Gabe des Placebos ja nicht verschwinden« oder »Der Mensch ist psychisch angeschlagen und bildet sich deshalb seine Beschwerden nur ein« oder »Der Mensch simuliert nur, weil er/sie Aufmerksamkeit will«. Dass die Menschen, bei denen ein Placeboeffekt auftritt, keine echten Probleme haben, stimmt so aber nicht. Es gibt den Placeboeffekt auch bei objektivierbaren Beschwerden wie Schmerzen, Übelkeit oder sogar bei asthmatischen Beschwerden.

Aus der Placeboforschung weiß man mittlerweile:

1. Die Wirkung des Placebos kann echt sein.
2. Es kann zu einer Beschwerdelinderung kommen, weil diese Beschwerdelinderung erwartet wird. (So machtvoll sind Gedanken und Überzeugungen!)

3. Der Effekt kann sich über eine empathische Therapeuten-Patienten-Beziehung entfalten. (So heilsam wirkt das Gefühl der Verbundenheit!)
4. Der Effekt kann durch Lernen und Konditionieren verankert werden. (So machtvoll sind Körpererinnerungen!)
5. Bei Kindern, die Placebos von ihren Eltern verabreicht bekommen, hilft der Glaube daran, dass ihre Eltern ihnen helfen. (Wow, das macht Urvertrauen!)

Wir sollten, wenn es um Placebos geht, nicht denken »Wenn die Beschwerden verschwinden, obwohl der Patient kein richtiges Medikament genommen hat, dann waren es auch keine echten Beschwerden«. Stattdessen könnten wir staunen: »Wow! Die Beschwerden sind verschwunden, obwohl kein echtes Medikament genommen wurde, so kraftvoll sind Überzeugungen und Mitgefühl, wenn es um die Stärkung der eigenen Selbstheilungskräfte geht!«

Man sollte trotz der ganzen medizinischen Fortschritte niemals vergessen, dass der Körper die Fähigkeit hat, sich – in einem gewissen Rahmen – prinzipiell selbst zu heilen.

SELBSTHEILUNGSKRÄFTE SIND NICHTS ESOTERISCHES

Die Selbstheilungskräfte des Menschen beschreiben seine Fähigkeit, Krankheiten, Verletzungen und funktionelle Störungen auszubalancieren. Dass das Immunsystem dazugehört, liegt auf der Hand, aber das ist nicht das einzige Werkzeug, über das der Körper verfügt, um sich selbst zu heilen! Nur um ein paar weitere Gesichter von Selbstheilung zu nennen: Es gibt Enzyme, die die DNA reinigen und reparieren. Es gibt Fresszellen, die gefährliche Zellen auffressen und eliminieren. Potenzielle Tumorzellen werden regelmäßig aufgespürt und unschädlich gemacht. Im Schlaf reinigt das Gehirn sich von Schlacken, die tagsüber anfallen. Wenn der Körper sauer wird, kann überschüssige Säure über die Nieren oder die Atmung ausgeschieden werden. Das Blutgerinnungssystem hat die Aufgabe, Blutgerinnsel, die schaden können, aufzulösen, und Verletzungen, die zu Infektionen oder Blutungen führen können, zu schließen. Die Leber entgiftet fortwährend das Blut, das durch sie hindurchströmt. Das sind nur einige der vielen Anpassungsreaktionen des Körpers an bestimmte Anforderungen!

Alle Prozesse im Körper sind darauf ausgerichtet, dein Kind in einem gesunden Gleichgewicht zu halten, zu heilen und sein Überleben zu schützen.

Die Fähigkeit des kindlichen Körpers, sich selbst zu ordnen, zu heilen, sich selbst zu regenerieren und wieder in Balance zu bringen, hängt zum einen vom genetischen Rahmen ab, mit dem ein Kind auf die Welt gekommen ist, und zum anderen von der Qualität der kindlichen Erfahrungen. Kindliche Erfahrungen können diesen harmonischen Fluss, das Selbstheilungspotenzial des Körpers, blockieren oder fördern. Der negative Einfluss, den chronischer Stress auf die Selbstheilungskräfte des Körpers ausübt, ist sehr groß. Dazu kommen wir später.

AUF EINEN BLICK

Das Ziel des ersten Kapitels war es, dir zu zeigen, dass dein Kind ein hochkomplexes offenes System ist, das sowohl über den Raum als auch über die Zeit mit allem verbunden ist, was existiert. Das macht Kindergesundheit zu einem sehr ganzheitlichen Thema. Einer Tatsache, der die moderne Kindermedizin nicht gerecht wird.

Das waren die wichtigsten sechs Punkte aus diesem Kapitel:

1. Das **wissenschaftliche Modell** von Kindergesundheit ist wichtig, aber letztendlich eben auch nur ein Modell.
2. Es gibt zu viel **spezialisiertes Wissen**, wodurch es fast unmöglich wird, einen Überblick über das Ganze zu behalten.
3. Es sollte mehr **ganzheitlich denkende Experten** für Kinder geben, die die Tatsache, dass alles miteinander verbunden ist, in ihrer Beratung berücksichtigen.
4. Wann immer möglich, sollte **Heilung** – und nicht nur Reparatur – angestrebt werden. Die moderne Kindermedizin tendiert leider deutlich zur Reparatur.
5. Die **Selbstheilungskräfte** deines Kindes sind real!

Kinder brauchen Eltern und Ärzte, die verstehen, wie wichtig Prävention ist!

Kapitel 3

Ganzheitliche Kindergesundheit verstehen

In diesem Kapitel lernst du, was »ganzheitliche Kindergesundheit« wirklich ist. Nachdem wir die verschiedenen Ebenen des kindlichen Seins und ihre Bedürfnisse unter die Lupe genommen haben, wirst du verstehen, warum die Zeit für eine Kindergesundheitsrevolution, eine Mind-Body-Soul-Kindermedizin, gekommen ist. Du erfährst, welch zentrale Rolle das Thema Bindung und Verbundenheit in der Kindermedizin, aber auch in der Eltern-Kind-Beziehung spielt. Und wie wichtig beides ist, um ganzheitliche Kindergesundheit nachhaltig zu fördern.

BAUM DES LEBENS

Der Samen eines Baumes beinhaltet die gesamte Information für den heranwachsenden Baum. Auch wenn noch nichts davon zu sehen ist, das Potenzial für den Baum ist bereits im Samen enthalten. Der Baum kann aber nicht allein existieren, er kann sein Potenzial nur in Verbundenheit mit der Natur entfalten. Denn obwohl dieser Samen den Anschein erweckt, dass er ein Individuum ist, kann dieser Samen sein Selbst nur in Verbindung mit der Umwelt entfalten.

Dieser Samen ist, auch wenn es anders aussehen mag, ein Teil des Lebens, verbunden mit allem, was ist. Alle Erfahrungen, die dieser Samen macht, werden zu einem Teil von ihm. Die Sonnenstrahlen lösen Prozesse in seinen Blättern aus, der Regen wässert die Erde und bewirkt Reaktionen in den Wurzeln, der Wind, der in der Nacht zu wild war, beeinflusst etwas im Inneren. Jeder Samen ist ausgestattet mit einer Ahnung von den Bedingungen, die er zu erwarten hat, das heißt, die Information über seine Umwelt ist in seinem Erbmaterial gespeichert.

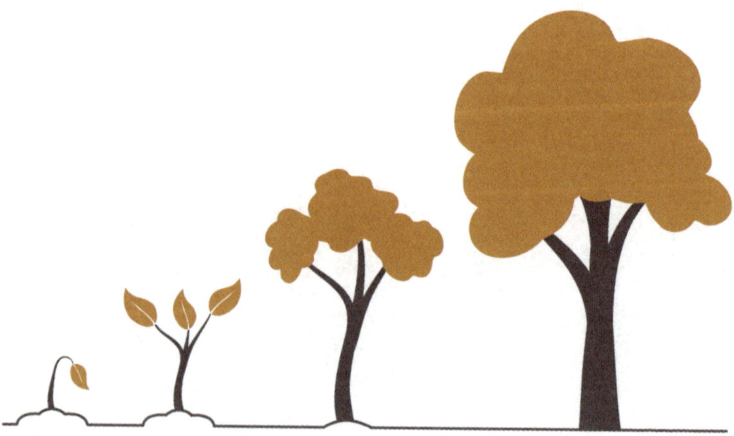

Reisen wir kurz in mein Heimatland Singapur! Cloud Forest ist ein Glashaus, in dem die Vegetationszone der Tropen in Höhen von etwa 1000 bis 3000 Metern über Meereshöhe nachgestellt wird. Hier wachsen Pflanzen, die außerhalb dieses Glashauses nicht wachsen könnten. Hier wurden genau die Bedingungen geschaffen, die die dort heranwachsenden Pflanzen in ihrem Erbgut erwarten, Bedingungen, für die sie ausgestattet wurden!

Je besser die Bedingungen, unter denen der Baum aufwächst, zu seinen ihm innewohnenden Bedürfnissen passen, umso besser kann dieser Baum das in seinem Samen angelegte Potenzial entfalten. Er wird einen kräftigen Stamm entwickeln, seine Wurzeln werden stark sein und ihn fest im Boden verankern und jedes noch so weit entfernte Blatt ernähren. Nun verändert sich der Baum immer wieder, er passt sich dem Rhythmus des Lebens an, mal mit großartigen, saftigen grünen Blättern, mal mit farbenfrohem, buntem Laub und manchmal auch ganz ohne Blätter.

All das ist Teil seines Lebensplans und Ausdruck seiner Potenzialentfaltung. All das geschieht im Einklang mit der Natur. Der Lebensbaum spart Energie, indem er sich seinen angeborenen Bedürfnissen fügt und sich dem für ihn vorgesehenen Lebensrhythmus hingibt. Möglicherweise gibt es Zeiten, in denen es zu kalt, zu heiß oder zu trocken für den Baum ist, damit kann er umgehen.

Sein Samen enthält nämlich nicht nur einen Bauplan. Zu diesem Bauplan gehört eine innere Intelligenz, die es ihm ermöglicht, sich an die unterschiedlichen Wetterbedingungen anzupassen. Wenn der Baum nicht anpassungsfähig wäre, könnte er die Launen der Natur nicht überleben. Der Lebensbaum hat Selbstheilungskräfte! Er kann Schäden abpuffern und korrigieren. Aber das natürlich nur, solange die Erfahrungen, die der Baum macht, seine Selbstheilungskräfte nicht überstrapazieren. Sind die Widrigkeiten, denen er ausgesetzt ist, zu groß, das heißt, überschreiten die Erfahrungen dieses Baumes seine Selbstheilungskapazitäten, wird der Baum einen Weg finden, das Ganze zu schützen, indem er Anteile vernachlässigt oder absterben lässt. Stehen die Wurzeln eines Baumes beispielsweise zu lange im Wasser, verändert er die Versorgung einzelner Baumanteile und es kann dazu kommen, dass einzelne Äste absterben, damit andere überleben können.

Je fester der Baum in seinem Potenzial verankert ist, desto mehr Kraft hat er, um äußeren Widrigkeiten standzuhalten und entstandene Schäden zu heilen.

Ein Lebensbaum, der in seinem Potenzial ruht und strahlt, berührt dein Herz. Er verkörpert die Schönheit dieser Welt. Er hat eine unglaublich kraftvolle Ausstrahlung und zieht nicht nur Tiere, sondern auch Menschen an, die diese Energie zu schätzen wissen. Diese Wirkung hat auch ein Kind, das mit seinem Potenzial verbunden ist. Diese Wirkung hast auch du, wenn du lebst, wer du bist.

WAS IST DAS POTENZIAL DEINES KINDES?

Die Zygote (die befruchtete Eizelle) ist die erste kindliche Zelle und vergleichbar mit dem Samen des Lebensbaumes. In der ersten kindlichen Zelle schlummert das gesamte Potenzial des werdenden Kindes. Die Zygote trägt die Information jedes sich entwickelnden Organs, jeder sich entwickelnden Zelle und aller zukünftig ablaufenden Prozesse in sich. In dieser Zygote ist wie beim Lebensbaum eine gewisse Erwartungshaltung an ihre Umwelt gespeichert. Sie braucht gewisse Erfahrungen, um wachsen und ihr Potenzial weiterentwickeln zu können. Wenn ein Kind auf allen vier Erfahrungsebenen (siehe ab Seite 16) ausreichend oft gute Erfahrungen sammelt, wird es ganz automatisch sein körperliches, geistiges und spirituelles Potenzial entfalten. Macht das kindliche System häufig Erfahrungen, die seine Fähigkeit, »in voller Blüte zu leben«, einschränken, dann entwickelt es Bewältigungsstrategien (wie der abgestorbene Ast in der Geschichte vom Lebensbaum). Diese helfen ihm dabei, sich an ein Leben anzupassen, das nicht seinen Bedürfnissen entspricht. Je früher diese Anpassungsreaktionen stattfinden, desto stärker ist ihr Einfluss auf das ganze Leben des Kindes. Es ist so ähnlich wie beim Hausbau: Wenn das körperliche und geistige Fundament des Kindes Risse hat, dann steht das Haus (der sich weiterentwickelnde Körper), das auf dieses Fundament gestellt wird, auf wackeligen Beinen. Ein Fundament zu korrigieren, wenn das Haus bereits draufsteht, ist möglich, aber ... nicht einfach ...

ZU THEORETISCH? KEIN PROBLEM!

Jedes Babys rechnet mit der Liebe, Zuwendung, Geborgenheit und Nähe seiner Eltern. Diese Erwartungshaltung ist in seinen Genen verankert und die erwarteten Bindungserfahrungen sind in Entwicklungsabläufe seines Körpers und Geistes einkalkuliert. Das bedeutet: Jedes Baby wurde darauf vorbereitet, sich mit der Hilfe anderer Menschen weiterzuentwickeln. Das Baby braucht also gesunde Bindungserfahrungen, um sich körperlich, geistig und spirituell zu seinem vollen Potenzial weiterentwickeln zu können. Es wird die Welt nicht erkunden und sich selbst nicht kennenlernen können, wenn es sich nicht sicher fühlt. Bindungsbeziehungen sind sein sicherer Hafen, seine Überlebensgarantie. Deshalb ist das Kind ausgestattet

- mit einem süßen Gesicht, das die Fürsorgebereitschaft der Eltern steigert (**Kindchenschema**).
- mit **Neugeborenenreflexen**, die das Stillen erleichtern (zum Beispiel Saugreflex).
- mit einem **Bindungsverhalten**, das der Bezugsperson vermittelt, dass Fürsorge und Schutz wichtig sind (weinen, anklammern).
- mit einem **Bindungssystem** (dazu gehört das Hormon Oxytocin), das etwa bei engem Hautkontakt zwischen Mutter und Kind, aber auch in anderen liebevollen Beziehungsmomenten aktiviert wird und dafür sorgt, dass frühe Bindungsbeziehungen im Gehirn als Belohnung abgespeichert oder Stressreaktionen gehemmt werden.

Aber **Verbundenheit ist keine Einbahnstraße.** Auch das mütterliche Gehirn stellt sich auf die Beziehung zum Baby ein. Eine Frau wird nicht als Mutter geboren. Das weibliche Gehirn muss einige Verän-

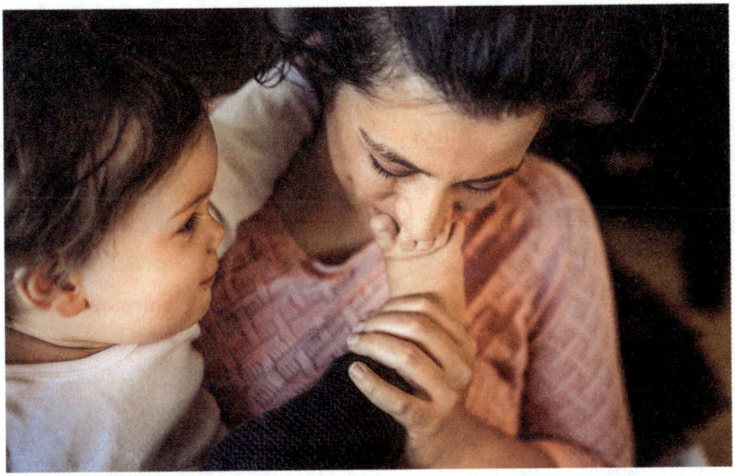

derungen durchlaufen, um sich in ein mütterliches Gehirn zu verwandeln, das in der Lage ist, dem Kind das zu geben, was es braucht. Einige Anpassungsvorgänge finden bereits in der Schwangerschaft statt, andere in der Kennenlernphase. Beispielsweise verändert das Gehirn seine Struktur sowie die Freisetzung verschiedener Substanzen im Gehirn. So kommt es zur Zunahme an Volumen von Hypothalamus und Amygdala (vor allem, wenn die Mütter ihr Baby auf positive Art und Weise wahrnehmen), zu einer oxytocininduzierten Neubildung von Nervenzellen und zur Bildung neuer Schaltkreise im Gehirn, außerdem wird die Kommunikation zwischen Hirnbereichen, die für mütterliches Verhalten zuständig sind, verbessert. All das hilft der Mutter beim Umstellen ihres Lebens und beim Etablieren neuer Gewohnheiten. Oxytocin sorgt auch dafür, dass die Mutter die Reize ihres Kindes verstärkt wahrnimmt, und steigert ihre Motivation, sich um ihr Kind zu kümmern (das Hormon sorgt dafür, dass das Kind und die Interaktion mit dem Kind vom mütterlichen Gehirn als Belohnung empfunden wird). Auch die Ammensprache, liebevolle Berührungen und positive Gefühle werden durch hohe Oxytocinspiegel im Blut vermehrt in das fürsorgliche Verhalten einer Mutter eingebaut. Oxytocin hilft Müttern, die anstrengenden Signale (zum Beispiel Schreien) ihres Babys auszuhalten und negative Impulse (wie Aggression) zu unterdrücken. Warum passiert das alles im Mamagehirn? Letztendlich, damit das Kind das bekommt, was es braucht, um sein Potenzial entfalten zu können. Und zwar nicht nur auf körperlicher Ebene! Wenn ein Kind sein Bindungspotenzial nicht entfalten kann, weil die Eltern es vernachlässigen oder misshandeln, dann entwickelt es Bewältigungsstrategien, die sich in einer veränderten Gehirnarchitektur widerspiegeln und Einfluss auf sein Verhalten haben.

Eine aus dieser Situation entstehende Bindungsstörung ist keine psychische Erkrankung im eigentlichen Sinn, sondern mehr als eine Art Anpassungsreaktion zu verstehen: Das Kind hat gelernt, dass Beziehungen nicht sicher sind, sein Gehirn findet Ausflüchte aus dieser schmerzhaften Situation und »verkabelt« seine Nervenzellen anders als ein Gehirn, das in der Geborgenheit einer liebevollen und feinfühligen Bindungsbeziehung aufwächst. Dieser Umstand wird sein ganzes Leben auf die ein oder andere Art und Weise beeinflussen! Denn diese **neuronale Antwort auf eine Notsituation** korrigiert sich nicht von selbst, sobald das Kind erwachsen ist. Es verbleibt als rissiges Fundament und alles, was das Kind in Zukunft erlebt, wird von diesem rissigen Fundament getragen.

ALLES HAT SEINE ZEIT

Die Gene eines Kindes geben seiner körperlichen Entwicklung eine gewisse Reihenfolge und bestimmte Meilensteine vor. Innerhalb dieses Rahmens entfaltet jedes Kind sein ihm angeborenes Potenzial in seinem eigenen Tempo. Wir können diese Prozesse nicht beschleunigen, wir können das ureigene Potenzial des Kindes niemals verändern. Wir können nur einen Erfahrungsraum schaffen, in dem das Kind das Potenzial, das ohnehin da ist, entfalten kann.

ÄPFEL UND BIRNEN KANN MAN NICHT VERGLEICHEN

Stell dir vor, wie eine Frau in ihrem Garten steht und ihren Apfelbaum betrachtet. Sie hat diesen Baum eingepflanzt und nach bestem Wissen gehegt und gepflegt. Er ist hübsch und es hängen schon zwei Äpfel dran. Die Frau freut sich darauf, bald die ersten Früchte zu ernten. Dann schweift ihr Blick in den Garten des Nachbarn. Dort steht ein Birnbaum. Auf einmal kommt ihr ihr Apfelbaum klein und schmächtig vor und plötzlich hat sie viel mehr Lust auf Birnen. Also entscheidet sie sich, aus ihrem Apfelbaum einen Birnbaum zu machen. Sie verändert die Gießmenge und das Düngemittel, pflanzt ihn um und gibt dem Apfelbaum all das, was er ihrer Meinung nach braucht, um zu einem Birnbaum zu werden. Aber es funktioniert einfach nicht. Sie ist frustriert und der Apfelbaum ist genauso frustriert, weil seine Bedürfnisse missachtet werden und er – selbst wenn er es wollte – nun mal kein Birnbaum sein kann! Unter der falschen Zuwendung geht er langsam ein: Obwohl er versorgt wird, bleiben seine Bedürfnisse unbefriedigt. Jetzt hat die Frau keinen Baum und keine Früchte mehr. Sie hat den Apfelbaum daran gehindert, zu seiner vollen Pracht heranzuwachsen, weil sie einen Birnbaum daraus machen wollte.

Wenn Eltern versuchen, etwas aus ihrem Kind zu machen, das ihm nicht entspricht, dann kann sich das ureigene Potenzial des Kindes nicht entfalten. Es wird sich an die Tatsache anpassen, dass es nicht werden darf, wer es ist, und das spiegelt sich in seiner körperlichen Entwicklung wider. Durch diesen Vorgang entwickeln sich eine angepasste, aber keine optimale Gehirnarchitektur sowie angepasste, aber nicht optimal arbeitende biologische Systeme. Der Körper wird in einem Zustand fixiert, der das eigentlich zugrunde liegende Potenzial an seiner Entfaltung hindert. **Auf Dauer ist das nicht gesund!** Ich werde dir das später noch mal genauer erklären, jetzt geht es erst einmal nur darum, die Vogelperspektive einzunehmen.

Wenn Eltern ihrem Kind vorschreiben, was es zu mögen, zu tun und zu sein hat (ihm zeigen, wie es ist, ein Birnbaum zu sein), schicken sie ihr Kind auf einen Weg, für den es vielleicht gar nicht vorgesehen ist. Ein Weg, der für das Kind viel zu anstrengend ist, weil es vielleicht nicht mit den Talenten, Fähigkeiten und Interessen ausgestattet ist, die es braucht, um auf diesem Weg gut voranzukommen.

Viele Kinder bleiben auf diesem **falschen Weg**, weil das alles ist, was sie kennengelernt haben. Sie wissen nicht, wie es sich anfühlen könnte, das **Apfelbaum-Sein** zu genießen. Diese Kinder werden schließlich zu Erwachsenen, die stark unter ihren Schwächen leiden (denn mit ihnen wurden sie stets konfrontiert), anstatt an ihren Stärken zu erblühen (denn diese konnten sie auf ihrem »falschen Weg« nicht einbringen).

Wenn einem Apfelbaum-Kind lange genug vermittelt wurde, dass es wie ein Birnbaum denken und handeln sollte, dann wird die Überzeugung »Ich bin ein Birnbaum« in seiner Identität verankert und diese unbewussten Überzeugungen steuern sein ganzes Leben.

Nichtsdestotrotz sagt seine innere Intelligenz etwas anderes. Auch wenn es dem Kind nicht bewusst ist: Sein Körper weiß, dass es ein Apfelbaum ist, denn er wurde mit den Bedürfnissen und Erwartungen eines Apfelbaumes geboren. Diese ureigenen Bedürfnisse sind es, die gestillt werden müssen, damit das Kind wirklich und auch nachhaltig gesund und glücklich sein kann. Jemand zu sein, der man nicht ist, kostet viel Kraft und Energie – die letztendlich an anderer Stelle, etwa bei der Aufrechterhaltung der Gesundheit, fehlen.

Warum versuchen so viele Eltern – egal, ob bewusst oder unbewusst – einen Birnbaum aus ihrem Apfelbaum zu machen?

1. **Sie kennen ihr Kind nicht wirklich.** Sie interpretieren und projizieren Bedürfnisse und Wünsche auf ihr Kind, die mehr mit ihnen selbst als mit ihrem Kind zu tun haben.
2. **Sie haben Angst!** Das kann beispielsweise die Angst sein, als Eltern zu versagen, oder das fehlende Vertrauen in die schöpferische Kraft des kindlichen Potenzials. Angst kann Eltern daran hindern, sich

mit ihrem Kind zu verbinden und seine Bedürfnisse wahrzunehmen. Angst kann außerdem zu einem starken Kontrolldrang führen. Und wer sein Kind stark kontrolliert, nimmt ihm den Raum, zu werden, wer es ist.

3. **Sie haben Stress!** Gestresste Eltern können die Bedürfnisse ihres Kindes nicht gut wahrnehmen und auch nicht feinfühlig auf ihr Kind eingehen. Dazu später mehr!

Eltern, die ihr Kind ständig kontrollieren und ihm wenig Autonomie zugestehen, tun dies oft, um ihre eigene Anspannung zu beruhigen. Solange ihr Kind tut, was sie von ihm erwarten, bleibt die in ihnen schlummernde Angst ruhig und sie können entspannen.

Du musst dein Kind zu nichts »machen«. Du darfst es einfach »werden« lassen. Das kindliche Potenzial ist in jeder einzelnen der aus der Zygote entstandenen Zelle gespeichert. In ihnen schlummert eine Idee davon, wer dein Kind wirklich ist. Die Idee kannst du dort nicht platzieren, du kannst dieser Idee lediglich Chancen anbieten, sich zu verwirklichen. Eine der wichtigsten Chancen ist die sichere Bindungsbeziehung. **Bindungsorientierte Elternschaft** ist der Schlüssel für Potenzialentfaltung und eine wichtige Zutat für ein glückliches und gesundes Leben. Das heißt aber nicht, dass das Kind tun darf, was es will! **Gesunde Grenzen** sind in diesem Prozess nötig, denn sie sind der sichere Rahmen, innerhalb dessen sich ein Kind frei bewegen darf. Sie bieten Halt und Orientierung. Außerdem möchte jedes Kind einmal Teil eines sozialen Gefüges sein, sich auch mit anderen Menschen verbunden fühlen und das geht nur, wenn es im Laufe der Zeit gewisse

Regeln verinnerlicht und lernt, Grenzen anderer Menschen zu respektieren. Potenzialentfaltung bedeutet also nicht Grenzenlosigkeit!

Wenn du merkst, dass du dein Kind übermäßig kontrollierst, lade ich dich mitfühlend dazu ein, herauszufinden, welche Angst du damit zu kompensieren versuchst. Wenn du die Angst findest, findest du die Wunde, die deine Aufmerksamkeit braucht, um heilen zu können!

DIE ANATOMIE GANZHEITLICHER KINDERGESUNDHEIT

Ich hoffe, es ist mir gelungen, dein bisheriges Verständnis von Kindergesundheit ins Wanken zu bringen. Denn dann bist du jetzt genau da, wo ich dich brauche: in einem Zustand der Offenheit. In diesem Abschnitt sprechen wir über die Anatomie ganzheitlicher Kindergesundheit. Mit dem **Holistic Child Health Model (HCHM®)** habe ich ein Modell entwickelt, mit dessen Hilfe Kinderärzte und Kinderärztinnen (oder andere Experten für Kinder und Familien) jedes Kind ganzheitlich, das heißt im Kontext seiner Erfahrungen, betrachten und die Familie vor diesem Hintergrund beraten können. In Aus- und Weiterbildungen gebe ich dieses Wissen weiter. Ich stelle hier eine vereinfachte Version meines unterrichteten Modells vor, weil das für dich als MaPa erst mal ausreicht. Falls du mehr darüber lernen möchtest, weißt du ja, wo du mich findest (siehe Seite 285)!
Dieses Modell ist das Ergebnis meiner Erfahrungen und meines Wissens. Einige Sachen unterscheiden sich von unseren herkömmlichen

Definitionen und Inhalten. Am meisten Einsichten gewinnst du, wenn du offen bleibst und dir mitnimmst, was sich für dich stimmig anfühlt. Sei der König aus der Geschichte des blinden Elefanten, kein blinder Gelehrter! Du kannst damit, da bin ich mir sicher, dein Verständnis von dir selbst, von deinem Kind und seiner Gesundheit erweitern, auch wenn du nicht mit allem, was ich schreibe, einer Meinung bist.

MAY I PRESENT TO YOU: DAS HOLISTIC CHILD HEALTH MODEL (HCHM®)

Die Grundannahme dieses Modells ist, dass das Leben selbst multidimensional ist, das heißt dass das kindliche Sein aus verschiedenen Schichten besteht, die wir gemeinsam genauer unter die Lupe nehmen:

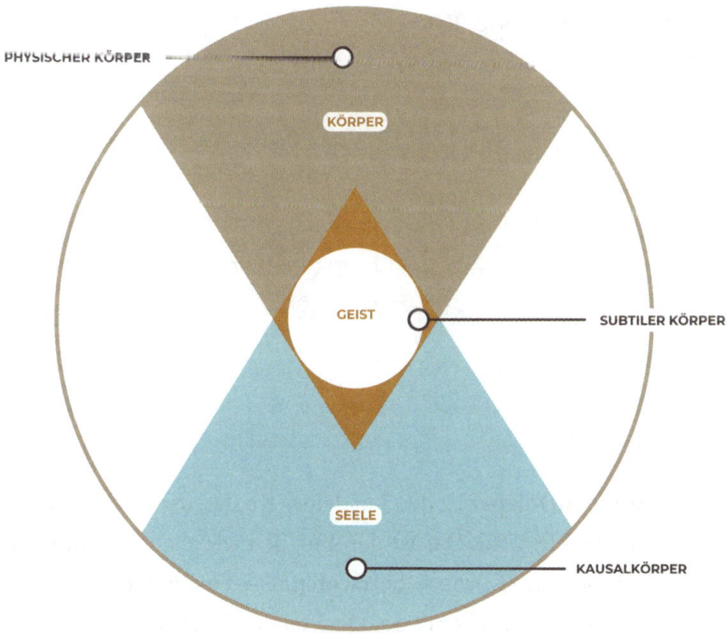

1. **Physischer Körper** (Körper)
2. **Subtiler Körper** (Geist)
3. **Kausalkörper** (Seele)

DER PHYSISCHE KÖRPER DEINES KINDES

Für die meisten von uns ist der physische Körper des Kindes das, was man sehen und anfassen kann. In meinem Modell ist der Körper aber keine Struktur, die vom Rest der Welt getrennt ist, sondern die Manifestationsform eines zugrunde liegenden Potenzials. So wie der Baum des Lebens die Manifestation des im Samen verkörperten Potenzials ist, ist der Körper des Kindes die Manifestation des in der befruchteten Eizelle schlummernden Potenzials. Im HCHM® besteht der physische Teil deines Kindes aus drei Anteilen:

1. **Persönlicher Körper** = Nahrungsmittelinduzierter Körper
2. **Umwelt** = Erweiterter Körper
3. **Energiekörper** = Lebenskraft des Körpers

Anmerkung am Rande: Denk dran: Versuch dieses Modell des Menschen einfach nur zu verstehen und nachzuempfinden, du musst gar nichts davon glauben oder übernehmen.

Der **persönliche Körper** ist der Teil deines Kindes, der aus Nahrungsmitteln hergestellt wird. Das ist der Teil, den wir auch hier im westlichen Mindset als »Körper« betrachten. Die Qualität des persönlichen Körpers hängt direkt mit der Qualität der Ernährung zusammen.

Idealerweise bekommt das Kind Nahrungsmittel, die sein Körper erwartet, die seinen Bedürfnissen entsprechen, mit denen sein Verdauungssystem umgehen kann.

Auch die **Umwelt** zählt in diesem Modell zum physischen Körper. Sie stellt den **erweiterten** Körper dar. Alle Eindrücke der Umwelt sind letztendlich Erfahrungen. Erfahrungen des Körpers werden dadurch, dass sie erfahren werden, zu einem Teil des Körpers. Diese Sicht auf die Dinge passt genau zu dem, was wir über Epigenetik (siehe ab Seite 26) gelernt haben. Ein Epigenetikexperte würde sagen: Erfahrungen können über chemische Markierungen beeinflussen, wie Gene abgelesen werden, das heißt ob und wie viele Genprodukte aus einem bestimmten Gen produziert werden. Erfahrungen können so die materielle Basis und die Funktion des Körpers beeinflussen.

Kommen wir nun zum dritten Teil des physischen Körpers in diesem Modell, dem **Energiekörper**! Im Medizinstudium lernen wir in Physiologie und Physik viel über die elektrischen Impulse im Körper. Nur dank ihnen wird Information von den Nerven in die Muskeln oder andersherum weitergeleitet, damit das Herz sich kontrahieren kann, die Blutgefäße sich bei Fieber erweitern können oder die verschiedenen Hirnanteile miteinander kommunizieren können. Wir können diese elektrischen Impulse in unserem Körper beschreiben, berechnen und sogar messen. Wir können aber nicht erklären, was diese lebenserhaltenden Prozesse letztendlich in Gang bringt. Im ayurvedischen Menschenbild gibt es eine Erklärung dafür: Der Energiekörper ist die Schicht des Körpers, die aus **Lebensenergie (Prana)** besteht. Diese Energie haucht der Materie Leben ein und orchestriert unsere Zellen zu einem lebendigen Lebewesen. Das ist unsere zugrunde liegende Lebenskraft.

Prana ist nicht nur spürbar, sie ist auch sichtbar! Du erkennst eine Pflanze, die vital und lebendig und voller Lebensenergie ist. Sie sieht anders aus als eine Pflanze, die nicht genug Sonnenlicht und Wasser (beides spendet Prana) bekommen hat und nun verwelkt, braun oder abgestorben ist. Prana ist der Grund, warum du dich gerne in einem Raum voller Pflanzen oder im Wald aufhältst. Prana ist auch der Grund, warum manche Menschen dir Energie rauben (weil sie zu wenig Prana haben) und andere dich mit Energie auffüllen.

Laut Ayurveda lässt sich die Lebensenergie eines Körpers auf verschiedene Arten steigern. Atemübungen, Sonnenbaden, frisch zubereitete Nahrung, frisches Quellwasser und eine wohltuende Umgebung helfen dabei, Prana aufzunehmen.

DER SUBTILE KÖRPER DEINES KINDES

Neben dem physischen Körper verfügt jeder Mensch auch über einen subtilen, feinstofflichen Körper. Subtil bedeutet »fein strukturiert und daher schwer zu durchschauen und schwer zu verstehen«. Das ist nicht leicht zu begreifen, denn es fällt uns leichter, Dinge anzunehmen, die wir sehen, nachvollziehen oder beweisen können. Zum subtilen Körper gehört im HCHM® unter anderem der Geist. Ich lehne mich im HCHM® an die Definition des Geistes von Daniel Siegel an. Er ist klinischer Professor für Psychiatrie und ein bekannter Bestsellerautor für diverse Bücher unter anderem zum Thema Achtsamkeit und Erziehung in Verbundenheit. Nachdem es lange keine einheitliche Definition von »Geist« gegeben hat, hat er in Übereinkunft mit Experten anderer Fachrichtungen folgende Definition entwickelt:

»The mind is an embodied, interrelational process that regulates the flow of energy and information in our body.«

Der Geist wird in diesem Modell als Aktivität verstanden, die Gehirn und Körper miteinbezieht. Das heißt, er ist weder an einen bestimmten Ort noch an ein bestimmtes Organ gebunden. Der Geist erstreckt sich auf den ganzen lebendigen Körper, deshalb spricht man im Englischen auch gerne von »the embodied mind«. Der renommierte Neurowissenschaftler António Damásio glaubt sogar, dass der Geist da ist, um dem Körper zu dienen. Jedenfalls wird er beeinflusst von den Erfahrungen, die das Kind auf allen vier Erfahrungsebenen macht. In diesen geistigen Prozess miteingeschlossen sind Gefühle, Gedanken, Wahrnehmung, das Aufbewahren von Sinneseindrücken, Bewusstsein, subjektive Erfahrungen, Glaube, Hoffnung, Sehnsucht, Wünsche und Absichten. Er reguliert den Energie- und Informationsfluss im Körper (= elektrische Potenziale und chemische Botenstoffe).

ZU THEORETISCH? KEIN PROBLEM!

Ich möchte dir zwei Beispiele für die Verkörperung des Geistes nennen, das heißt dafür, dass Prozesse des Geistes sich im Körper abbilden bzw. Empfindungen und andere Reaktionen auslösen:

1. Die sieben Grundgefühle (Freude, Trauer, Ekel, Angst, Überraschung, Wut, Verachtung; Paul Ekman) lösen spontane und spezifische Veränderungen im Gesicht und in der Körperhaltung aus, die durch Denken kaum zu dämpfen sind. Das heißt, bestimmte Aktivitäten im Geist sind direkt verbunden mit bestimmten körperlichen Reaktionen.

2. In einer finnischen Studie wurde herausgefunden, dass bestimmte Gefühle zu bestimmten, subjektiven Empfindungen im Körper führen. Es scheint sich hier um ein universelles biologisches Prinzip zu handeln, sodass man aus den Angaben der Probanden eine Art Gefühlslandkarte ableiten konnte, die zeigt, in welchen Körperregionen welche Gefühle beheimatet sind. Auch hier sieht man, dass Gefühle verkörpert werden.

Weißt du, was ich spannend finde? In Momenten, in denen wir uns mit unseren Kindern austauschen, wenn wir sie erfahren und sie uns erfahren, sind wir in unserem Geist miteinander verbunden. Da der Geist verkörpert wird, sind damit auch unsere Gehirne, Körper und – noch tiefer – auch unsere biologischen Prozesse miteinander verbunden.
Durch das Internet und die sozialen Medien ist der menschliche Geist, möglicherweise über seine Kapazitäten hinaus, erweitert. Die Menge an Informationen und Eindrücken, die ein Kind (und auch ein Erwachsener) innerhalb eines Tages aufnimmt, überschreitet höchstwahrscheinlich die Menge an Informationen und Eindrücken, die unsere Vorfahren in einem Monat aufgenommen hat. Das sollte uns schon zu denken geben …

DIE SEELE DEINES KINDES

Trotz zahlreicher Recherchen habe ich bis heute nicht verstanden, was die Menschen hierzulande meinen, wenn sie von »Seele« sprechen. Ich glaube, das liegt vor allem daran, dass sehr viele Menschen die Begriffe Seele, Geist oder Psyche austauschbar verwenden. Wenn ich von Seele spreche, dann meine ich ein Feld puren Bewusstseins. Die Seele, das pure Bewusstsein, ist Teil des kindlichen Kausalkörpers. Im

HCHM® wird jedes Kind mit einer **persönlichen Seele** geboren, darin sind seine einzigartigen Erinnerungen und Bedürfnisse gespeichert. Diese Erinnerungen und Bedürfnisse leiten den Lauf seines Lebens zur Erfüllung seines höchsten Zwecks. Ich sehe den Körper und den Geist als eine Art Fahrzeug an. Der Fahrer (die Seele) braucht ein Fahrzeug (Körpergeist), um ans Ziel (Potenzialentfaltung) zu kommen. Die in der Seele gespeicherten Bedürfnisse werden in Form von Genom und Epigenom materialisiert.

Die Seele kann man nicht beschreiben, nicht darstellen und ihre Existenz auch nicht beweisen. Du kannst die Seele nicht verstehen, wenn du nur von ihr liest. Die Seele muss erfahren werden. Wer seine Seele erfährt, spürt einen tiefen inneren Frieden, wird durchflutet von Liebe und fühlt sich verbunden mit sich selbst und dem gegenwärtigen Moment. Er ist in einem Zustand totaler Präsenz, eins mit der Erfahrung und hat Zugriff zu einer tiefen – nicht in Worte fassbaren – Weisheit. Vielleicht hast du das schon mal erlebt, wenn du dein Kind beim Schlafen beobachtet hast. Oder wenn du auf einem Berggipfel stehst und deinen Blick über schneebedeckte Gipfel schweifen lässt. Oder wenn du im Wald bist und seinen einzigartigen Geruch einatmest. Pures Sein. Das ist die Erfahrung deiner Seele. Du kannst die persönliche Seele mit einer Welle vergleichen. Wellen scheinen individuelle Manifestationen zu sein, aber jede Welle ist Teil des Ozeans (universelle Seele). Sobald eine Welle auf das Ufer trifft, kehrt sie zum Meer zurück, von wo sie kam. Das trifft auch auf uns zu: Wir manifestieren uns als Individuen mit persönlichen Seelen, aber wir sind wirklich alle Teile des riesigen Ozeans. Und wir werden zum Ganzen zurückkehren, sobald unsere Reise als »Welle« abgeschlossen ist.

Eine Seele wohnt in vielen verschiedenen Körpern

Ein erwachsener Mensch besteht aus 30 Billionen Zellen. Wären all die Zellen auf eine Schnur aufgefädelt, könnte man diese Zellenschnur etwa 60-mal um die Erde wickeln. Alle Zellen haben eine Aufgabe und je nach Aufgabe einen eigenen Lebensrhythmus. Schätzungen haben ergeben: Bei einem erwachsenen Menschen werden täglich 330 Milliarden Zellen erneuert. Manche Experten gehen davon aus, dass der Mensch alle sieben bis zehn Jahre einen fast neuen Körper hat. Das heißt: Der kindliche Körper ist keine starre Skulptur, die in Raum und Zeit fixiert ist. Der kindliche Körper ist ständigen Erneuerungen unterworfen. Ein dynamischer Fluss aus Energie, Information und Intelligenz, der sich ständig erneuert und im Austausch mit einem größeren Feld aus Energie, Information und Intelligenz steht, das wir Universum nennen.

Dieser zelluläre Erneuerungsprozess des physischen Körpers deines Kindes findet fortlaufend und lebenslänglich statt. Dazu kommt der kontinuierliche Strom an Information aus seiner Umwelt. Die Umwelterfahrungen werden, ob nun bewusst oder unbewusst wahrgenommen, vom Körper in einen Energiefluss übersetzt, der den Zustand der Zielzelle(n) verändert und verarbeitet, um dann evtl. über (epi)genetische Prozesse in ein Protein, in Materie übersetzt zu werden. Auch der Geist befindet sich kontinuierlich in Bewegung. Bewegung, Kommen und Gehen, ist Teil der kindlichen Existenz. Dein Kind verändert sich in jeder Sekunde seines Lebens. Wie Heraklit einst sagte: »Man kann nicht zweimal in denselben Fluss steigen.«

Die Seele deines Kindes, seine Essenz, hält sich in einem Körper auf, der sich fortlaufend verändert, und dies spiegelt sich in sich ständig wechselnden Bedürfnissen wider. Deshalb ist es so wichtig, deinem Kind immer wieder offen und neugierig zu begegnen, um es neu kennenlernen zu können.

Im Ayurveda wird diese Tatsache immer berücksichtigt, weil alle therapeutischen Maßnahmen aus einem ganzheitlichen Konzept abgeleitet werden. Die moderne Kindermedizin kann diese Flexibilität nicht leisten. Sie arbeitet bevorzugt mit evidenzbasierten, standardisierten Empfehlungen, die auf einer berechneten Vorstellung von »normal« basieren. Jede Medaille hat zwei Seiten und so ist es auch mit der Schulmedizin: Auf der einen Seite gibt es wissenschaftlich untersuchte Empfehlungen für die breite Masse, auf der anderen Seite fehlt ein echtes Gespür für die individuellen Bedürfnisse des Menschen.

Das HCHM® versteht die Seele als pures Potenzial und reines Bewusstsein. In diesem Verständnis der Seele gibt es keine seelischen Krankheiten. Die Seele ist vollkommen und immer präsent. Dennoch fühlen sich viele Menschen manchmal gebrochen und nehmen eine starke Trennung von sich selbst und/oder der Welt wahr. Im HCHM® entsteht diese Trennung dann, wenn der Mensch seine Seelenanteile nicht erfahren kann. Das vermittelt ihm den Eindruck, dass er nicht mit sich selbst (persönliche Seele) und/oder nicht mit anderen Menschen, Tieren oder der Natur (universelle Seele) verbunden ist. Er fühlt sich nicht vollkommen, er fühlt sich nicht ganz. Dieser Zustand der Unverbundenheit hat etwas mit der Funktionsweise seines Körpers und Geistes zu tun. Ein ständig stimuliertes Stresssystem kann die Erfahrung der eigenen Seelenanteile sehr schwer machen.

Wer die Gesundheit eines Kindes fördern möchte, muss sich der verschiedenen Ebenen des kindlichen Seins bewusst sein und darf sich diese Fragen stellen:

1. Was braucht der Körper meines Kindes?
2. Was braucht der Geist meines Kindes?
3. Was braucht mein Kind, um seine Seelenqualitäten zu erfahren?

Diese drei Ebenen beeinflussen sich gegenseitig und sind nicht voneinander zu trennen. Ab hier spreche ich von **Körpergeist,** wenn ich die ersten beiden Ebenen des kindlichen Körpers anspreche!

Verbundenheit ist mehr als Bindung. Verbundenheit ist die Erinnerung an eine Ganzheit, an einen Teil von sich selbst, der immer da, aber nicht immer spürbar ist. Diese Vorstellung kann sehr tröstlich sein! Und Kinder, die mit dieser Überzeugung aufwachsen dürfen, haben großes Glück!

BEDÜRFNISSE ALS WEGWEISER FÜR KINDERGESUNDHEIT

Du weißt bereits, dass jedes Kind mit genetisch verankerten und angeborenen Erwartungen an sein Umfeld auf die Welt kommt. Der kindliche Körpergeist ist auf bestimmte Erfahrungen vorbereitet. Zu diesen gehört beispielsweise eine gesunde Ernährung, der Wechsel von Tag und Nacht, Trost in der Bindungsbeziehung, Beschäftigungsangebote, die zu seinen angeborenen Talenten passen, und vieles mehr. Die Erwartungen des Körpergeistes an diese Erfahrungen müssen ausreichend oft erfüllt werden, damit das Kind sein in ihm angelegtes Potenzial körperlich, geistig und spirituell entfalten kann. Nun muss diese genetisch verankerte Erwartung an das Umfeld und das Leben vom Körpergeist des Kindes in eine Sprache übersetzt werden, die das Kind verstehen kann: in die Sprache der Bedürfnisse. Diese Bedürfnisse müssen eine Art Verlangen auslösen und das Kind dazu bringen, sich auf eine bestimmte Art und Weise zu verhalten. Das Verhalten ist zielgerichtet: Es möchte den Körpergeist mit Erfahrungen versorgen, die er braucht, um sein Potenzial entfalten zu können.

- **Bedürfnis Hunger** → körperliches Hungrigwerden und geistiger Fokus auf Essen → Verhalten: Essen suchen und dann essen →

Befriedigung des Hungers → Versorgung des Körpergeistes mit Ernährungserfahrungen, die er zum Wachsen braucht

- **Bedürfnis Bindung** → körperliche und psychische Sehnsucht nach Nähe → Verhalten: zu Eltern gehen und Trost suchen → Befriedigung des Bindungsbedürfnisses → Versorgung des Körpergeistes mit Bindungserfahrungen, die er für seine Entwicklung braucht

Die Vorstellung, dass ein Kind sein Potenzial ganz von selbst entfaltet, sobald seine Bedürfnisse ausreichend gestillt werden, fasziniert mich. Erinnere dich zurück an den Baum des Lebens: Du musst seine Blüten im Frühling nicht öffnen. Du musst ihm keine saftigen Farben im Sommer einhauchen. Du musst seine Blätter im Herbst nicht abschütteln. Das alles tut er von selbst, wenn die Rahmenbedingungen passen, wenn seine Bedürfnisse gestillt werden, wenn er die Erfahrungen macht, die er braucht, um die in ihm angelegten Bedürfnisse zu stillen.

Genetisch verankerte Erwartungen + bedürfnisfreundliche Erfahrungen = individuelle Potenzialentfaltung

Kindliche Bedürfnisse zeigen an, was ein Kind braucht, um sein gesundheitliches Potenzial zu entfalten. Sie sind wie ein Kompass, an dem Eltern und Kinderexperten sich orientieren können, wenn es darum geht, den Weg Richtung Kindergesundheit einzuschlagen. Es gibt verschiedene Modelle zu den Bedürfnissen eines Menschen (wie die Maslowsche Bedürfnispyramide), schlag sie gerne nach, wenn du mehr darüber erfahren möchtest! Ich möchte das Thema Bedürfnisse hier einmal auf meine Art genauer mit dir unter die Lupe nehmen. Anhand des HCHM® lassen sich drei Bedürfnisebenen beschreiben:

1. Die Ebene der körperlichen Bedürfnisse
2. Die Ebene der geistigen Bedürfnisse
3. Die Ebene der spirituellen Bedürfnisse

BEDÜRFNISSE DER KÖRPEREBENE

Es ist allgemein bekannt, dass ein Kind müde wird, wenn sein Bedürfnis nach Schlaf zunimmt, quengelig, wenn es Hunger oder Durst hat, oder dass es unausgeglichen wird, wenn sein Bedürfnis nach Bewegung steigt. Das sind Bedürfnisse, die ein Mensch wahrnehmen kann. Hunger kann ein Grummeln im Bauch auslösen oder Übelkeit, Durst kann mit einem trockenen Mund oder einem Brennen im Brustkorb einhergehen, Müdigkeit wird signalisiert durch schwere Augenlider, einen glasigen Blick, Gähnen. Wenn ein Mensch mit den Signalen seines Körpers vertraut ist, kann er sie wahrnehmen und darauf reagieren. Diese körperlichen Bedürfnisse müssen gestillt werden, damit das Fahrzeug, von dem bereits die Rede war, überhaupt fahrtüchtig ist.

Alle körperlichen Bedürfnisse sind im Endeffekt auf zelluläre, biochemische, physiologische Bedürfnisse zurückzuführen. Hinter dem Appetit auf Bananen könnte zum Beispiel das Bedürfnis der Zellen oder verschiedener Stoffwechselprozesse nach mehr Kalium stecken, welches in Bananen in hohen Mengen enthalten ist und dem Körper durch ihren Verzehr zugeführt wird. Hinter dem Bedürfnis nach Wärme versteckt sich die Tatsache, dass körperliche Prozesse nur bei bestimmten Temperaturen ihre Kraft entfalten können. Hinter dem Appetit auf Fleisch kann das zelluläre Bedürfnis nach Eisen stecken, weil die roten Blutkörperchen, die Sauerstoff transportieren, nur in ausreichenden Mengen gebildet werden, wenn genug Eisen im Körper vorhanden ist.

Wenn ein Kind unter einer eisenmangelbedingten Blutarmut leidet, dann steigt das Bedürfnis des Körpers nach Sauerstoff, das Herz-Lungen-Kreislauf-System verändert seine Funktionsweise: Das Herz schlägt schneller und die Lunge atmet schneller, beides mit der Absicht, mehr Sauerstoff in den Körper zu den Zielzellen zu bringen. Dieses Beispiel macht klar, dass Bedürfnisse sich gegenseitig beeinflussen. Hier: Wenn das körperliche Bedürfnis nach Eisen nicht gestillt ist, steigt auch das körperliche Bedürfnis nach Sauerstoff. Das Kind denkt allerdings nicht »Ich brauche mehr Eisen« oder »Ich brauche mehr Sauerstoff«, sondern sein Körper übersetzt das unerfüllte Bedürfnis nach Eisen in ein Verhalten, das dieses Bedürfnis stillen oder zumindest weiteren Schaden durch das unerfüllte Bedürfnis verhindern soll. »Ich ruhe mich aus« und »Ich habe Lust auf Fleisch«.

BEDÜRFNISEBENE DES GEISTES

Wir haben besprochen, dass der Geist in unserem Modell ein verkörperter Prozess ist. Er ist der Aufbewahrungsort für Gefühle, Gedanken, Wahrnehmungen, Bewusstsein, Erfahrungen, Glaube, Hoffnung, Sehnsucht, Wünsche und Absichten. Aus dieser Vorstellung heraus leite ich unter anderem folgende geistige Bedürfnisse ab: Selbstwirksamkeit und Autonomie, Sicherheit, Ausgeglichenheit der Emotionen, konstruktive Gedanken, angenehme Sinneseindrücke, Raum und Zeit für Bewusstsein und ganzheitliche Wahrnehmung (das ermöglicht auch den gesünderen Einsatz kognitiver Fähigkeiten), angenehme subjektive Erfahrungen, eine Richtung (zum Beispiel Glaube, Hoffnung), Anerkennung (Erfolg, Respekt) usw.

BEDÜRFNISEBENE DER SEELE

Die Seele hat in dem Sinne keine eigenen Bedürfnisse, außer vielleicht, erfahren zu werden. Wobei das auch nicht ganz korrekt ist, man müsste eher sagen: Der Körpergeist ist gerne in einem Zustand, in dem er seine Seele erfahren kann. Das passiert in Momenten der achtsamen Präsenz, Verbundenheit zur Natur, zu Tieren, beim Gefühl von Zugehörigkeit (Partnerschaft, Familie, Freunde, soziale Gemeinschaften), aber auch durch Selbstverwirklichung (Entfaltung der Persönlichkeit, einen Lebenszweck erfüllen, ein Vermächtnis hinterlassen usw.).

Die Bedürfnisebenen kann man natürlich nicht wirklich voneinander trennen! Ein Bedürfnis kann alle drei Ebenen beeinflussen! Nehmen wir das scheinbar körperliche Bedürfnis nach Bewegung: Wenn ein Kind Sport macht, dann geht es darum, dass der Körper sich bewegt (körperliche Ebene), das Kind Freude an der Sportart hat (geistige Ebene) und den Sport so betreibt, dass es in einen tiefen Zustand von Präsenz und Verbundenheit gelangt (spirituelle Ebene).

Wenn die Bedürfnisse eines Kindes nicht auf eine für das Kind passende Art und Weise gestillt werden, kann es Kompensationsmechanismen entwickeln. Auch diese können sich auf allen drei Ebenen manifestieren. Erinnerst du dich noch an den Baum des Lebens, über den wir gesprochen haben? Wenn sein Bedürfnis nach Wasser nicht adäquat erfüllt wird, geht er nicht gleich ein, sondern versucht sein Glück erst mal mit neuen Überlebensstrategien, beispielsweise indem er die Zirkulation in seinem Inneren verändert und den Tod eines Astes zum Schutz des übrig gebliebenen Ganzen riskiert. Ein Kind, dessen körperliche, geistige oder spirituelle Bedürfnisse auf eine für das Kind überwältigende Weise unbefriedigt bleiben, kann ebenfalls auf solche Strategien zurückgreifen. Das ist schlichtweg eine Anpassung des Körpergeistes an seine bedürfnisfeindliche Realität. Es verkümmern einzelne Teile von ihm, um das große Ganze, (sich selbst!) zu schützen. Die ergriffenen Anpassungsstrategien können die Funktionsweise des Körpers und seine Architektur beeinflussen und ihn so auf Dauer krank machen.

Nehmen wir mal ein Beispiel für Anpassungsstrategien, die für dauerhaft unbefriedigte **körperliche Bedürfnisse** eines Menschen sorgen könnten: Ein hungriger Körpergeist veranlasst ein Kind normalerweise dazu, Essen aufzunehmen, um seinen Hunger zu stillen. Manchmal jedoch macht ein Kind Erfahrungen (zum Beispiel durch Traumata), die zu diffusen Überlebens- bzw. Bewältigungsstrategien in seinem Inneren und schließlich zu einer veränderten Funktionsweise des Körpergeistes (die sich etwa als Essstörung manifestiert) führen. Diese Veränderungen im Inneren des Kindes können dazu führen, dass der ganz natürliche Prozess des »Hungerstillens durch Essen« gestört ist. Dann ist das Kind zwar hungrig, es kann aber aufgrund seiner inneren Prozesse nicht das gesunde Essverhalten zeigen, das nötig wäre, um diesen Hunger zu stillen. Ohne Heilung ist ein chronisch unerfülltes Bedürfnis nach gesunder Nahrung die Folge. Auf Dauer macht das krank und kann in schweren Fällen sogar tödlich enden (etwa bei Magersucht).

Ein anderes Beispiel für Anpassungsstrategien, die zu chronisch unerfüllten **geistigen Bedürfnissen** führen können: Wenn das Kind beispielsweise die Erfahrung macht, dass die Eltern-Kind-Beziehung gefährlich ist, dann hinterlässt die kindliche Realität »Beziehungen sind unsicher«-Abläufe im Körper, die auf diese Erfahrungen abgestimmt sind. Die veränderten Abläufe gehen auch mit einer veränderten Gehirnarchitektur und einer veränderten Hirnbiochemie einher. Folge: Es entwickelt vielleicht eine Bindungsstörung. Dies wiederum hat zur Folge, dass das Kind zwar das Bedürfnis nach Bindung hat (möglicherweise unbewusst), dass es aber aufgrund seiner Vorerfahrungen (und der damit veränderten Funktionsweise seines Körpers) nicht das bindungssuchende Verhalten zeigen kann, das es zeigen muss, um dieses Bedürfnis zu befriedigen. Beispielsweise sieht man bei Kindern mit schmerzhaften Bindungserfahrungen, dass sie sich beispielsweise nicht trauen, bei ihren Eltern Trost zu suchen, oder dass sie zwar Trost bei ihnen suchen, dabei aber nicht wirklich zur Ruhe kommen können, weil ihr System nicht davon überzeugt ist, dass dieser Trost anhält oder zuverlässig ist. Obwohl sie Verbundenheit brauchen, hindert die Gehirnarchitektur und Gehirnbiochemie, die die Erfahrung »niemand ist für mich da« in ihnen hinterlassen hat, sie daran, Verbundenheit herzustellen. Die Folge der Überlebens- bzw. Bewältigungsstrategie ist – ohne Heilung – ein chronisch unerfülltes Bedürfnis nach Verbundenheit. Das ist auf keinen Fall gesundheitsfördernd!

Kindliche Bedürfnisse kommunizieren, was ein Kind braucht, um sein (gesundheitliches) Potenzial entfalten zu können. Es ist sehr wichtig, dass Eltern auf die Bedürfnisse ihrer Kinder achten, damit die Kinder ihre Bedürfnisse nicht taub stellen müssen, um funktionsfähig zu bleiben. Taubheit schützt vor dem Schmerz der Wunde, die ein chronisch unerfülltes (Kindheits-)Bedürfnis hinterlassen hat, sorgt allerdings auch dafür, dass das Bedürfnis dauerhaft unerfüllt bleibt. Chronisch unerfüllte Bedürfnisse sind krankheitsfördernd.

Chronisch unerfüllte Bedürfnisse sind eine chronische Stressquelle für den Körpergeist. Irgendwann findet eine Art Selbstschutz statt, der sich beispielsweise so zeigt: Wenn der Stress unerträglich wird, stellen sich Körper und Geist taub. Sie bemerken ihr unerfülltes Bedürfnis nicht mehr. Anhand der oben genannten Beispiele könnte man sagen: Menschen mit Essstörung haben keinen Hunger mehr, das Bedürfnis ist zwar immer noch da, aber sie nehmen es nicht mehr wahr. Menschen, die Nähe zu anderen Menschen vermeiden, fühlen ihr Bedürfnis nach Nähe und Verbundenheit nicht mehr oder können sich nicht mehr darauf einlassen oder sich anderen nicht mehr hingeben. Das Bedürfnis ist zwar immer noch da, aber sie spüren es nicht mehr. Von seinen eigenen Bedürfnissen getrennt zu sein, hinterlässt eine gewisse Leere, inneren Mangel, einen Zustand der Unverbundenheit, der unerträglich ist, weil der Mensch eigentlich immer nach seiner Ganzheit strebt. Diese Leere versuchen viele mit Suchtverhalten wie Drogenkonsum, zu viel Arbeit und Kaufsucht, aber auch der Sucht nach Anerkennung auf Social Media zu betäuben.

Als mein Sohn vier Jahre alt war, hatte er Influenza (Grippe). Er war unglaublich krank und hatte sieben Tage über 41 °C Fieber. Er hatte keinen Hunger, keinen Durst, konnte sich nicht bewegen und hatte die Farbe eines Marienkäfers. Am Ende des zweiten Krankheitstages wurde mir klar, dass sich die letzten 48 Stunden für ihn in diesem sehr leidenden Zustand wahrscheinlich wie Monate angefühlt haben mussten und dass ihm die Tatsache, dass das nun sein Leben sein könnte, womöglich Angst machte. Zum Glück konnte ich ihm versichern, dass dieser Zustand für eine Influenzavirusinfektion nicht ungewöhnlich sei, sein Körper jetzt gegen den Virus kämpfe und dass der Spuk in ein paar Tagen vorbei sein würde.

Zu wissen, dass das Krankheitsgefühl wieder verschwinden würde, war schon eine erste Hilfe für meinen Sohn. Als Nächstes überlegte ich mir, was mein Sohn braucht, um in dieser Situation so wenig Angst wie möglich zu haben. Ich habe ihm erklärt, was Fieber ist (unerträglich heiße Sauna für die Viren), dann haben wir gemeinsam Worte für seine verschiedenen Beschwerden gefunden (Kopfschmerzen, Muskelschmerzen, Schwäche, Schüttelfrost usw.). Als Nächstes habe ich ihm erklärt, wann das Fieber steigt und sinkt und was in welcher Fieberphase für ihn das Beste wäre.

Die restlichen fünf Krankheitstage waren unglaublich! Er schickte mich zum Trinkenholen, er bat um Wadenwickel und kalte Waschlappen für seine Stirn, dann wieder um die Heizdecke, je nachdem, welche Symptome gerade im Vordergrund standen. Er litt immer noch, aber er war ziemlich selbstwirksam, weil er die Krankheitssprache seines Körpers und die damit assoziierten Bedürfnisse verstanden hatte. Das war echt eine krasse Erfahrung, auch für mich. Mein Sohn hat seitdem ein Bewusstsein für seinen Körper, das seinem Alter weit voraus ist. Die gute Nachricht lautet: Jedes Kind kann das lernen!

WÜNSCHE UND BEDÜRFNISSE SIND NICHT DAS GLEICHE!

Ein Bedürfnis kann vom Körpergeist in unterschiedlichste Wünsche übersetzt werden. Das Bedürfnis bleibt gleich, aber die Wünsche, die daraus abgeleitet werden, können sich unterscheiden. Ein Mensch muss lernen, seine Wünsche und seine Bedürfnisse voneinander zu unterscheiden, denn manchmal helfen die Wünsche dabei, das Bedürfnis zu stillen, manchmal jedoch lenken sie nur von den unangenehmen Empfindungen ab, die durch das ungestillte Bedürfnis hervorgerufen werden. Das Bedürfnis eines Kindes nach kreativer Selbstentfaltung kann durch den Wunsch, Stifte zu kaufen oder sich für einen Zeichenkurs anzumelden, gestillt werden. Dies wäre ein Beispiel für einen Wunsch, der das zugrunde liegende Bedürfnis stillt, einen **gesundheitsfördernden Wunsch**.
Im Gegenzug dazu gibt es natürlich auch **gesundheitsbehindernde Wünsche**. Beispielsweise kann das Bedürfnis eines Kindes nach Verbundenheit zu seinen Eltern (die vielleicht zu viel arbeiten) den Wunsch, Computer zu spielen – als Form der Betäubung –, auslösen.

In diesem Fall würde das Computerspielen das Kind von seinem unerfüllten Bedürfnis ablenken, dieses aber nicht stillen. Diese Ablenkung kann sich vorübergehend so befriedigend anfühlen, dass das Kind möglicherweise auch dann noch am PC sitzen bleibt, wenn seine Eltern Zeit für ihn haben – obwohl sein Körpergeist sich eigentlich nach Nähe zu seinen Eltern sehnt.

Die Sprache der Bedürfnisse verstehen

Ein Kind versteht seine eigene Körpersprache noch nicht. Es braucht Zeit (und ein gut entwickeltes Großhirn), um die Sprache der Bedürfnisse zu verstehen und damit umzugehen. Es ist wichtig, dass Eltern ihren Kindern diese Fähigkeit beibringen. Dazu gehört auch, ihnen zu vermitteln, dass es keine guten oder schlechten Bedürfnisse gibt. Niemand sucht sich seine Bedürfnisse aus, sie sind schlichtweg Ausdruck genetischer Erwartungen an das eigene Leben. Es ist auch wichtig, dass Kinder lernen, die Bedürfnisse hinter ihren Wünschen aufzudecken, um so zu überprüfen, ob ihr Wunsch ihr Bedürfnis tatsächlich stillt oder ihr ungestilltes Bedürfnis nur betäubt. Mit diesen kostbaren Fähigkeiten sind sie später selbst in der Lage, Erfahrungen für sich zu erschaffen, die Gesundheit und Erfüllung möglich machen. Im Praxisteil gehen wir darauf ein.

BEDÜRFNISORIENTIERTE ELTERN SIND NICHT ALLE GLEICH

Es gibt viele Vorurteile über bedürfnisorientierte Eltern und das liegt einfach daran, dass man sie alle über einen Kamm schert.

DIE UNGESUNDE BEDÜRFNISORIENTIERTE ELTERNSCHAFT

Die bedürfnisorientierte Elternschaft wird oft verwechselt mit Helikopter-Elternschaft, bei der sich Eltern nur um die Kinder drehen und versuchen, ihnen alle Wünsche von den Lippen abzulesen, noch bevor diese ausgesprochen sind. Diese Eltern gibt es natürlich. Es sind oft Eltern, die selbst schmerzhafte Erfahrungen in ihrer Kindheit gemacht haben. In der Folge fehlt ihnen die Intuition für eine gesunde bedürfnisorientierte Erziehung, weshalb sie sehr auf Vorgaben, Regeln und Ideale fixiert sind und Angst haben, von ihnen abzuweichen.

Falls du nicht zu dieser Gruppe gehörst, bitte ich dich, diese nicht zu verurteilen. Sie brauchen viel Mitgefühl, denn sie leiden oft unter Ängsten, Stress, Schuld- und Schamgefühlen. Sie haben kein Gespür für eine gesunde Balance in dem, was sie tun, sind sehr unsicher und haben große Angst davor, dass ihren Kindern Schmerz zugefügt werden könnte. Das Schlimmste wäre für sie, wenn sie es wären, die ihre Kinder psychisch verletzen. Wenn diese Eltern bei dem Versuch, die Bindung zu ihrem Kind zu schützen, ihr Kind in seinem Bedürfnis nach Autonomie und Potenzialentfaltung einschränken, ist das keine echte Bedürfnisorientierung.

Ein Kind darf – in Maßen – schlechte Erfahrungen machen, denn diese Erfahrungen sind Selbsterfahrungen. Es braucht sie, um andere Menschen und sich selbst besser zu verstehen. Ein Kind kann in anderen nur das erkennen, was es in sich selbst schon gefunden hat. Es kann also nicht Ziel einer bedürfnisorientierten Erziehung sein, das Kind vom Weinen abzuhalten und alles nur dann und so zu machen, wie das Kind es will und wann das Kind es will – oder wenn das Kind damit einverstanden ist. Es ist nicht gut für ein Kind, wenn man ihm keine negativen Gefühle zutraut. Wenn du ihm nicht zutraust, dass es mit seinen Gefühlen zurechtkommt, dann traut sich dein Kind das später auch nicht zu. Es wird alles vermeiden, was diese Gefühle, mit denen es nicht umzugehen gelernt hat, auslösen könnte. Und wenn sie doch auftreten, wird es vielleicht ungesunde Gewohnheiten und ungesunde Vermeidungsstrategien (Arbeit, Alkohol, Drogen, Spielsucht) entwickeln, die es von dem ablenken, was es nicht fühlen will. Das ist keine Potenzialentfaltung, sondern das Gegenteil davon.

Mögliche Anzeichen für eine ungesunde bedürfnisorientierte Elternschaft können sein:

1. **Übererklären:** Du erklärst deinem Kind zu viel, weil du Angst davor hast, dass du etwas gegen seinen momentanen Willen entscheiden musst. Du hoffst, dass es freiwillig mitmacht. Oft steckt dahinter die Angst vor Ablehnung (beispielsweise Zähneputzen, vom Spielplatz gehen, Haushaltspflichten).
2. **Inflexibilität:** Du hast deinem Kind gegenüber ständig ein schlechtes Gewissen, trägst sehr viele Ängste und Sorgen mit dir herum und bist nur mit den Bedürfnissen deines Kindes beschäftigt (und Büchern, die damit zu tun haben).
3. **Schuldzuweisung:** Die bindungsorientierte Szene mit all ihren Idealen stresst dich. (Warum eigentlich? Keiner zwingt dich dazu! Es ist deine eigene Angst, davon abzuweichen und nicht gut genug zu sein.)
4. **Nachgeben:** Du gibst oft nach und kannst nicht konsequent bleiben. (Das kann eine Traumareaktion sein, etwa nach emotionalem Missbrauch, dahinter liegt möglicherweise eine Angst, etwas falsch zu machen, oder Angst vor Konflikten.)
5. **Toxische Positivität:** Du tust oft so (und glaubst es vielleicht selbst), als ob du in deiner Elternrolle sehr erfüllt bist, dabei bist du es gar nicht und deine ganze Stimmung hängt davon ab, wie gut du selbst deine dir auferlegten MaPa-Regeln erfüllt hast.

DIE GESUNDE BEDÜRFNISORIENTIERTE ELTERNSCHAFT

In einer gesunden bedürfnisorientierten Elternschaft entscheiden Eltern nicht aus Angst, ihrem Kind zu schaden, sondern aus **Verbundenheit** mit den kindlichen Bedürfnissen. Sie erkennen, wann ein Bedürfnis gestillt werden sollte. Sie richten ihre Aufmerksamkeit auf die kindlichen Bedürfnisse und nicht auf das kindliche Verhalten. Sie erkennen, ob **Bindungs- oder Autonomiebedürfnisse** befriedigt werden wollen. Sie haben **keine Angst vor Ablehnung** und fühlen sich durch die großen Gefühle ihrer Kinder nicht bedroht, das heißt, sie versuchen nicht, diese zu vermeiden. Sie können den Raum halten, den das Kind braucht, um sich mit seinen großen Gefühlen zu erleben, und ihr Kind gut regulieren. So entwickelt das Kind eine riesige innere Stärke und erfährt, dass seine eigenen Gefühle keine Bedrohung sind.
Als Noah klein war, hat er sich viele Dinge nicht zugetraut. Er wollte nicht ins Wasser, er wollte nicht aufs Laufrad. Später wollte er nicht Schlittschuh laufen, nicht Ski und auch nicht Fahrrad fahren. Es wäre nicht gut gewesen, ihn dazu zu zwingen, diese Dinge zu tun, denn seine Eltern hätten sein bereits gestresstes Nervensystem so nur noch weiter belastet. Das hätte ohnehin nichts gebracht, denn ein gestresstes Gehirn kann nichts dazulernen. Hätte seine Mutter ihn darin bestärkt, aus Angst vor neuen Herausforderungen immer wieder den Kopf einzuziehen, hätte er sich nur immer und immer wieder selbst bestätigt, dass er weniger kann als alle seine Freunde. Es war die Aufgabe seiner Eltern, ihn dabei zu begleiten, in kleinen erträglichen Schritten seine Grenzen auszuloten und seine tief sitzende Angst mit jedem kleinen Erfolgserlebnis langsam aufzulösen. Ohne Druck, voller Verbundenheit.

Noahs Eltern konnten dies leisten, weil sie sich mit sich selbst verbunden fühlten und so spüren konnten, was Noah gerade brauchte. Wären sie gestresst gewesen oder hätten sie sich von der Sorge leiten lassen, dass ihr Kind völlig unfähig ist, dann hätten sie ihn nicht so begleiten können, wie seine Bedürfnisse es erfordert haben. Mittlerweile kann er selbst unterscheiden, wann eine Angst ihm den Weg versperrt und wann er etwas wirklich nicht machen möchte. Auf Basis dieser Unterscheidung kann er seine nächsten Schritte planen. Das ist **Selbstwirksamkeit**.

Manchmal erzähle ich Eltern diese Geschichte und oft sehe ich in ihren Augen die Sorge aufflackern »Was ist, wenn ich mein Kind durch die bedürfnisorientierte Zuwendung verweichliche oder zu sehr verwöhne?«. Hinter dieser Angst steckt eigentlich die Angst, jemand durch zu viel Fürsorge zu unselbstständig, abhängig und fordernd zu machen.

In einer gelungenen bedürfnisorientierten Erziehung kann das nicht passieren, weil es hier kein »zu viel« gibt. Hier wird immer darauf geachtet, ob das Kind gerade ein Bedürfnis nach Bindung oder eines nach Autonomie hat. Das heißt, die Bedürfnisse des Kindes stehen an erster Stelle. Wenn jemand tatsächlich überfürsorglich ist, dann liegt das daran, dass er seinem eigenen Drang, zu geben und zu versorgen, nachgeht, ohne sich danach zu richten, ob das Kind gerade Nähe oder Raum braucht, um sich gemäß seinem Potenzial weiterentwickeln zu können. Wenn jemand sein Kind in eine Abhängigkeit bringt, dann passiert das nicht, weil die Bedürfnisse des Kindes zu sehr gestillt wurden. Es passiert, wenn die Eltern ihr eigenes Bedürfnis nach Bedeutsamkeit stillen, indem sie ihrem Kind zu viel Aufmerksamkeit zukommen lassen. Wenn ein MaPa beispielsweise mit seinem Kind auf den Spielplatz geht und die ganze Zeit seinem Kind nachläuft, um es sofort aufzufangen und trösten zu können, falls etwas passiert, dann befriedigt dieser MaPa nicht das Sicherheitsbedürfnis seines Kindes, sondern sein eigenes. Wenn das Kind infolgedessen mit dem Eindruck aufwächst, dass die Welt gefährlich ist, und sich selbst nicht zutraut, neue Dinge auszuprobieren, dann haben die Eltern mit ihrem Bedürfnis nach Sicherheit das Bedürfnis des Kindes nach Selbstwirksamkeit, Selbstvertrauen und Autonomie beschnitten. Eltern sollten regel-

mäßig die Beweggründe für ihre Entscheidungen und Prioritäten in Bezug auf ihre Erziehung überprüfen! Von zentraler Bedeutung ist immer die Frage: Braucht mein Kind gerade Nähe oder Raum?
Obwohl die kindlichen Bedürfnisse in einer gelungenen bedürfnisorientierten Elternschaft als Erziehungskompass dienen, hat diese Form der Elternschaft nichts mit Selbstaufopferung zu tun. Behalte bitte im Hinterkopf: Deine eigenen Bedürfnisse sind genauso wichtig wie die Bedürfnisse deines Kindes. Solange es aber auf deine Mithilfe angewiesen ist, um seine Bedürfnisse zu stillen, ist es manchmal nötig, deine eigenen Bedürfnisse zurückzustellen. Das kann ermüdend, stressig, belastend und nicht besonders erfüllend sein. Außerdem kann es dazu führen, dass du die Verbindung zu dir selbst und auf Dauer auch zu deinem Kind verlierst. Umso wichtiger ist es, dass du gut auf dich selbst achtest. Wie du dabei am besten vorgehst, lernst du im Praxisteil des Buchs (ab Seite 201).

TIPP

Verlier dich nicht in dem Bestreben, dein Kind immer glücklich zu machen! Es ist nicht Sinn der Sache, dass ein Kind niemals weint oder schreit. Hab keine Angst vor seinen Gefühlen, hab nicht ständig Angst, dass du deinem Kind schadest, wenn es dir nicht gelingt, es zu regulieren oder zu beruhigen. Auch solche Erfahrungen tragen dazu bei, den Rohdiamanten in seine schönste Form zu bringen. Es geht immer nur um die Dosis. Die Dosis macht das Gift.

DAS KINDLICHE BEDÜRFNIS, VON DEM VIELE NICHTS WISSEN

Was braucht dein Kind noch von dir, damit es sich von seinem Leben umarmt fühlt – und nicht »nur« von dir? Es gibt ein Grundbedürfnis, von dem viele leider nichts wissen. Ein Bedürfnis, das oft nicht ernst genommen und leider noch öfter missverstanden wird: das Bedürfnis nach Spiritualität.

Ein Baby ist eins mit dem Universum, solange es geborgen im Bauch heranwächst. In der Regel bekommt es dort alles, was es braucht, ohne dass es darum bitten muss. Es ist eins mit seinem Universum, wächst in der absoluten Perfektion des Seins auf, denn alle seine Bedürfnisse sind erfüllt (das habe ich hier etwas vereinfacht dargestellt).

Wenn es auf die Welt kommt, verändert sich das. Mit seiner Geburt wird ein Kind aus der Perfektion des Seins gerissen. Es braucht Bindungspersonen, die ständig seine Bedürfnisse erkennen und erfüllen, damit dieses Gefühl des Einsseins mit allem, der inneren Harmonie, bestehen bleibt. Manchmal wird es zu laut oder zu hell, zu warm oder zu kalt in seiner Umgebung sein und es kann daran nichts ändern.

Es ist NICHT die Aufgabe der Eltern, perfekt zu sein, und so schaffen es Eltern schlichtweg nicht immer, die Bedürfnisse ihrer Kinder zu erkennen oder feinfühlig darauf einzugehen. So erlebt das Kind auch mal Spannungen, Stress und Ängste. Bis zu einem gewissen Grad gehört all das zum Leben dazu: Das Kind ist naturgemäß immer mal wieder getrennt von oder verbunden mit dem Gefühl der Vollkommenheit.

Kleine Kinder schaffen es noch gut, immer wieder eins zu sein mit dem Universum. Woran du das erkennst? Für **dich** spürbar wird es, wenn du dein Kind beim Schlafen beobachtest, da kehrt etwas von dem spirituellen Erleben der Verbundenheit in dir ein, wenn du es zulässt, denn in diesem Moment hörst du meist auf zu **denken**, dein Kind zu bewerten oder zu beurteilen. Wenn du dein Kind beim Schlafen beobachtest, **fühlst** du das, was immer da ist: eure Verbundenheit. Wenn du deinen spirituellen Sinn schärfst, wirst du die Verbundenheit auch zu ganz unerwarteten Dingen/Menschen spüren! Dein Kind erlebt immer wieder diese Einheit mit dem Leben, nur nehmen wir Eltern es oft nicht wahr, weil wir ungeduldig, nervös und getrieben sind.

Kinder entdecken die Magie der Verbundenheit in den einfachsten Dingen. Sie erleben sie,

... wenn sie Schnee in den Fingern halten oder nur das Glitzern der Sonne auf einer mit Schnee bedeckten Wiese in sich aufsaugen.

... wenn sie (gefühlte Ewigkeiten kann das für uns Eltern dauern) einen Marienkäfer auf einem Ast bestaunen. Ein Kind schaut den Marienkäfer nicht nur an, es fühlt etwas Magisches in sich! Die Zeit steht still für das Kind (und vielleicht auch für den Marienkäfer) in diesem Moment des Seins und in der Wahrnehmung des Hier und Jetzt! Wir Eltern schaffen das nicht, weil wir in Etappen und Zielen denken, und das verhindert die Wahrnehmung der Verbundenheit. Die gibt es nur im Hier und Jetzt!

... wenn sie Steine sammeln (wir schmeißen sie dann oft wieder weg). Sie **erleben** die Magie und Einzigartigkeit jedes einzelnen Steins.

Alle Kinder sind spirituell und brauchen spirituelle Erfahrungen, das ist ein angeborenes und menschliches Bedürfnis. Sie wollen mit uns in Austausch gehen, aber wir reagieren oft nicht auf die Magie, die sie mit uns teilen wollen. Statt ins Gespräch zu kommen und ihr spirituelles Verlangen zu stillen, lenken wir ab oder ignorieren sie und langsam hören sie auf, uns einzubeziehen in ihre »Welt der Verbundenheit«. Mit zunehmendem Alter erlangen Kinder die kognitive Reife, um sich getrennt von allem anderen zu erfahren. So wichtig dieser Prozess für das Ich-Bewusstsein ist, so gefährlich ist er für das spirituelle Bewusstsein. Irgendwann vergessen sie ihr eigenes spirituelles Bedürfnis, vergessen, wie ihre Seele sich anfühlt, so wie jemand, der nach einigen Tagen des Fastens keinen Hunger mehr spürt. Aber wie jedes unterdrückte Bedürfnis arbeitet es im Inneren weiter und manifestiert sich im späteren Leben zum Beispiel durch zu hohen Alkoholkonsum oder Depressionen, durch Konkurrenz, Missgunst und Neid oder durch zwanghaftes Verfolgen von Idealen oder sonstigem Suchtverhalten. Das verkümmerte spirituelle Bedürfnis eines Menschen zeigt sich durch die fehlende Verbundenheit nicht nur zu sich selbst, sondern auch zu anderen.

ABER WAS IST SPIRITUALITÄT EIGENTLICH?

Ist es der Glaube an Gott, Buddha, das Leben nach dem Tod, Karma, Globuli oder hat es was mit Meditation zu tun? Sind religiöse Menschen, Veganer oder Nachhaltigkeitsverfechter automatisch spirituell? NEIN! (Aber möglicherweise!) Mit Spiritualität meine ich hier das Gefühl der Einheit und Verbundenheit. Das Gefühl, Teil von etwas Größerem zu sein. Sich verbunden mit allem wahrzunehmen, sorgt automatisch dafür, dass man sich wie ein Teil des Ganzen fühlt. Eigenständig und doch verbunden.

Spiritualität ist die Erfahrung der eigenen Seele, die Erfahrung von tiefer Verbundenheit. Spiritualität ist die Erfahrung der dritten Ebene des menschlichen Seins. Spirituell zu sein, ist äußerst menschlich! Wenn jemand diesen Wunsch nicht mehr verspüren kann, wurde dieses Bedürfnis vermutlich zu lange missachtet und hat sich stumm geschaltet. Aber es ist immer noch da.

Spiritualität führt zu Urvertrauen und innerer Verbundenheit und es gibt der eigenen Existenz eine noch viel tiefere Bedeutung als das, was viele oft als wichtig ansehen: Leistung? Noten? Ruhm? Viele Follower? Oft nur Wünsche des Egos, das auf dem Boden innerer Verletzungen nach Anerkennung schreit.

Was braucht dein Kind von dir, damit es sich von seinem Leben umarmt fühlt – und nicht »nur« von dir? Es braucht dich an deiner Seite, um seine spirituellen Bedürfnisse mit ihm zu stillen, dann kann dein Kind sich, dich und das Leben so ganzheitlich erfahren, wie es ist, denn alles ist verbunden und der spirituelle Sinn macht diese Wahrnehmung möglich.

Ich wünsche mir für alle Kinder von Herzen, dass ihre Eltern sich weniger intensiv mit den Themen Höflichkeit, gute Noten, adäquate Manieren und Selbstständigkeit auseinandersetzen. Kinder brauchen in erster Linie einen sicheren Hafen, um sich zu trauen, ihr authentisches **Ich** zu leben. Eltern sind ein Teil des sicheren Hafens, aber der Hafen ist größer als die Familie. Zum Hafen gehört die Magie der Spiritualität. Sie schenkt Kindern Halt, erdet sie, beflügelt sie, erfüllt sie. Sie ist ihr Freund! Sie ist da, wenn Eltern es nicht schaffen, ihren Kindern das Gefühl zu geben, bedingungslos geliebt zu werden (was fast unmöglich ist!). Teil von etwas Größerem sein zu dürfen, ist wichtig für jedes menschliche Wesen. Die individuelle Seele taucht wie eine Welle immer wieder in die universelle Seele ab. Diese Erfahrung erinnert ein Kind an seine Ganzheit und Verbundenheit. Diese Erinnerung beschützt und heilt.

SPIRITUALITÄT MACHT RESILIENT

Eine langsam, aber stetig zunehmende Anzahl von Studien beschäftigt sich mit der schützenden und Resilienz stärkenden Wirkung von Spiritualität. Einige davon möchte ich dir vorstellen! Lisa Miller, Professorin und Direktorin für klinische Psychologie an der Columbia University, konnte zeigen, dass Kinder, die eine positive, aktive Beziehung zur

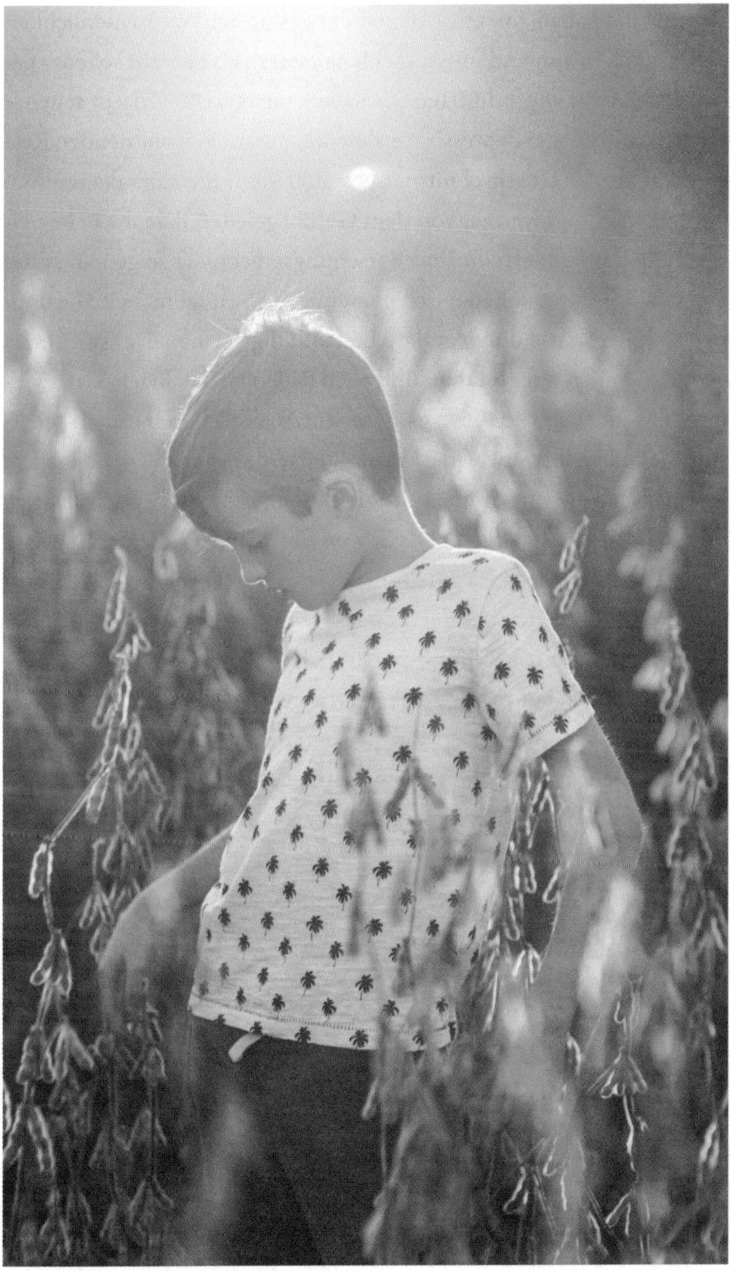

Spiritualität haben, mit etwa 40 Prozent geringerer Wahrscheinlichkeit zu Drogenkonsum und -missbrauch neigen, zu 80 Prozent seltener gefährlichen oder ungeschützten Sex haben, um etwa 60 Prozent seltener als andere Teenager depressiv werden und mit mehr wohltuenden Ressourcen als der Durchschnitt ausgestattet sind: Sie sind akademisch erfolgreicher und werden von dem Gefühl geleitet, dass ihr Leben einen höheren Sinn erfüllt. Ihre Forschungsergebnisse zeigen, dass der Schutz vor Depressionen durch persönliche Spiritualität beinahe doppelt so hoch ist wie durch andere Behandlungsformen. Das spirituelle Gehirn ist nicht nur gesünder und auch widerstandsfähiger als das Gehirn, das nicht spirituell ist, es unterstützt verglichen mit dem nicht-spirituellen Gehirn auch eher gesundheitserhaltendes Verhalten.

In einer großen empirischen Studie des amerikanischen Psychiaters und Wissenschaftlers Kenneth S. Kendler konnte außerdem gezeigt werden, dass eine starke persönliche Spiritualität die negativen psychischen Folgen belastender Lebensereignisse, wie Krankheit oder Trauma, abpuffern kann und persönlicher Glaube an etwas Größeres als man selbst auch das Risiko verringert, im Laufe des Lebens alkohol- oder nikotinabhängig zu werden. Kendler fand ebenfalls heraus, dass Gene einen signifikanten Beitrag zur Spiritualität leisten. Das Ausmaß der Spiritualität ist zu 29 Prozent erblich angelegt, die übrigen 71 Prozent sind auf Umwelterfahrungen zurückzuführen, vor allem auch auf Erziehung bzw. die Beziehungsqualität zu den Bezugspersonen. Spiritualität ist also eine angeborene Fähigkeit, die durch die entsprechenden Erfahrungen wie ein Muskel trainiert werden kann.

Für mein Modell heißt das, dass jeder Mensch sein spirituelles Potenzial entfalten muss, um sich ganzheitlich gesund entwickeln zu können. Tatsächlich gehen auch Forscher zum Thema Spiritualität davon aus, dass spirituelle Erfahrungen sowie die Entfaltung des spirituellen Selbst ein unverzichtbarer Teil eines gesunden Lebens sind.

Es gibt Hinweise darauf, dass Kinder, die ihre spirituellen Erfahrungen mit ihren Müttern teilen, ein fünffach niedrigeres Risiko haben, an Depressionen zu erkranken. Dies ist besonders wichtig für Kinder, deren Eltern Depressionen haben, da ihr Risiko, selbst Depressionen zu bekommen, erhöht ist, der Schutz durch Spiritualität allerdings deutlich höher ist als ihr erhöhtes Risiko, an Depressionen zu erkranken. Wie wir zu Hause die spirituellen Erfahrungen unserer Kinder fördern, erzähle ich dir im Praxisteil.

In der Verbundenheit zu sich selbst und zum Leben liegt das Glück und die Gesundheit, die sich so viele Eltern für ihre Kinder wünschen.

KINDERGESUNDHEIT IST FAMILIENGESUNDHEIT

Mein Mann hat fünf Kinder. Zwei aus erster Ehe und drei zusammen mit mir. Sein erstes Kind kam zur Welt, als das Buch »Jedes Kind kann schlafen lernen« zum Goldstandard der Schlaferziehung aufgestiegen war. In diesem Buch vermitteln die Autoren, dass ein Kind das Schlafen lernt, wenn man es allein in sein Bettchen legt und dort schreien lässt (in Dosen, jede Nacht ein bisschen mehr). Mein Mann erinnert sich daran, dass er und seine damalige Frau in manchen Nächten bis zu 20-mal ins Kinderzimmer gerannt sind, um ihren Erstgeborenen zu beruhigen. Wenn es das Beste für ihren Sohn sei, auf diese Weise das Schlafen zu lernen, dann wollten sie ihm auch das Beste geben, auch wenn sie sich dabei ganz und gar nicht wohlfühlten. Irgendwann gaben sie das Vorhaben auf, denn jedes Mal, wenn das Baby weinte, reagierte ihr Körper instinktiv auf sein Schreien und

wollte handeln. Gut, dass sie das getan haben, denn mittlerweile weiß man, dass Babys, die man zu häufig allein schreien lässt, unter massivem Stress leiden! Das dabei hochkonzentriert ausgeschüttete Stresshormon Cortisol ist sogar neurotoxisch, das heißt, es kann Gehirnzellen zerstören! Aber wie viele andere Eltern sind wegen dieses Buches nicht ihrem Instinkt gefolgt?
18 Jahre später kam sein fünftes Kind und mit diesem Kind die fünfte Papa-Variante meines Mannes auf die Welt. Als dieses besagte Kind vier Jahre alt war, schlug ich aus einer »Ich will mein Schlafzimmer wieder für mich alleine!«-Laune heraus vor, unserem Sohn sein eigenes Zimmer samt Autobett schmackhaft zu machen. Mein Mann antwortete mit einem ernsten Gesicht: »Nein, die Vorstellung, dass er allein in seinem Zimmer liegt, fühlt sich falsch an, lass ihn bei uns.« Das fand ich toll! Mein Mann sagt heute selbst, dass er seinem ersten Kind ein anderer Vater als seinem fünften Kind war. Das hat gar nichts damit zu tun, dass er das eine Kind mehr liebt als das andere. Es hat was mit seiner persönlichen Weiterentwicklung und seinem Wissenszuwachs zu tun. Ich erzähle diese Geschichte, um eins klarzustellen: Nicht immer hat ein »ungesunder« Umgang mit Kindern etwas mit mangelnder Liebe zu tun. Manchmal weiß man es einfach nicht besser, denn Elternschaft ist – anders, als viele denken – nichts, was intuitiv und instinktiv gut gemacht wird.

MYTHOS: INTUITIVES ELTERNSEIN IST EIN INSTINKT

Eltern wird in schwierigen Situationen gerne gesagt »Hör auf dein Bauchgefühl«, »Folge deinem Instinkt« oder »Hör auf deine Intuition«. Viele Eltern stressen diese eigentlich motivierend gemeinten Ratschläge, vor allem dann, wenn sie kein Gefühl für die Situation haben. Deshalb möchte ich hier unbedingt eins festhalten: Gute-

Eltern-Fähigkeiten sind nicht in den Genen verankert. Mit diesem Talent wird man nicht geboren.

Intuition ist nicht das Gleiche wie Bauchgefühl und auch nicht das Gleiche wie Instinkt. Intuition ist eher so etwas wie **gespeichertes Wissen und gespeicherte Erfahrungen** und hat sehr viel mit der eigenen Geschichte zu tun. Das heißt für Elternschaft: Eltern können dann intuitiv gut erziehen, wenn sie das nötige Wissen dazu verinnerlichen konnten. Natürlich haben die eigenen Elternvorbilder und die eigenen Kindheitserfahrungen einen großen Einfluss darauf, wie sich das eigene intuitive Gespür entwickelt, aber auch tiefgreifende persönliche Erkenntnisse oder Elternratgeber mit neuem Blickwinkel und transformierenden Aha-Momenten können dabei helfen, altes Wissen durch neues Wissen und damit die alte Intuition durch eine neue Intuition zu ersetzen. Doch auch Eltern, die ein gutes intuitives Gespür für ihr Kind und für eine gelungene Erziehung haben, gelingt es nicht immer, intuitiv gute Eltern zu sein, etwa wenn die dazu nötigen Bereiche im Gehirn von chronischem Stress blockiert werden.

Manchmal konnte sich das Fundament für intuitive Elternfähigkeiten nicht ideal entwickeln. Wenn das Oxytocinsystem der Eltern aufgrund ihrer eigenen Kindheitserfahrungen nicht gut ausgebildet ist, kann das ein Hemmnis für intuitiv fürsorgliches Elternverhalten sein, denn intuitives elterliches Verhalten wird durch das gerne als Kuschel- und Bindungshormon bezeichnete Hormon Oxytocin gefördert.

VERBUNDENHEIT UND GESUNDHEIT

Trommelwirbel: Wissenschaftler haben herausgefunden, dass das Fundament für ein Leben voller Gesundheit in der Kindheit gelegt wird! Es gibt immer mehr gesicherte Erkenntnisse, die die Bedeutsamkeit der pränatalen Zeit und der ersten Lebensjahre belegen. Ich muss lachen, während ich das hier schreibe, weil ich nicht glauben kann, dass wir Studien brauchen, die uns das beweisen. Dennoch bin ich endlos dankbar für all die Forschungsergebnisse, die ich in dieses und in das nächste Kapitel einfließen lassen kann, da sie Menschen daran erinnern können, was wirklich wichtig ist: eine Kindheit in Verbundenheit. Auch wenn wir das nun schon ein paarmal angesprochen haben, möchte ich es in diesem Kontext noch mal wiederholen: Die Erfahrungen eines Kindes beeinflussen immer das ganze Kind, weil alles in seinem Körper miteinander verbunden ist! Wir sollten uns immer wieder klarmachen, dass die Einteilung des Körpers in Organe und Körpersysteme (zum Beispiel Nervensystem, Herz-Kreislauf-System, Atemwegssystem, Verdauungssystem, Immunsystem, Reproduktionssystem) eine Illusion kreiert, nämlich die, dass diese Systeme getrennt voneinander sind und unabhängig arbeiten. In Wahrheit teilen die Körpersysteme sich Stoffwechselschritte und Botenstoffe oder schleusen ihre Produkte in die Prozesse anderer Systeme ein – egal, wie man es betrachtet, alle kindlichen Systeme sind auf die ein oder andere Weise miteinander vernetzt.

Das rote Blutkörperchen beispielsweise ist ein Hauptbestandteil des Bluts, es wird in der Lunge mit Sauerstoff betankt, dann über die Blutbahn ins Gewebe transportiert, wo es den Sauerstoff schließlich wieder abgibt, um dort einen Teil des Kohlendioxids, das bei der Zellatmung entsteht, aufzunehmen. Dann zirkuliert das mit Kohlendioxid beladene rote Blutkörperchen wieder zur Lunge und lädt den Stoffwechselabfall dort ab, sodass das Kohlendioxid abgeatmet und so aus dem Körper ausgeschieden werden kann. Das rote Blutkörperchen hat nur einen kleinen Durchmesser von 7,5 µm und trotzdem große Auswirkungen, denn es beeinflusst unter anderem die Blutzirkulation, den Säure-Basen-Haushalt, die Funktionalität der Organe mit all ihren speziellen Aufgaben, das Atemwegssystem und vieles mehr.

Das ist nur ein ganz kleines Beispiel dafür, dass alle Systeme im kindlichen Körper miteinander verbunden sind und der Eingriff in ein System immer auch gleichzeitig ein Eingriff in die anderen Systeme ist.

Jedes System liest die Umwelt, während es seine Erfahrungen macht, bereitet sich auf eine Reaktion vor und gibt diese Informationen an die anderen Systeme weiter. Die Kernkonzepte der Entwicklung gelten für jedes heranwachsende Kind, aber wie diese Systeme sich anpassen und interagieren, kann variieren und hängt nicht nur von den Genen, sondern vor allem von den Umgebungserfahrungen eines sich entwickelnden Kindes ab. Sie beeinflussen sein sich entwickelndes Gehirn und auch viele andere physiologische Systeme, die alle wichtig sind, wenn es um das Wohlbefinden und die Gesundheit des Kindes und den sich daraus entwickelnden Erwachsenen geht. Je jünger das Kind ist, wenn es toxische Erfahrungen macht, desto komplexer sind die Auswirkungen auf die Funktion der biologischen Systeme. Da die Systeme im kindlichen Körper bereits von Geburt an (und vorher) miteinander kommunizieren und wie Zahnräder ineinandergreifen, beeinflussen sie sich nicht nur gegenseitig, sie entwickeln sich auch gemeinsam und in Absprache miteinander.

Kinder, die sich mit ihren Eltern verbunden fühlen, das heißt sich sicher, gesehen, wertgeschätzt, geborgen, geliebt, bedeutsam fühlen, entwickeln andere Körpersysteme als solche, die das nicht tun. Dies spiegelt sich unter anderem in ihrem Wohlbefinden und ihrer Resilienz wider, auf weitere Vorteile von Verbundenheit gehen wir im Verlauf noch ein.

Die Anpassung des einen Systems an seine Erfahrung geht mit einer Anpassung der anderen Systeme einher. Das Gehirn und alle anderen Organe und Systeme im Körper arbeiten zusammen, wie die Musiker einer Band. Jedes Bandmitglied hat spezielle Fähigkeiten, aber diese können nicht zur Geltung kommen, wenn die Bandmitglieder beim Musizieren nicht harmonisch aufeinander abgestimmt sind. Auch in einer Band müssen sich die Mitglieder erst mal kennenlernen, einander lesen und miteinander spielen lernen. Nach einer Weile wachsen sie zusammen, bereichern sich gegenseitig mit ihren Talenten und irgendwann kennen sie sich so gut, dass die Band es kompensieren kann, wenn einer sich verspielt. So entwickeln sie sich gemeinsam immer weiter. Das Ergebnis dieses Prozesses ist: schöne Musik. Das Ergebnis gut zusammenarbeitender Körpersysteme ist: Gesundheit.

DIE ARCHITEKTUR DES GEHIRNS

Das Gehirn eines Erwachsenen wiegt im Durchschnitt 1400 Gramm. Zum Zeitpunkt der Geburt beträgt die Gehirnmasse eines reif geborenen, gesunden Babys mit etwa 360 Gramm nur etwa ein Viertel der eines Erwachsenen. Mit sechs bis sieben Jahren wiegt das kindliche Gehirn etwa 90 Prozent des ausgewachsenen Gehirns. Knapp 1000 Gramm Gehirnmasse liegen zwischen dem neugeborenen und dem erwachsenen Gehirn und entwickeln sich unter dem Einfluss vieler Umwelterfahrungen ausschließlich außerhalb der Gebärmutter. Die grundlegende Architektur des Gehirns wird in der pränatalen Phase, im Säuglings- und Kleinkindalter aufgebaut und durch Erfahrungen, die mit den Genen interagieren, im Laufe der Zeit geformt. Die wichtigste kindliche Erfahrung in diesem Prozess ist die Eltern-Kind-Beziehung. Das muss Eltern bewusst sein! Denn die durch sie mitgeformte Gehirnarchitektur bildet die Grundlage für das Verhalten und die Gesundheit ihres Kindes, einschließlich seiner Fähigkeit zu lernen. Prinzipiell hört dieser dynamische Prozess nie auf, aber in dieser Zeit (Schwangerschaft bis etwa zum vierten Lebensjahr) ist das Gehirn am anpassungsfähigsten und flexibelsten.

Wie entwickelt sich die Gehirnarchitektur?

Zuerst bilden sich einfachere neuronale Verbindungen und Fähigkeiten, dann folgen darauf aufbauend die komplexeren Schaltkreise und Fähigkeiten. Dazu werden in den ersten zwei bis drei Lebensjahren des Kindes eine Menge Nervenzellverbindungen hergestellt. In dieser Zeit bilden sich jede Sekunde bis zu 40 000 neue neuronale Verbindungen (Synapsen; siehe Grafik unten). Diese ermöglichen die Zusammenarbeit von Nervenzellen, die nahe beieinander- oder weiter auseinanderliegen. Nach dieser Phase der raschen Vermehrung verfügt das Kind über viel mehr Neuronen und Synapsen, als es braucht. Deshalb werden die Verbindungen durch einen Prozess, der als **Synaptic Pruning** bezeichnet wird, reduziert. Die Verbindungen, die häufig genutzt werden, werden stärker und schneller, während die, die nicht genutzt werden, nach dem Prinzip »Use it or lose it« wieder abgebaut werden. Die übrig gebliebenen, stabilen Verbindungen ermöglichen die schnelle und effiziente Zusammenarbeit verschiedener Hirnbereiche.

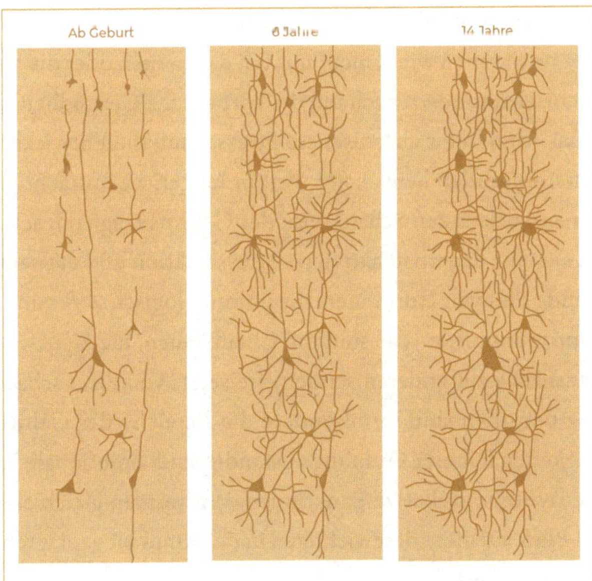

Dieser Prozess findet nach einem bestimmten Muster und nach einem bestimmten Zeitplan statt. Bis zum Alter von etwa zehn Jahren sind fast 50 Prozent der Synapsen, die im Alter von zwei Jahren vorhanden waren, eliminiert worden. In einigen Hirnbereichen findet diese Aufräumaktion erst später statt und ist mit 25 Jahren abgeschlossen. Das betrifft beispielsweisedie Hirnbereiche, die für emotionale Regulation oder das Einschätzen von Risiken von Bedeutung sind.

Das Neugeborene ist für alle Eventualitäten gerüstet. Jede Erfahrung des Kindes trägt zu einer einzigartigen Gehirnarchitektur bei, die auf die Welt, in der das Kind lebt, abgestimmt ist. Jedes Gehirn wird im Lauf der Zeit von Grund auf aufgebaut, deshalb gleicht kein Gehirn dem anderen. So wie ein schwaches Fundament die Qualität und Stabilität eines Hauses beeinträchtigt, können die Verbindungen, die sich früh bilden, ein starkes oder ein schwaches Fundament für die Verbindungen sein, die sich später bilden.

Ungünstige Erfahrungen in der frühen Kindheit können die Architektur des Gehirns also langfristig beeinträchtigen und mit negativen Auswirkungen bis ins Erwachsenenalter einhergehen. Hier geht es, wie du später noch sehen wirst, nicht nur um das Lernen oder die langfristige psychische, sondern auch um die körperliche Gesundheit.

Leidet das Kind unter chronischem Stress, kann die Entwicklung gesundheitsfördernder neuronaler Verbindungen beeinträchtigt sein. Die sich entwickelnden Schaltkreise des Gehirns reagieren sehr empfindlich auf eine dauerhaft aktivierte Stressreaktion und die damit einhergehende Flut von Hormonen, die immunologisch wirksame Stoffe und Neurotransmitter (das sind die Chemikalien, die Signale von einer Gehirnzelle zur anderen senden) freisetzt. Von ihrer schädlichen Wirkung betroffen sind insbesondere die Bereiche des Gehirns, die für Fähigkeiten höherer Ordnung zuständig sind: emotionale Regulation, Gedächtnis, exekutive Funktionen. Wir werden gleich einen genaueren Blick auf diese drei wichtigen in der Kindheit geprägten Hirnfunktionen werfen!

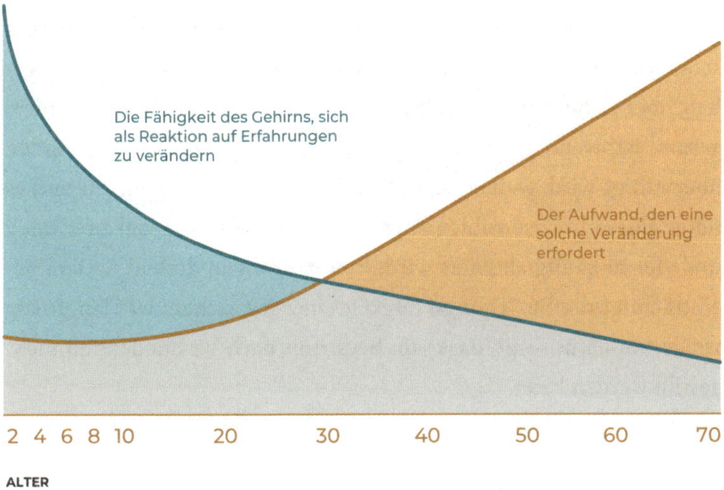

Falls du jetzt Angst hast, dass für dein Kind oder für dich jede Hilfe zu spät kommt, möchte ich dir Folgendes mitgeben: Es ist nie zu spät zu heilen! Die Fähigkeit des Gehirns, sich durch neue Erfahrungen zu verändern, hört nie auf (**Neuroplastizität**). Aber sie nimmt ab dem vierten Lebensjahr rasant ab, während die Anstrengung, die es erfordert, das Gehirn zu verändern, gleichzeitig immer weiter zunimmt. Deshalb sind Aufklärung und ein Verständnis davon, wie wichtig die Verbundenheit zwischen Eltern und ihrem Kind für die gesundheitliche Entwicklung des Kindes ist, so wertvoll! Im Praxisteil werde ich dir zeigen, was erste Schritte bei der Gestaltung einer heilsamen Beziehung zwischen dir und deinem Kind sein können (siehe ab Seite 201).

EMOTIONSREGULATIONSSYSTEM DES KINDES

Das **System zur emotionalen Regulation** ist eines der drei Systeme, die besonders anfällig für die störenden Auswirkungen einer dauerhaft erhöhten Stressaktivierung durch eine misslungene Eltern-Kind-Beziehung sind. Zu diesem System gehört auch die Amygdala, in der sich die Schaltkreise für die **Verarbeitung von Angst und Bedrohung** schon früh im Leben entwickeln. Wir müssen hier nicht ins Detail gehen, aber es liegt auf der Hand, dass es für ein Kind nicht besonders gesund ist, wenn es regelmäßig und dauerhaft von seinen Gefühlen überwältigt wird, weil es seine Gefühle nicht regulieren kann und es unter einem hochsensiblen Angstzentrum leidet, das viel zu schnell und viel zu häufig aktiviert wird. Eine Störung in diesem System beeinträchtigt die Beziehungsfähigkeit eines Menschen, was langfristig wiederum dafür sorgt, dass sein Bedürfnis nach Verbundenheit nicht gestillt werden kann.

GEDÄCHTNISSYSTEM DES KINDES

Das **Gedächtnissystem** ist ein weiteres der drei Systeme, die besonders anfällig für die störenden Auswirkungen einer dauerhaft erhöhten Stressaktivierung sind. Zu diesem System gehört der Hippocampus, in dem sich die Schaltkreise für das Gedächtnis und das einfache Lernen (beispielsweise das Erinnern an den Standort eines Objekts) schon früh entwickeln und bis in die spätere Kindheit ausgebaut werden.

Du kannst dir vorstellen, wie belastend es für ein Kind ist, wenn sein Gedächtnis nicht gut funktioniert und deshalb ständige Kritik und Verurteilung von Lehrern, Eltern oder genervten Freunden droht. Auch das stört die Verbundenheit des Kindes zu sich selbst und zu anderen. Stell dir nur vor, wie anstrengend sein Alltag dadurch wird oder welche Auswirkungen das auf seine Lernfähigkeit, seine Leistungen in der Schule, die Fähigkeit Regeln einzuhalten, und so auch die Fähigkeit, sich selbst zu verwirklichen, hat. Das sind alles Dinge, die seine langfristige Zufriedenheit und Gesundheit beeinflussen werden!

EXEKUTIVFUNKTIONEN DES KINDES

Das dritte System, das besonders anfällig für die störenden Auswirkungen einer kontinuierlich erhöhten Stressaktivierung ist, beinhaltet die kindlichen **Exekutivfunktionen**. Das sind mentale Prozesse, die uns Menschen ausmachen. Sie ermöglichen es dem Gehirn, Ablenkungen herauszufiltern, Aufgaben nach Prioritäten zu ordnen, Ziele zu setzen und zu erreichen und Impulse zu kontrollieren, zu planen, unsere Aufmerksamkeit zu fokussieren, uns an Anweisungen zu erinnern und mehrere Aufgaben erfolgreich zu jonglieren.

Das heißt, unter dem Begriff Exekutivfunktionen werden bestimmte kognitive Fähigkeiten zusammengefasst, die für die **Kontrolle und Selbstregulierung** des eigenen Verhaltens gebraucht werden. Zu den Aufgaben der Exekutivfunktionen gehören das Arbeitsgedächtnis, die geistige Flexibilität und die Selbstkontrolle.

Das Arbeitsgedächtnis steuert unsere Fähigkeit, bestimmte Informationen über kurze Zeiträume hinweg zu behalten und zu verarbeiten. Das ist wichtig, wenn etwas geplant werden muss. Geistige Flexibilität hilft uns, die Aufmerksamkeit aufrechtzuerhalten oder zu verlagern, um auf unterschiedliche Anforderungen zu reagieren oder unterschiedliche Regeln in unterschiedlichen Situationen anzuwenden. Das ist auch wichtig, um gut abgewogene Entscheidungen treffen zu können. Selbstkontrolle ermöglicht es uns, Prioritäten zu setzen. Sie erlaubt es, entgegen eigenen Gewohnheiten oder Impulsen zu handeln und Fehler zu korrigieren.

ZU THEORETISCH? KEIN PROBLEM!

Du kannst die Aufgaben der Exekutivfunktionen des Gehirns mit den Aufgaben eines Schiffsverkehrskontrollsystems in einem Hafen vergleichen. Während das Schiffsverkehrskontrollsystem die Ankünfte, Abstände, Einfahrtswinkel und Geschwindigkeit vieler Schiffe in einem Hafen oder Kanal koordiniert und sicher verwaltet, verwalten die exekutiven Funktionen innere und äußere Impulse und Informationen und bündeln sie zu sinnvollen Prozessen. Ohne dieses Kontrollsystem sind Unfälle und Chaos vorprogrammiert. Ohne gut entwickelte Exekutivfunktionen sind **Chaos, Unglück und Stress** vorprogrammiert. Kinder werden mit dem Potenzial geboren, diese Fähigkeiten zu entwickeln. Dass sie nicht gleich voll ausgereift sind, ist ganz natürlich (das sind sie erst nach 25 bis 30 Jahren). Sie werden in erster Linie durch **bedürfnisfreundliche Beziehungserfahrungen** herausgekitzelt.

Um gute Exekutivfunktionen zu entwickeln, müssen die involvierten Hirnbereiche und deren Funktionen miteinander verknüpft werden. Sie müssen lernen, reibungslos zusammenzuarbeiten, und dafür braucht ein Kind die Erfahrung der Verbundenheit.

Durch Stress, Trauma und Unverbundenheit kann sich die Entwicklung guter Exekutivfunktionen verzögern oder schwer beeinträchtigt werden. Diese Exekutivfunktionen beeinflussen die kindliche Weiterentwicklung, Lernverhalten und Lernfähigkeit, sein Verhalten und schließlich auch seine geistige sowie körperliche Gesundheit. Sie bringen Struktur, Ruhe, Klarheit, Übersicht und auch Gesundheit in das Leben deines Kindes!

Anzeichen für eine **Störung der Exekutivfunktionen** des kindlichen Gehirns *können sein*:

- Es kennt die Regeln, aber nutzt sie nicht.

- Es ist leicht abgelenkt oder kann sich überhaupt nicht fokussieren (zum Beispiel Schwierigkeiten, beim Vorlesen zuzuhören).
- Es ist völlig überfordert von seinen eigenen Gefühlen und handelt aus Wut oder Aggression destruktiv (zum Beispiel absichtlich Sachen kaputt machen).
- Es kann keine Prioritäten setzen und ist schnell überfordert.
- Es kann keine Spiele spielen, in denen man sich abwechseln soll, weil die inhibitorischen Fähigkeiten nicht funktionieren (es gibt dann beispielsweise den Ball nicht weiter), oder es weiß nicht mehr, was es tun sollte, wenn es selbst dran ist, weil sein Arbeitsgedächtnis nicht adäquat funktioniert oder integriert ist.
- Es reagiert sehr unflexibel auf Veränderungen und kann sein Verhalten nicht an die neue Situation anpassen.
- Es wirkt, als würde es absichtlich nicht zuhören.
- Es hat keine Selbstkontrolle oder macht den Anschein, als würde es nicht folgen wollen, dich absichtlich ignorieren oder sich keine Mühe geben wollen.

Durch die eben genannten Verhaltensweisen sind Kinder mit unterentwickelten oder gestörten Exekutivfunktionen nicht besonders beliebt bei anderen Kindern oder Erwachsenen. Sie wirken respektlos und unerzogen, sind impulsiv und schwer zu führen, missachten die Grenzen anderer Menschen oder können sich nicht an die Anforderung einer Situation anpassen. Ja, der Umgang mit ihnen ist anstrengend und selbst Menschen, die es wirklich versuchen, tun sich schwer, sich mit ihnen verbunden zu fühlen. Damit verlieren diese Kinder genau das, was sie brauchen, um das ungünstige Fundament in ihrem Gehirn, das diese Verhaltensweisen in erster Linie produziert, zu korrigieren: Beziehungsmomente heilsamer Verbundenheit.

Die Sache ist nämlich die: Das Gehirn verwandelt sich mit dem 18. Geburtstag eines Kindes nicht plötzlich in ein reifes, erwachsenes Gehirn mit exzellent funktionierenden Exekutivfunktionen. Das

erwachsene Gehirn baut auf das Fundament auf, das in der Kindheit gelegt worden ist.
Wer als Kind keine guten Exekutivfunktionen entwickeln konnte, wird höchstwahrscheinlich auch im Erwachsenenalter Probleme damit haben. Das kann sich vielfältig äußern: Probleme, einen Job zu behalten, Unfähigkeit, eigene Gefühle zu regulieren und gesunde Beziehungen zu führen oder bewusste und durchdachte Entscheidungen zu treffen, Schwierigkeiten im Umgang mit Geld und damit, Dinge zu Ende zu bringen, Unfähigkeit, aufmerksam zu sein oder zu fokussieren und Pläne zu verwirklichen, Probleme, sich an Regeln und Anforderungen des jeweiligen Momentes anzupassen – nur um ein paar zu nennen.

HEILSAME ELTERNFÄHIGKEITEN

Eltern brauchen bestimmte Fähigkeiten, um ihre Kinder so begleiten zu können, dass sie sich sicher, gesehen, verstanden, angenommen, geliebt und bedeutsam fühlen. Es reicht nicht, sein Kind zu lieben, es muss sich geliebt fühlen!
Gut funktionierende Exekutivfunktionen sind, wie schon gesagt, nicht nur für Kinder, sondern auch für Erwachsene wichtig. Sind deine Exekutivfunktionen gut ausgebildet, dann kannst du als MaPa deinem eigenen Kind die Beziehung, die Routinen, das Umfeld und das Leben anbieten, das es braucht, um selbst ein gesundheitsförderndes Gehirn und gesundheitsfördernde biologische Systeme zu entwickeln. Gute **Exekutivfunktionen** verleihen dir als MaPa die Fähigkeit,

- deine Gefühle zu regulieren und dich nicht zu schnell von deinem Kind triggern zu lassen. Das schützt dein Kind vor deinem inneren, ihm Angst machenden Hulk.
- bewusste Entscheidungen auch im Umgang mit deinem Kind zu treffen, anstatt aus der Impulsivität heraus zu handeln.

- deinen eigenen Stress zu erkennen, zu reflektieren und zu managen.
- dein Kind in seinen hochemotionalen Momenten zu begleiten und zu regulieren, anstatt dich davon selbst in einen hochemotionalen Zustand katapultieren zu lassen.
- auf deine emotionale Intelligenz zuzugreifen und deine eigene innere Welt zu reflektieren und so ein Verständnis für die innere Welt deines Kindes zu entwickeln.
- deine Aufmerksamkeit zu regulieren, denn sie ist ein Torwächter für das Bewusstsein. Sie ist wichtig für einen achtsamen, offenen Umgang mit deinem Kind, wichtig für deine Fähigkeit, dein Kind neu kennenzulernen und es wirklich zu erfahren.
- dich an die wechselnden Bedürfnisse deines Kindes anzupassen.
- deinem Kind durch Strukturen, Regeln, Rituale Halt zu geben, den es braucht, um gute Exekutivfunktionen zu entwickeln.
- zu priorisieren und zu überlegen, was dein Kind und du in einer schwierigen Situation braucht, um die Situation zu entschärfen.
- dich nicht schnell von multiplen Anforderungen (die man nun mal hat mit Kind) völlig aus der Bahn werfen und stressen zu lassen.

Viele Eltern haben das Gefühl, dass ihr Gehirn ihnen manchmal in die Quere kommt, wenn es darum geht, das zu tun, was sie für richtig halten. Zum einen kann das Phänomen im Rahmen einer Stressreaktion auftreten. Diese kann das Elterngehirn durch stressbedingte »Kurzschlüsse« daran hindern, seine eigentlich gut ausgebildeten Exekutivfunktionen auszuüben, weil die Hirnbereiche, die dazu abgerufen werden müssen, gerade offline sind. Es kann aber auch auftreten, wenn sich die Exekutivfunktionen der Eltern aufgrund eigener Kindheitserfahrungen nicht ausreichend entwickeln konnten. Dann können sie in bestimmten Situationen durch die falsche Verkabelung ihrer Hirnzellen daran gehindert werden, das zu tun, was sie für richtig halten.

TIPP

Bitte verurteile dich nicht für das, was du bisher alles »falsch« gemacht hast. Du bist nicht schuld! Vielleicht hast du nicht die Erfahrungen machen können, die du gebraucht hättest, um gute Exekutivfunktionen zu entwickeln. Das Gute ist: Es ist nie zu spät, etwas daran zu ändern. Im Praxisteil bekommst du Tipps, wie du deine Exekutivfunktionen und die deines Kindes trainieren kannst!

DAS MODERNE LEBEN: GEFAHR FÜR DIE GESUNDHEIT

Der Mensch hat seinen Lebensraum so schnell verändert, dass sein Gehirn nicht genug Zeit hatte, um sich daran anzupassen. Somit hat sich der Mensch selbst einen Lebensraum und Lebensrhythmen erschaffen, die gar nicht mehr zu seinen natürlichen Bedürfnissen passen. Der menschliche Körpergeist hat heute noch die gleichen Bedürfnisse wie in der Steinzeit und kommt mit den Anforderungen des neuen Lebensraumes nicht gut zurecht. Der Körpergeist des Menschen ist nicht gemacht für viele der Erfahrungen, die heute auf ihn einprasseln. Das nennt sich **evolutionary mismatch**. Auch die Bedingungen, unter denen Elternsein, Familienleben und Kindheit gelebt werden, haben nichts mehr mit den natürlichen Bedürfnissen von Eltern, Familien und Kindern zu tun. Beispielsweise ist in den Genen von Müttern eine gewisse Erwartungshaltung codiert. Sie erwarten die Aufzucht der Nachkommen in einer Gemeinschaft. Die Tatsache, dass es normal ist, dass die meisten Eltern ihre Kinder ohne Hilfe großziehen oder Kinder in kleinen isolierten Familien aufwachsen, heißt noch lange nicht, dass es so auch »richtig« ist.

Unnatürlich und stressig sind auch viele andere Dinge, denen Familien bzw. Eltern unfreiwillig ausgesetzt werden! Schauen wir uns das Leben von Eltern mal genauer an: Die meisten Eltern sind von ihren vielfältigen Pflichten und den Anforderungen, die in verschiedenen Lebensbereichen an sie gestellt werden, völlig überlastet. Sie gehen völlig gestresst in den Tag und beenden ihn vollkommen erschöpft. Dazwischen schlagen sie sich mit Schuldgefühlen herum, weil sie ihren Kindern nicht geben können, was sie ihnen eigentlich geben wollen. Viele arbeitende Eltern stehen unter Strom: Sie brauchen funktionsfähige Kinder, damit sie in die Arbeit fahren können, um dort nicht wieder unangenehm aufzufallen, weil eines ihrer Kinder krank geworden ist. Eltern haben selbst mit möglicherweise negativen Erfahrungen auf allen vier Erfahrungsebenen (siehe ab Seite 16) zu kämpfen. Das alles beeinflusst ihren Umgang mit ihren Kindern und ihr Familienleben.
Am schlimmsten finde ich persönlich die Tatsache, dass dieses kontaminierte Leben, in dem Eltern sich wie Marionetten von einer Pflicht zur nächsten hangeln, bei den Kindern den Eindruck hinterlässt, dass *das* das Leben ist, dass Leben sich so anfühlen sollte. Das kann kein gesunder Kompass für ihr eigenes späteres Leben sein! Dazu kommt, dass auch das moderne Kinderleben mittlerweile voll von Erfahrungen ist, mit denen ihre Gene nicht gerechnet haben.
Wie entspannt ist euer Zuhause, können alle Familienmitglieder dort zur Ruhe kommen, trauen sie sich, sie selbst zu sein? Wie harmonisch ist der Umgang innerhalb der Familie? Was atmen unsere Kinder die ganze Zeit ein? Welchen Umweltgiften sind sie immerzu ausgesetzt? Welche nehmen sie über die Haut durch ihre Anziehsachen auf? Was essen sie da überhaupt? Was ist in ihren Nahrungsmitteln drinnen? Was macht das reguläre Schulsystem mit den Kindern? Sie müssen unnatürlich lange sitzen, haben wenig Zeit am Nachmittag, um sich selbst zu erforschen, weil sie lernen müssen. Dazu kommt, dass sie durch unser Schulsystem kaum an ihre Stärken, sondern ständig an ihre Schwächen erinnert werden.

Was macht das mit Jugendlichen, wenn sie sich Schulzeiten unterwerfen müssen, die nicht ihrer inneren Uhr entsprechen, weil sie hormonell bedingt erst spät müde werden? Die Adoleszenz ist sowieso schon eine kritische Zeit. Das jugendliche Gehirn ist eine einzige große Baustelle, Teenager haben häufig mit sich selbst zu kämpfen. Was machen die auf Social Media präsentierten Ideale mit ihnen? Dazu kommen die übrigen Medien und der freie Zugang zum Internet: Noch bevor sie herausgefunden haben, wer sie sind, wo ihr Platz ist, was sie können, wo ihre Stärken sind und was ihr Geschenk für die Welt ist, wird ihnen das Gefühl vermittelt, dass sie nie gut genug sein werden. Viele Kinder wachsen mit einem Gefühl von Leere oder Mangel auf.

Trotz medizinischer Fortschritte werden die Menschen immer kränker – für mich ist ganz klar, woran das liegt (außer daran, dass sie immer älter werden): Das bedürfnisunfreundliche moderne Leben schadet vielen Menschen, weil sie nicht die Erfahrungen machen, die sie brauchen, um ihr gesundheitliches Potenzial zu entfalten. Es macht sie krank. Ich persönlich bin fest davon überzeugt, dass all das dafür sorgt, dass sich die Fähigkeit der Menschen, entspannt, zufrieden, gesund und glücklich, eben mit sich selbst verbunden zu sein, von Generation zu Generation immer weiter verdünnt. Das liegt an dem Teufelskreis, in dem viele Familien feststecken!

Viele Kinder, die aus diesen gestressten oder unverbundenen Familien hervorgehen, geben diese krank machende Vorstellung von Normalität an die nächste Generation weiter! Nicht nur, indem sie ihren Kindern das vorleben, was sie selbst an ihren Eltern beobachtet haben, als sie jung waren, sondern auch weil sie (zumindest einen Teil) der biologischen Erinnerungen an unverbundene Zeiten über ihre Gene an ihre eigenen Kinder vererben. Das ist eine Katastrophe. Was sind das für Bedingungen, in die unsere Kinder hineingeboren werden? Alle Kinder der Welt haben ein Recht darauf, mit dem Gefühl von Verbundenheit groß zu werden. Sie müssen spüren können, wie sich Verbundenheit anfühlt. Je mehr sie in dieser Seelenerfahrung verankert sind, desto gesünder ist ihr Kompass, der sie später durch das Leben leitet! Kinder brauchen eine Pause von dem, was da draußen von ihnen erwartet wird. Für die Gesundheit der ganzen Familie ist es wichtig, dass das Zuhause zu einem Ort der Heilung, Ruhe und Kraft wird. Kinder brauchen einen Ort, an dem sie lernen, wie es sich anfühlt, sich verbunden und gesund zu fühlen. Im Praxisteil (siehe ab Seite 201) mache ich ein paar Vorschläge, wie du so ein Zuhause gestalten kannst.

WO FÄNGT VERNACHLÄSSIGUNG AN, WO HÖRT SIE AUF?

Aus wissenschaftlicher Sicht gibt es vier verschiedene Schweregrade fehlender Zuwendung:

1. Gelegentliche Unaufmerksamkeit
2. Chronische Unterstimulation
3. Schwere Vernachlässigung im familiären Kontext
4. Schwere Vernachlässigung in einem institutionellen Umfeld

Es gibt zahlreiche wissenschaftliche Untersuchungen, die die Folgen von Vernachlässigung für ganzheitliche Kindergesundheit dokumentieren. Ich möchte an dieser Stelle gar nicht so sehr ins Detail gehen, da ich mir ziemlich sicher bin, dass weder Punkt 3 noch Punkt 4 auf dein Kind zutrifft. Punkt 1 dagegen, die »gelegentliche Unaufmerksamkeit«, trifft auf alle Kinder zu, da Eltern nun mal nicht immer Zeit haben, um sich rund um die Uhr und mit hundertprozentiger Präsenz ihren Kindern zu widmen. Wenn du sporadisch unaufmerksam bist, dein Kind aber ansonsten mit liebevollen und aufmerksamen Erfahrungen versorgst, besteht kein Grund zur Sorge. Gelegentliche Unaufmerksamkeit kann sogar gesundheits- und entwicklungsfördernd sein, beispielsweise weil ein Kind seiner Fantasie freien Lauf lassen kann, wenn es sich mit sich selbst beschäftigen »muss«. Einige Entwicklungsforscher sind der Meinung, dass gelegentliche Schwankungen in der elterlichen Zuwendung kleinen Kindern dabei helfen, zwischen dem eigenen Selbst und dem des Gegenübers zu unterscheiden. Auf diese Weise lernt ein Kind, für sich selbst zu sorgen und Probleme zu lösen. Nur so kann es eines Tags unabhängig sein.

Es ist eher der zweite Punkt, der mich beschäftigt: die »**chronische Unterstimulation**«. Darunter versteht man ein anhaltend reduziertes Angebot an Entwicklungsreizen und ein anhaltend vermindertes feinfühliges Eingehen auf die Bedürfnisse des Kindes. Hier beginnt das Kind, Störungen zu entwickeln, die nur durch entsprechende Unterstützung der Eltern und des Kindes therapiert werden können. Also: Bereits hier sind Unterstützung und eine Therapie nötig, um langfristige negative Folgen für die Kindergesundheit auflösen zu können!

Ich kann nicht genau sagen, wann **gelegentliche Unaufmerksamkeit** in **chronische Unterstimulation** übergeht, aber ich bin mir sicher, dass wesentlich mehr Kinder in die zweite Kategorie fallen, als den meisten Eltern und Experten bewusst ist. Ich habe mit sehr vielen Eltern gearbeitet und habe folgende Risikogruppen identifiziert:

1. chronisch gestresste Eltern
2. Eltern, die sich aus anderen Gründen nicht auf ihr Kind einlassen können (zum Beispiel Bindungsstörung, Depressionen, Drogen)
3. Eltern, die viel Zeit mit Dingen verbringen, die ihre Aufmerksamkeit konsumieren wie Arbeit, Handy und Social Media

Dass so viele Eltern in eine dieser drei Kategorien fallen, bereitet mir als Kinderärztin Bauchschmerzen! Die Beziehung zwischen Eltern und ihren Kindern ist wie ein Tanz, in dem das Führen und Folgen fein aufeinander abgestimmt sind. In einem harmonischen Tanz geht es darum, Signale zu erkennen, sie aufzugreifen und die vorhandene Verbundenheit zum Ausdruck zu bringen.

Eine gute Bindungsbeziehung erfordert genau diese aufmerksame, zugewandte und liebevolle Abstimmung zwischen Eltern und ihrem

Kind. Ein Kleinkind, das weint, wird von seinen Eltern durch liebevolle Worte und eine beruhigende Berührung getröstet. Ein Baby, das sich beim Wickeln vor Freude windet, weil sein Papa sich hinter einer Mullwindel versteckt, hat großes Glück, wenn der Papa seine Freude aufgreift und das Spiel weiterspielt. Ein Kind, das während eines Spazierganges am Wegrand stehen bleibt, weil ein Marienkäfer seine Aufmerksamkeit fesselt, hat großes Glück, wenn seine Eltern es nicht zum Weitergehen antreiben, sondern sich für einen Moment auf seine magische Realität einlassen.

In den Genen eines jeden Kindes ist die Erwartung an ein feinfühliges, responsives und liebevolles Umfeld gespeichert! Das heißt, dass jeder Moment des Führens und Folgens zwischen Eltern und ihrem Kind, jeder Moment der Verbundenheit zwischen ihnen ein Moment ist, in dem sein angelegtes Potenzial einen gesunden Beitrag zur sich entwickelnden Gehirnarchitektur des Kindes leisten kann. Fehlt dem kindlichen Gehirn diese Form der positiven Stimulation, gibt es kein Folgen und kein Führen. Das angeborene Bedürfnis nach Austausch und Verbundenheit bleibt ungestillt. Infolgedessen kann beispielsweise die Stressreaktion ausgelöst werden. Dabei werden Stresshormone in hohen Mengen und/oder über einen längeren Zeitraum ausgeschüttet, die schließlich das Gehirn überschwemmen und so Gehirnzellen schädigen. Es kann außerdem zu kognitiven Verzögerungen, Beeinträchtigungen der Exekutivfunktionen und Störungen des körpereigenen Stresssystems kommen.

Kindergesundheit wird von jedem Moment der Verbundenheit genährt. Eine responsive Beziehung ist wie ein Tanz aus Folgen und Führen, in dem die Tänzer präsent und bereit sind, auf die Signale des anderen zu reagieren.

Du bekommst eine Ahnung davon, wie fatal die Auswirkungen häufiger Momente der Unverbundenheit für ein Kind sein können, wenn du das Video »The Still Face Experiment« anschaust. Es dauert nur wenige Minuten. Über den QR-Code gelangst du zu dem Clip.

In der Smart.Baby-Studie von M. Hantinger und K. H. Brisch konnte gezeigt werden, dass Interaktionsunterbrechungen (zum Beispiel durch Handynutzung) zu einem statistisch bedeutsamen Anstieg der Herzrate führt, was als Anspringen der physiologischen Stressreaktion, über die wir später noch sprechen werden, zu werten ist.

DIE WISSENSCHAFT IST FÜR VERBUNDENHEIT

Zahlreiche Studien belegen die gesundheitsfördernden Auswirkungen einer nährenden, feinfühligen und liebevollen Interaktion. Und zwar nicht nur auf das psychische Wohlbefinden, sondern viel fundamentaler auf die Gehirnstruktur, die Gehirnfunktionen und auf die ganzheitliche Gesundheit eines Kindes. Einige davon möchte ich dir hier aufzeigen.

Kinder, die in ihrer frühen Kindheit liebevoll von ihrer Mutter umsorgt wurden, entwickeln im Schulalter ein größeres Hippocampusvolumen. Das ist eine Hirnregion, die für das Gedächtnis und für Stressregulierung von zentraler Bedeutung ist. Außerdem gibt es bei diesen Kindern eine bessere Verbindung zwischen dem Hippocampus und Bereichen, die für die emotionale Regulierung und sozio-emotionale Funktionen wichtig sind. Es gibt zahlreiche Studien, die aufzeigen, wie wichtig die feinfühligen Antworten der Eltern auf die kindliche Gestik, Mimik und das kindliche Verhalten für Sprachentwicklung, Lernfähigkeit, emotionale Regulation, Aufmerksamkeit, Identitätsentwicklung, Selbstwert, soziale Kompetenz und vieles mehr sind.

Eltern, die Probleme mit Impulsivität, Aufmerksamkeit und dem Aufrechterhalten von sozialen Beziehungen und/oder kognitive Störungen haben, tendieren dazu, ihre Kinder zu vernachlässigen. Vernachlässigungen schaden dem Gehirn, wie man auch in dem herzzerreißenden Bild unten gut sehen kann.

Auf dem PET (Positronen-Emissions-Tomografie; unten) sieht man links die Aktivität in einem gesunden kindlichen Gehirn, das mit Liebe aufgewachsen ist, und rechts die Aktivität in dem Gehirn eines stark vernachlässigten Kindes, das im Waisenhaus aufgewachsen ist. Auf der rechten Seite sieht man, dass viele Gehirnbereiche nicht richtig aktiv sind (je mehr rote und gelbe Fläche, desto aktiver, je mehr schwarze, desto inaktiver sind die Bereiche). Die Störung in diesen Hirnbereichen könnten langfristig Folgen für das Verhalten, die Kognitionen und die Gesundheit des Kindes haben. Ich bin fest davon überzeugt, dass viele Kinder, die unter psychischen, körperlichen, emotionalen bzw. Verhaltensauffälligkeiten leiden, eigentlich unter einem Mangel an Verbundenheit durch chronische Unterstimulation leiden.

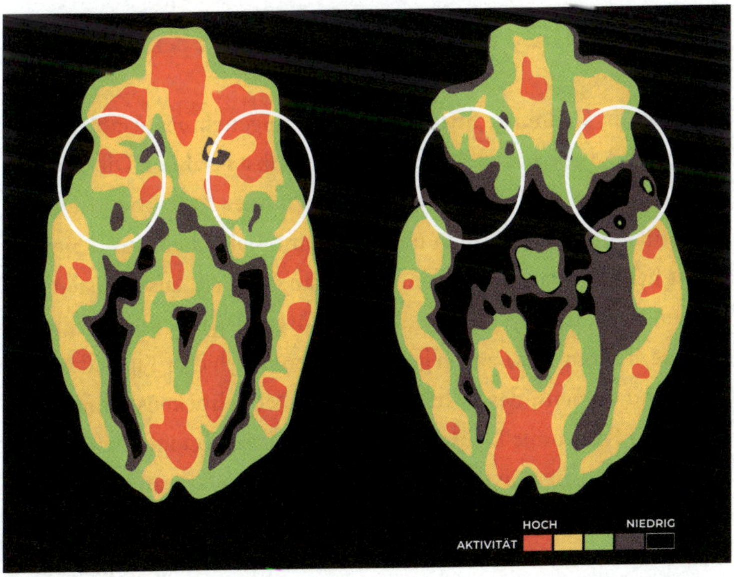

Ich möchte Eltern auf keinen Fall zu den Bösewichten dieser Geschichte machen. Ich weiß, wie hart Elternschaft bzw. das Leben für viele Erwachsene ist, und ich fühle wirklich mit. Ich weiß auch, dass Eltern nicht die Einzigen sind, die die Entwicklung des heranwachsenden Kindes beeinflussen.

Auch hier fühle ich mit. Mit ganzem Herzen bin ich *für* dich! All das ändert allerdings nichts daran, dass du dir als MaPa im Klaren darüber sein musst, wie wichtig Verbundenheit für dein Kind ist und du die Verantwortung dafür trägst, dass es diese Erfahrung zur Genüge macht. Dabei wird dir der Praxisteil helfen! Wenn man seinem eigenen Kind diese Erfahrungen nicht schenken kann, aus welchen Gründen auch immer, dann muss man sich dringend Hilfe holen. Das macht dich nicht zu einer schlechten MaPa, das macht dich zu einer verantwortungsbewussten und besonders guten MaPa! Und eins noch: Wenn dein Handy viel Aufmerksamkeit von dir frisst, dann ist es an der Zeit, etwas daran zu ändern.

DIE INNERE APOTHEKE

Wie wichtig Ordnung, Struktur und ein angenehmes Ambiente für Kinder sind, habe ich vor ein paar Jahren selbst erfahren. Die Zimmer unserer Kinder waren, wie viele Kinderzimmer sind: chaotisch, unordentlich und vollkommen überfüllt mit Spielsachen, aus denen sie längst herausgewachsen waren. Es war an der Zeit, auszumisten und aufzuräumen. Eine wahre Renovierungsorgie begann, die wir mit viel Energie, Tanzen und Lachen gefeiert haben! Nach drei Tagen des Räumens und Putzens, des Entrümpelns und Möbelrückens schmückten wir jeden Raum mit Lichterketten und stellten wenige, ausgewählte Spielsachen in die nun leeren Regale. Unsere Kinder waren hellauf begeistert: Für sie war es wie der Umzug in ein neues Zimmer. Es dauerte eine Weile, bis ich verstanden habe, was da passiert war: Sie mochten ihre Zimmer vorher nicht, weil sie von den visuellen Sinneseindrücken (vollgestopfte Zimmer, zu viele Spielsachen, zu viele Farben) überfordert waren. Das war kein Rückzugs- und Ruheort für sie! In den aufgeräumten Räumen konnten sie sich entspannen und wohlfühlen und auch die wenigen Spielsachen waren wieder interessant.

Wie wir bereits wissen, bewirken alle Erfahrungen des Kindes eine Veränderung in seinem Körperinneren. Somit auch seine Sinneserfahrungen. Lass uns erst ein kleines Gedankenexperiment machen:

- **Sehen:** Wie geht es dir, wenn du ein unruhiges Bild voller grässlicher Farben siehst?
- **Hören:** Wie geht es dir, wenn jemand mit einer Münze über die Schultafel kratzt und weitermacht, obwohl du ihn bittest aufzuhören?
- **Schmecken:** Welche Nahrungsmittel findest du wirklich ekelhaft? Wie geht es dir, wenn man dich dazu zwingt, sie zu essen?
- **Tasten/Fühlen:** Gibt es Kleidungsstücke oder andere Dinge, die sich auf deiner Haut unangenehm anfühlen?
- **Riechen:** Was passiert, wenn du Erbrochenes riechst? Oder den Schweißgeruch eines anderen Menschen?

Alle die in diesen Beispielen genannten Sinnesinformationen werden über die Sinnesorgane in elektrische und chemische Impulse übersetzt, an die entsprechenden Zentren im Gehirn weitergeleitet und so vom Kind erfahren. Das wiederum kann verschiedene körperliche Empfindungen, Gefühle, Erinnerungen, Gedanken auslösen. Nicht alle Sinneserfahrungen erreichen das Bewusstsein. Aber alle Sinneserfahrungen bewirken etwas in deinem Körper. Alles, was dein Kind hört, berührt, sieht, schmeckt und riecht, wird in Chemie und Elektrizität seines Körpergeistes umgewandelt.

Diese Veränderungen können neutral für den Körper sein, sie können die Gesundheit aber auch stärken oder schwächen. Die Fähigkeit des Körpers, sich durch kraftvolle Erfahrungen der Sinne – Klang, Berührung, Sehen, Geschmack und Geruch – wieder ins Gleichgewicht zu bringen und vielleicht sogar ein Stück weit zu heilen, bezeichne ich als »innere Apotheke«. Wenn wir für unsere Kinder ein größeres körperliches und emotionales Wohlbefinden schaffen wollen, können wir versuchen, mehr Sinneserfahrungen anzubieten, die ihnen guttun. Zur inneren Apotheke gehören für mich nicht nur Sinneserfahrungen, die einem Kind dabei helfen, in ein gesundheitsförderndes Gleichgewicht zu kommen, sondern auch positive Gedanken und Überzeugungen als positive Selbsterfahrung (Ebene 1 der Erfahrungsebenen, siehe Seite 21). Das bedeutet nicht, dass wir einem schwer kranken Kind ein bestimmtes ätherisches Öl unter die Nase halten, ihm Mantren vorsingen und ihm wirksame Medikamente vorenthalten! Es bedeutet nur das, was ich sage: Die Qualität der Sinneserfahrungen eines Kindes und die der Überzeugungen, die ein Kind von sich selbst hat, beeinflussen das körperliche und geistige Wohlbefinden eines Kindes und langfristig auch seine Gesundheit.

VERHALTEN ALS SYMPTOM

Ich bin mittlerweile überzeugt davon, dass Verhaltensstörungen in der Kindheit rückblickend häufig das erste Symptom einer chronischen Erkrankung des Erwachsenenalters sind – zumindest dann, wenn die Ursache der Verhaltensauffälligkeit nicht behoben wurde!

Viele Experten gehen davon aus, dass außerdem die Zusammensetzung des Mikrobioms und das kindliche Temperament miteinander assoziiert sind. Da wir nun wissen, dass das moderne Mikrobiom eine eher negative Entwicklung zeigt, können wir meiner Meinung nach auch davon ausgehen, dass das dem Temperament vieler Kinder nicht unbedingt zugutekommt.

Wenn der Körper ständig Erfahrungen macht, für die er nicht ausgestattet wurde (etwa zu viel Stress, zu wenig Schlaf, schlechte Ernährung), dann fängt unter anderem sein Immunsystem an, Alarm zu schlagen. Halten diese negativen Erfahrungen zu lange an, befindet sich das Immunsystem in einem dauerhaft alarmierten Zustand. Es kann zu einer chronischen Entzündungsreaktion kommen, der sogenannten chronischen Inflammation. Der Körper ist dann ständig seinen eigens produzierten Entzündungsmolekülen ausgesetzt (zum Beispiel Zytokinen). Diese können letztendlich das eigene Gewebe und Organe schädigen und zu chronischen Krankheiten aller Art führen. Diese chronische Inflammation kann auch die Funktionsweise des kindlichen Gehirns und so sein Verhalten beeinflussen (siehe Seite 150)! Insgesamt sieht es so aus, als ob Kinder mit Verhaltensproblemen im Erwachsenenalter ein erhöhtes Risiko haben, an diversen chronischen Krankheiten zu erkranken.

KINDERGESUNDHEIT IN GEFAHR

Das Gesundheitssystem sollte wirklich nicht Gesundheitssystem heißen, denn das oberste Ziel dieses Systems ist es, Krankheiten herauszufischen und Symptome zu beseitigen. Unsere Kinder werden nicht von einem Health Care System, sondern von einem Sick Care System versorgt! Es heißt schließlich auch Krankenhaus und nicht Gesundheitshaus, das ist doch gruselig, findest du nicht? Kindergesundheit ist ein ganzheitliches Thema. Menschen, die sich für Kindergesundheit einsetzen, müssen also ganzheitlich denken können und über ein ganzheitliches Wissen verfügen. Natürlich lernen wir Kinderärzte viel in unserer zwölfjährigen Ausbildung, aber der Schwerpunkt liegt eindeutig darauf, Krankheiten zu erkennen, Krankheiten herauszufischen und die körperlichen Krankheitssymptome zu beseitigen. Zum Zeitpunkt meiner Facharztprüfung wusste ich mehr über Krankheiten als je zuvor, hatte aber praktisch null Wissen zu den Themen Ernährung, Bindung, Verbundenheit, Trauma oder Stress und noch weniger Wissen zu diversen Zusammenhängen im Körper, die man als Kinderärztin unbedingt wissen sollte. Statt diese wirklich wichtigen Dinge (auch für einen selbst) zu lernen, habe ich mich beim stundenlangen Mikroskopieren, auf der Suche nach kranken Zellen, deren Namen ich längst vergessen habe, zu Tode gelangweilt.

Ich erinnere mich an eine Ärztin, die einmal bei uns in der Praxis gearbeitet hat. Sie hat sechs Jahre studiert, war dann weitere sechs Jahre in der Kinderklinik als Assistenzärztin und schließlich weitere vier Jahre als Fachärztin für Kinderheilkunde und Oberärztin in einer Klinik tätig, bis sie bei uns landete. Sie war eine hervorragende Ärztin und hatte ein beeindruckendes Fachwissen, von dem ich mir mehrere Scheiben hätte abschneiden können.

Aber das alles reicht nicht, wenn man nicht genug über die gesunde Entwicklung eines Kindes weiß: Einmal stellte sie für ein zweijähriges Kind wegen O-Beinen eine Überweisung in die Kinderorthopädie aus, woraufhin der Orthopäde sie auslachte und fragte, ob sie noch nie ein gesundes zweijähriges Kind habe gehen sehen, die O-Beine seien ganz normal. Ein anderes Mal schickte sie ein sechs Monate altes Mädchen ins Schlaflabor, weil das Baby nicht durchschlafen wollte (ein weiterer Anruf bei uns mit viel Gelächter am anderen Ende des Hörers erfolgte). Ich will gar nicht anfangen zu erzählen, was ich – bevor ich selbst Kinder hatte – Eltern schon an völlig sinnfreien Ratschlägen mit nach Hause gegeben habe …

Ich erzähle das, um zu zeigen, dass wir Kinderärzte im Studium und in der Facharztweiterbildung kaum etwas über Gesundheit, über das große Spektrum von Normalität, über Prävention und echte Heilung gelernt haben. Unsere Ausbildung ist spannend, voller Wissen und kann uns dabei helfen, Leben zu retten, dennoch verfügen wir kaum über präventives Wissen. Können wir Kindern und ihren Familien damit wirklich dabei helfen, ein gesünderes Leben aufzubauen?

Gott sei Dank gibt es mittlerweile immer mehr Kinderärzte, die über den Tellerrand ihrer eigenen Ausbildung hinausschauen und dort Welten an Wissen entdecken, von denen sie nie etwas geahnt haben. Leider möchten viele dieser ganzheitlich denkenden Ärzte nicht mehr in einer kassenärztlichen Praxis arbeiten, da sie dort für die Zeit, die sie investieren müssen, um ihr gesundheitserhaltendes Wissen an Eltern weiterzugeben, nicht bezahlt werden.

Aber nicht nur wir Kinderärzte tragen – unfreiwillig – dazu bei, dass Prävention einen so geringen Stellenwert in unserer Gesellschaft hat. Auch viele Eltern tun das! Während es einigen Eltern an gesundheitsrelevantem Wissen fehlt, mangelt es anderen an der nötigen Disziplin und Motivation, vielleicht auch an Zeit und Geld, um das, was sie wissen, umzusetzen. Aber Prävention liegt nicht nur in den Händen von uns Eltern oder Kinderärzten, sie erfordert neue Strukturen, neue Entscheidungen von viel weiter oben. Und manchmal stelle ich mir die Frage, ob Gesundheitserhaltung jemals zu einer echten Priorität gemacht werden wird, denn schließlich ist damit kein Geld zu machen.

Solange Kinder nicht das bekommen, was sie brauchen, können wir ihre Gesundheit nicht ganzheitlich schützen. Unsere Kinder verdienen eine Gesundheitsrevolution, die das System, die Ärzte und die Eltern miteinbezieht.

GANZHEITLICHE KINDERGESUNDHEIT NEU DEFINIERT

Wenn einem klar wird, dass es keine Trennung zwischen Körper und Geist, zwischen Materie und Energie, zwischen dem Kind und seiner Umwelt, zwischen Kinder- und Familiengesundheit gibt, weil das eine nahtlos in das andere übergeht, verändert sich das Bild vom Kind und von Kindergesundheit grundsätzlich. So fundamental, dass man sogar sich selbst verändert. Die WHO definiert Gesundheit als Zustand des vollständigen körperlichen, geistigen und sozialen Wohlbefindens und nicht nur als Fehlen von Krankheit oder Gebrechen.

ZU THEORETISCH? KEIN PROBLEM!

Meine Definition lautet: Kindergesundheit ist ein Prozess im Körper, der sich entfaltet, während das Kind bedürfnisfreundliche Erfahrungen sammelt, die ihm dabei helfen, sein angeborenes Potenzial auf körperlicher, geistiger und spiritueller Ebene zu entfalten.

Kindergesundheit beginnt nicht erst in der Kinderarztpraxis! Kindergesundheit beginnt zu Hause und wird genährt von der Verbundenheit zwischen Eltern und ihren Kindern. Ganzheitliche Kindergesundheit kann sich nur entfalten, wenn Kinder durch ganzheitlich denkende Eltern und Kinderärzte begleitet werden. **Eine ganzheitliche Kinderärztin/ein ganzheitlicher Kinderarzt**

- fokussiert sich nicht nur darauf, die Krankheit eines Kindes zu heilen, sondern die Gesundheit eines Kindes zu schützen.
- berücksichtigt in seinen Empfehlungen die drei Schichten des kindlichen Seins (Körper, Geist und Seele) und bezieht die vier Erfahrungsebenen in seine Empfehlungen mit ein.
- hat immer einen Blick auf die Familienverbundenheit und auf das Wohlbefinden der Eltern.
- arbeitet bedürfnisorientiert, erstellt individuelle Therapien und erkennt, wann andere Experten hinzugezogen werden sollten.
- erkennt die Grenzen komplementärmedizinischer Methoden an und riskiert niemals die Gesundheit eines Kindes durch seine Liebe zu diesen Methoden.

AUF EINEN BLICK

Das sind die acht wichtigsten Punkte aus diesem Kapitel:

1. Die Interaktion zwischen Eltern und ihrem Kind ist die wichtigste gesundheitsformende Erfahrung überhaupt.
2. Eltern sollten ihr Kind so begleiten, dass es sich entfalten und kennenlernen kann.
3. Ein Kind, das vernachlässigt wird, sich bedroht und nicht mit seinen Eltern verbunden fühlt, entwickelt andere biologische Systeme und eine andere Gehirnarchitektur als eines, das sich sicher, geborgen und verbunden fühlt.
4. Eltern sollten die Verantwortung für die Gesundheit ihrer Kinder niemals vollständig an uns Kinderärzte abgeben, da Kindergesundheit zu Hause beginnt!
5. Die grundlegende Architektur des Gehirns wird in einem kontinuierlichen Prozess aufgebaut, der in der pränatalen Zeit beginnt und bis ins Erwachsenenalter andauert. Das Fundament wird in der pränatalen Zeit und in den ersten drei bis vier Lebensjahren eines Kindes geformt und es kostet Zeit und Kraft, dieses Fundament im späteren Verlauf des Lebens zu korrigieren – aber es ist möglich.
6. Wenn die Ursache für Verhaltensstörungen von Kindern nicht behoben wird, dann haben Kinder mit Verhaltensauffälligkeiten im Erwachsenenalter ein erhöhtes Risiko, an diversen chronischen Krankheiten zu erkranken.
7. Es ist Zeit für eine Kindergesundheitsrevolution! Wir brauchen eine Mind-Body-Soul-Pädiatrie mit Fokus auf die körperlichen, geistigen und spirituellen Bedürfnisse des Kindes.
8. Eltern müssen verstehen, wie wichtig Verbundenheit für die Gesundheit ihres Kindes ist. Wenn sie selbst es sind, die der Verbundenheit zu ihren Kindern im Weg stehen, dann dürfen sie Verantwortung dafür übernehmen und sich Hilfe holen.

Kapitel 4

(Familien)Stress im Visier

Stress wird leider immer noch von vielen Ärzten, aber auch von Eltern und anderen Experten für Kinder stiefmütterlich behandelt. Meine Hoffnung ist, dass ich dazu beitragen kann, dies zu verändern. Stress ist eine der weltweit führenden Krankheitsquellen überhaupt und macht leider auch nicht vor unseren Kindern halt. In diesem Kapitel nehmen wir Eltern- und Kinderstress und seine Folgen auf Körper und Geist genauer unter die Lupe und legen mit diesem Wissen das Fundament für eine glücklichere und gesündere Kindheit.

WIE STRESS UNSERER FAMILIE WEHGETAN HAT

Meine Kinder zu begleiten, ist für mich eine große Aufgabe, wenn nicht die größte Aufgabe überhaupt. Obwohl sie meine oberste Priorität sind, konnte ich sie nicht immer wie meine oberste Priorität behandeln, beispielsweise als uns die Pandemie in eine existenzielle Krise gestürzt hat. Der Stress, den wir in dieser Zeit durchlebt haben, war unerträglich, wahrscheinlich sogar traumatisierend, vor allem wegen der fehlenden Unterstützung, des fehlenden Mitgefühls und des fehlenden Verständnisses unserer Mitmenschen. Wir waren mehr oder weniger ohne Hilfe gefangen in einem Abwärtsstrudel – und das über zwei Jahre! Es war so schlimm, dass mein Mann und ich abends manchmal nebeneinandersaßen und uns wunderten, warum wir noch nicht tot umgefallen sind. Es war eine furchtbare, sehr belastende Zeit, die einen Abdruck bei jedem einzelnen Familienmitglied hinterlassen hat. Das Wissen, dass all dieser Stress, die Unvorhersehbarkeiten, unser Zeitmangel, die ständigen Sorgen und Ängste und unsere Reizbarkeit das Gehirn unserer Kinder geformt und ihr Nervensystem und ihre Gesundheit infiltriert hat, hat mich wirklich fertiggemacht. Nachdem sich die Situation wieder beruhigt hatte, standen wir vor einem Scherbenhaufen und mussten überlegen, was wir damit anfangen sollten. Wir wollten unseren Kindern dabei helfen, ihre Scherben wieder zu einem schönen Ganzen zusammenzufügen. Leid ist schmerzhaft. Aber Leid kann, wenn es verarbeitet und in einen ganzheitlichen Kontext eingebettet wird, auch eine Quelle für Weisheit und Glück sein.

Die Heilung unserer verletzten Familie sollte unsere bislang wichtigste Mission werden. Sie erforderte viele Momente heilsamer Verbundenheit mit unseren Kindern, Momente, denen ich mich erst hingeben konnte, als mein Nervensystem sich beruhigt hatte. Erst dann konnte ich meine verbindenden Mamafähigkeiten wie feinfühliges Begleiten emotional aufgewühlter oder gestresster Kinder wieder abrufen.

Kennst du die Kintsugi-Kunst aus Japan? Dabei werden Keramik- oder Porzellanbruchstücke mit Goldlack wieder zusammengeklebt und auf diese Weise repariert. Dabei entsteht etwas einzigartiges Ganzes. Es geht dabei um Wertschätzung und das Annehmen von Unvollkommenheiten. Für mich ist es eine Metapher dafür, dass man aus etwas scheinbar Kaputtem etwas noch Schöneres erschaffen kann. Damit auch unsere Kinder diese Erfahrung machen können, haben wir gemeinsam mit ihnen zerbrochene Tassen zusammengeklebt. Falls dich das interessiert: Es gibt Kintsugi-Sets zu kaufen!

Ich begann, mit meinem breiten Verständnis von Stress, Verbundenheit, Trauma und Krankheit bzw. Gesundheit zu experimentieren, und erkannte dabei viele neue Zusammenhänge. Aus meinem Fachwissen und meinen persönlichen Erfahrungen entwickelte ich mein eigenes Modell ganzheitlicher Kindergesundheit:

1. **Wissen allein reicht nicht:** Verbundenheit ist eine Erfahrung. Egal, wie oft man seinem Kind erklärt, dass man es liebt, ihm ankündigt, dass es bald besser wird, oder man Versäumtes nachholen will: Es reicht nicht! Wenn ein Kind häufig oder lange unter Stress steht oder sich ungeliebt fühlt, ist das **seine** belastende Wahrheit. Verbundenheit muss es fühlen, nicht nur davon hören.
2. **Unverbundenheit und Stress** haben einen massiven Einfluss auf ganzheitliche Kindergesundheit.
3. **Das Wohlbefinden der Eltern** ist von zentraler Wichtigkeit für die ganzheitliche Gesundheit des Kindes.
4. **Wunden können heilen** und man kann gestärkt aus diesem Heilungsprozess hervorgehen.
5. Manchmal geht es nicht mehr ohne **Hilfe von außen**.

Eltern müssen sich mit dem Thema Stress beschäftigen, denn Stress kann im Kindesalter eine unglaublich toxische Macht entfalten. Außerdem kann die schädliche Wirkung von Stress auch dann noch anhalten, wenn die stressige Situation längst vorüber ist. **Das größte Problem jedoch ist, dass viele Eltern gar nicht merken, dass sie selbst oder ihre Kinder gestresst sind.** So kann Stress klammheimlich sein Gift versprühen, ohne dass jemand etwas davon mitbekommt. Ähnlich wie ein Schwelbrand, der unbemerkt vor sich hin schwelt, bis das Feuer – scheinbar aus dem Nichts – ausbricht.

DER SCHWELBRAND

Es war Sonntagmorgen, als mein damals neunjähriger Sohn in unser Schlafzimmer gerannt kam und schrie »Es brennt! Es brennt!«. Sofort waren wir hellwach und rannten unserem Kind hinterher. Den Flur entlang, die Treppen runter und raus aus dem Haus in den Garten. Dort brannte die Polyrattan-Kissentruhe lichterloh. Es war ziemlich windig und die Flammen reichten mehrere Meter hoch. Mein Mann und ich begannen, das Feuer zu löschen. Selbst nachdem der Brand gelöscht war, dauerte es einige Zeit, bis sich unser Adrenalinpegel beruhigt hatte. Erst dann konnten wir die ganze Situation richtig in uns aufnehmen:

Die ganze Hauswand, an der die Truhe stand, war schwarz. Es war heiß, es stank und es rauchte. Die Truhe war bis auf das Metallgestell komplett abgebrannt. Ganz in der Nähe standen eine Gießkanne und mehrere Schüsseln und der Weg vom Feuer bis zum Waschbecken in der Küche war nass. Ich begann zu zittern und bekam Gänsehaut, als mir klar wurde, was das zu bedeuten hatte: Mein Sohn hatte versucht, das Feuer selbst zu löschen.

Was hatte den Brand ausgelöst? Irgendwann beichtete unser Sohn, dass er drei Tage zuvor mit seinem Freund da draußen ein Räucherstäbchen angezündet habe. Er habe es dann, nachdem es abgebrannt war, auf die Truhe gelegt. Es folgte ein langes Gespräch mit ihm. Außerdem sahen wir seinen Versuch, das Feuer zu löschen, als ein potenziell traumatisierendes Ereignis und verarbeiteten das direkt mit ihm.

An und für sich ist Feuer nichts Schlechtes. Feuer ist wichtig und nützlich, solange man weiß, wie man damit umzugehen und worauf man zu achten hat. Außerdem sollte immer ein Feuerlöscher in der Nähe sein, wenn mit Feuer hantiert wird. Genau so ist das mit Stress: Stress ist nichts Schlechtes. Stress ist wichtig und nützlich, solange man damit umzugehen weiß. Jeder Mensch sollte über Stressmanagementfähigkeiten verfügen und ein Gespür für das eigene Stresslevel haben.

DIE KINDLICHE STRESSERFAHRUNG ERNST NEHMEN

Gedankenexperiment: Nehmen wir an, es ist sieben Uhr früh an einem Wochentag. Du hast es sowieso schon eilig und dein Kind schmeißt aus Versehen eine Tasse Kakao um. Der Kakao durchtränkt dein frisch angezogenes Kind, ergießt sich über den Tisch, über den Stuhl auf den Boden. Dein Stresserleben wird ein anderes sein, als wenn das Gleiche passiert, während du seit zwei Wochen in einem herrlichen Strandhaus auf Bali bist.

Das Stresserleben wird durch viele Faktoren beeinflusst. Deshalb erleben viele Menschen die gleiche Situation auf völlig unterschiedliche Weise. Auch du kannst – wie du in diesem Beispiel gesehen hast – die gleiche Situation in unterschiedlichen Tagesformen anders wahrnehmen. Das Gleiche trifft auch auf das Stresserleben deines Kindes zu: Die Faktoren, die sein Stresserleben beeinflussen, sowie seine Stresstoleranz sind sehr individuell und von Kind zu Kind unterschiedlich. Das Stresserleben hat weniger mit der Situation selbst zu tun als mit dem, was das kindliche Gehirn daraus macht.

FAKTOREN, DIE DAS PERSÖNLICHE STRESSERLEBEN BEEINFLUSSEN KÖNNEN

- Alter bzw. persönliche Hirnreife
- Prägung des Stresssystems in der Schwangerschaft
- Die Art und Weise, wie das Kind bestimmte Stressoren interpretiert (Ist die schlechte Note eine Bedrohung, weil die Enttäuschung der Eltern zu groß ist oder weil sie eine Strafe nach sich zieht? Oder ist die Note einfach eine Note, eine von vielen, weil die Eltern voller Vertrauen sind?)
- Fähigkeiten zur Selbstregulation
- Persönlichkeitsstruktur und genetische Prädisposition
- Aktuelles Stresslevel, Energiereserven, Wohlbefinden, gesundheitlicher Zustand, Status der eigenen Bedürfnisse (Schlaf, Ernährung, Bewegung usw.)
- Grad der Verbundenheit zu den Bezugspersonen
- Stresslevel und Verhalten der Eltern sowie deren Fähigkeit, ihr Kind durch seinen Stress zu begleiten

TIPP

Achte darauf, was du sagst. Sätze wie »Stell dich nicht so an, die Spinne ist viel kleiner als du!« oder »Das hat doch jetzt nicht so wehgetan!« oder »Findest du nicht, du übertreibst jetzt ein bisschen?« haben in einer gelungenen Beziehung nichts zu suchen. Beschreibe lieber, was dein Kind gerade durchmacht, dann fühlt sich dein Kind ernst genommen, gesehen, verstanden und lernt auch noch das nötige Vokabular, um seine eigenen Empfindungen eines Tages selbst beschreiben zu können. Mehr dazu im Praxisteil!

DAS 3-IN-1-GEHIRN: ANATOMIE UND FUNKTION

Damit du das Verhalten deines Kindes besser verstehen kannst, möchte ich dir anhand eines sehr stark vereinfachten Modells etwas über die kindliche Gehirnentwicklung erzählen. Es ist viel leichter, verständnisvoll und mitfühlend mit seinem Kind zu bleiben, wenn man weiß, was in seinem Inneren gerade los ist.

Das menschliche Gehirn besteht aus drei Teilen:

1. **Chefzentrale:** Der präfrontale Kortex
2. **Katzengehirn:** Das limbische System
3. **Reptiliengehirn:** Der Hirnstamm

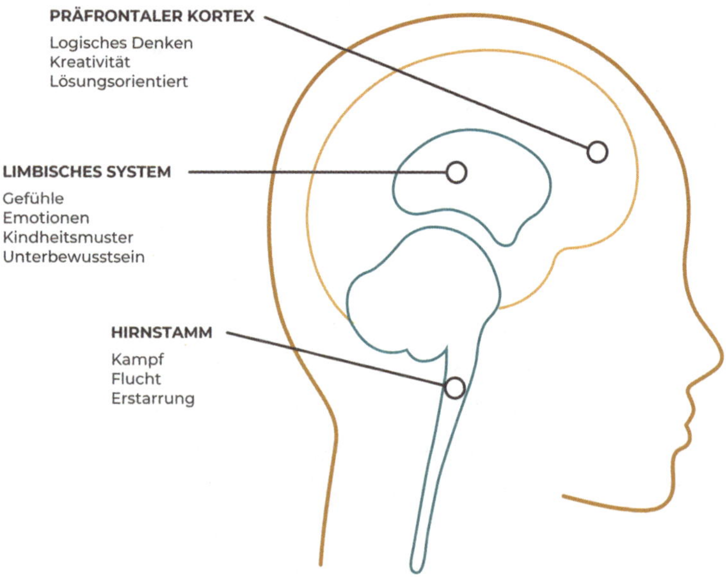

Angelehnt an das »Triune Brain« von Paul D. MacLean

Das **Reptiliengehirn** (Hirnstamm) ist der unterste Teil des Gehirns, es geht in das Rückenmark über. Diesen Anteil des Gehirns gab es schon lange bevor es Menschen gab. Er steuert unbewusste, auch primitive Prozesse, die absolut überlebensnotwendig sind, unter anderem die Überlebensreaktionen wie Kampf, Flucht, Erstarrung sowie Herzschlag und Atmung.
Das **Katzengehirn** mit dem limbischen System entwickelte sich erst, als die Tiere begannen, ihren Nachwuchs zu säugen und an sich zu binden. Evolutionär gesehen war das eine neue, wichtige Überlebensstrategie! In diesem Teil des Gehirns geht es unter anderem um Gefühle, Emotionen, Kindheitsmuster und es spielt eine große Rolle für das Unterbewusstsein. Hier liegt auch die Amygdala. Sie ist unser Gefahrenscanner und ist immer auf der Suche nach etwas Bedrohlichem. Die walnussförmige Oberfläche des Gehirns ist der jüngste Anteil des Gehirns, der Kortex. Den Anteil, der direkt hinter der Stirn liegt, nennen wir **Chefzentrale** oder auch präfrontalen Kortex. Er macht unsere grandiosen menschlichen Fähigkeiten erst möglich. Er ist verantwortlich für logisches und rationales Denken, Moral, Kreativität, Empathie, Regulierung von Emotionen, durchdachte Problemlösung und Entscheidungsfindung, das Lesen von Körpersprache.
Daniel Siegel hat dieses einfache Model aufgegriffen und daraus ein sogenanntes **Hand-Modell des Gehirns** entwickelt. Dieses Modell kann ein absoluter Gamechanger für deine Elternschaft (oder Arbeit mit Kindern/Eltern) sein!
Es ist leichter, dir das von Angesicht zu Angesicht zu erklären, deshalb bitte ich dich, dir dieses kurze Video (5 Minuten) anzusehen, bevor du hier weiterliest!

Zusammenfassung: Das Katzengehirn mit der Amygdala, der präfrontale Kortex und der Hirnstamm sind miteinander verbunden. Eine geschlossene Faust zeigt ein emotional reguliertes Gehirn, das für rationale und weise Entscheidungen verantwortlich ist. Das ist der

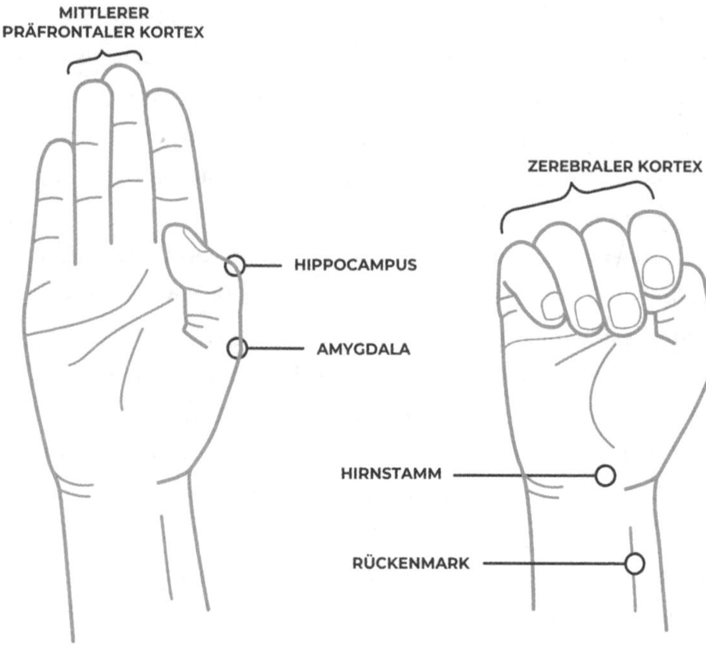

Zustand, in dem Eltern gemäß ihren Werten handeln können, ihre Kinder fühlen sich sicher mit ihnen. Wenn die Finger hochgestreckt sind, dann trennt sich der präfrontale Kortex von der Amygdala. In diesem Zustand verliert die Chefzentrale ihren regulierenden Einfluss auf das Katzengehirn. Das passiert, wenn wir Angst haben, gestresst oder wütend sind. Die Hauptverantwortlichen für dein Verhalten sind in diesem Zustand also das primitive Reptiliengehirn, dem es nur ums Überleben geht, und dein hochemotionales Zentrum mit dem Gefahrenscanner. Der präfrontale Kortex schaltet sich ab und arbeitet nicht mehr gut mit dem Rest des Gehirns zusammen. Wenn du in einem »Finger-hoch-Zustand« bist, dann bist du unberechenbar für dein Kind, es fühlt sich unsicher oder hat vielleicht sogar Angst. Du bist nicht in der Lage mitzufühlen, seine Gestik und Mimik feinfühlig zu deuten, und kannst weder dein Kind noch die Situation ganzheitlich betrachten, da dies alles Fähigkeiten sind, für die du die Chefzentrale brauchst. Du siehst in diesem Zustand nur noch das, was gefährlich sein könnte bzw. Gefahren, wo möglicherweise gar keine sind. Leider kann das auch dein Kind sein, wenn es irgendwas tut oder sagt, nicht tut oder nicht sagt, was dein Stresserleben weiter fördert.

	Geht online im Alter von	Ausgereift im Alter von
Hirnstamm	angeboren	–
Katzengehirn	2 bis 3 Jahren	mit ca. 10 bis 12 Jahren
Chefzentrale	Wächst kontinuierlich von Geburt an, Reifungsschübe z. B. im Teenageralter	mit ca. 25 Jahren

WAS BEDEUTET DAS FÜR UNSERE KINDER?

Das Verhalten eines Kindes hängt davon ab, wie weit die drei Gehirnareale ausgereift sind und wie gut sie zusammenarbeiten. Bei einem Baby ist die Chefzentrale kaum ausgebildet und das Katzengehirn noch nicht ausgereift. Das Reptiliengehirn hat damit den stärksten Einfluss auf das Wohlbefinden und Verhalten des Babys. Da das Reptiliengehirn für die Überlebensreaktion verantwortlich ist, wird bei einem Baby mit einem unerfüllten Bedürfnis auch diese Überlebensreaktion aktiviert und kann durch die rudimentäre Chefzentrale nicht herunterreguliert werden. Die Chefzentrale würde sonst so etwas sagen wie: »Mama hat deinen Durst wahrgenommen. Die Milch ist auf dem Weg. Du kannst dich jetzt entspannen!« Ein unerfülltes Bedürfnis ist für den Körpergeist eines Babys also tatsächlich eine Lebensbedrohung, deshalb wirkt ein Baby, das hungrig ist, auch so, als ginge es um Leben und Tod. Je älter ein Kind wird, desto weniger bedrohlich sind kurzfristig ungestillte Bedürfnisse für sein Gehirn. Denn

je älter ein Kind wird, desto besser wird es darin, seine emotionalen Zustände und seine aktivierte Stressreaktion selbst zu regulieren. Dazu müssen allerdings erst mal die dazu notwendigen Hirnareale (vor allem die Chefzentrale) heranreifen und sich gut miteinander vernetzen. Bis das der Fall ist, müssen Eltern diese Regulation der kindlichen Stressreaktion und emotionalen Zustände durch eine liebevolle, **feinfühlige Co-Regulation** übernehmen. Dabei beruhigt ihr Nervensystem das ihres Kindes. Diese Co-Regulation dient dem heranreifenden Gehirn während der Entwicklung seiner späteren Gehirnarchitektur als eine Art Schablone. Die Eltern nehmen ihr Kind durch das feinfühlige Co-Regulieren sozusagen an die Hand und hinterlassen dabei einen neuronalen Pfad, stabile neuronale Netzwerke, die es eines Tages allein gehen, allein abrufen kann. Sie erschaffen durch die Co-Regulation im Inneren ihres Kindes eine zelluläre Erinnerung an Ruhe und Verbundenheit, die es ihm später ermöglicht, schneller zu erkennen, wann es sich nicht »richtig und mit sich selbst verbunden« fühlt. Wichtig ist mir an dieser Stelle zu betonen, dass Jugendliche zwar eine ganz gut ausgebildete Chefzentrale haben, ihr Gehirn allerdings eine große Baustelle ist. Sie können gute rationale Entscheidungen treffen, in emotional aufgeladenen Situationen übernimmt allerdings ihr ausgereiftes limbisches System die Führung und übertrumpft den sich im Umbau befindenden präfrontalen Kortex. Das ist ein Grund dafür, dass sie trotz ihrer Fähigkeit, vernünftig zu denken, manchmal doch zu riskanten und irrationalen Entscheidungen neigen.
Das Verhalten eines Kindes hängt davon ab, wie weit diese Gehirnanteile ausgereift sind und wie gut sie zusammenarbeiten. Die Chefzentrale wächst kontinuierlich, durchläuft aber bestimmte Entwicklungsschübe (zum Beispiel während der Adoleszenz) und ist ungefähr mit 25 Lebensjahren ausgereift. Das Katzengehirn entwickelt sich ebenfalls nach der Geburt weiter und ist vor allem während der Autonomiephase sehr dominant. Einige Experten gehen davon aus, dass das limbische System mit 10 bis 13 Lebensjahren ausgereift ist, sicher deutlich vor der Chefzent-

rale. Mit zunehmender Reife der Chefzentrale kann die Aktivierung des Katzen- und Reptiliengehirns besser kontrolliert werden, vor allem wenn diese Interaktion durch gute Co-Regulation der Eltern gefördert wurde.

DIE NEUROBIOLOGIE VON STRESS

Ich werde dir Stress in diesem Kapitel etwas detaillierter erklären, als in Elternratgebern üblich ist. Du musst dir auf keinen Fall alles merken, aber du darfst ein Gespür dafür entwickeln, was Stress wirklich für dein Kind – und für dich selbst – bedeutet! Stress ist so viel mehr als Mental Overload und wenn du das verstanden hast, wird dir auch klar, warum chronischer Stress für dein Kind (und auch für dich) so schädlich ist. Das wiederum gibt dir den nötigen Antrieb, um etwas zu verändern.

Zunächst einmal möchte ich dir erklären, was das sympathische Nervensystem (kurz Sympathikus) ist. Es gehört zum sogenannten autonomen Nervensystem und reguliert zusammen mit seinem Gegenspieler, dem parasympathischen Nervensystem (kurz Parasympathikus), körperliche Prozesse. Die Hauptaufgabe des Sympathikus ist es, den Körper zu aktivieren und in Handlungsbereitschaft zu versetzen. Der Parasympathikus als Gegenspieler entspannt den Körpergeist.

ZU THEORETISCH? KEIN PROBLEM!

Der Sympathikus funktioniert wie das Gaspedal eines Autos. Er aktiviert den Körpergeist und sorgt für einen Energieschub, damit er auf wahrgenommene Gefahren reagieren kann. In diesem Zustand baut der Körper Energiereserven ab. Der Parasympathikus wirkt wie eine Bremse. Er fördert die Reaktion »Ausruhen und Verdauen« und füllt die Energiereserven wieder auf. Ein balanciertes Zusammenspiel aus Sympathikus und Parasympathikus ist wichtig für die Gesundheit des Menschen. Diese Balance wird durch chronischen Stress gestört, denn chronischer Stress sorgt dafür, dass der Körpergeist des betroffenen Menschen in einem hochaktiven, energiefressenden Zustand stecken bleibt. Das Gaspedal ist bei chronischem Stress sozusagen ständig gedrückt. Das ist für den Körper genauso schädlich wie für den Motor eines Autos, weil der Körper, genauso wenig wie ein Auto, nicht für dauerhaftes Gasgeben gemacht ist.

Reisen wir einmal eine Million Jahre zurück in die Steinzeit. Eine Gruppe von Jägern sitzt am Lagerfeuer, über dem gerade das erlegte Wild gebraten wird. Plötzlich springt ein hungriger Säbelzahntiger aus dem Gebüsch in die Gruppe. Eine Stressreaktion wird ausgelöst, die aus einem komplexen Zusammenspiel von nervalen, endokrinen und immunologischen Mechanismen besteht und unter anderem folgende Körpersysteme aktiviert:

1. Sympathikus-Nebennierenmark-Achse (SNA)
2. Hypothalamus-Hypophysen-Nebennierenrinden-Achse (HHNA)
3. Immunsystem

Als Stressreaktion bezeichnet man alle physiologischen Veränderungen und Verhaltensänderungen als Reaktion auf einen wahrgenommenen Stressor (= Stressauslöser).

Der Säbelzahntiger ist ein solcher über die Sinne des Jägers wahrgenommener Stressor. Die Informationen über den Säbelzahntiger (»Der Säbelzahntiger steht direkt vor mir«) wird direkt an die **Amyg-**

dala – den menschlichen Gefahrenscanner Gehirn – weitergeleitet. Ihre Bewertung der Situation bestimmt die weitere Reaktion. Wenn sie die Situation als gefährlich einstuft, wird über diverse Schritte die schnelle Stressreaktion über die **Sympathikus-Nebennierenmark-Achse** (SNA) aktiviert. Dies mündet in einem blitzschnellen Anstieg der **Stresshormone Adrenalin und Noradrenalin** (teilweise liegen sie im Nebennierenmark bereits vorproduziert vor und müssen nur ausgeschüttet werden). Diese Stresshormone zirkulieren schließlich über die Blutbahn durch den Körper, docken an die Rezeptoren ihrer Zielzellen an und vermitteln dort ihre Wirkung. Diese Stresshormone werden innerhalb weniger Minuten bereits wieder abgebaut, da sie nur für die akute Kampf- und Fluchtphase vorgesehen sind. Das alles geht so schnell, dass dein Körper schon reagiert, bevor du die Gefahr bewusst wahrgenommen hast. Das kennst du aus Situationen, in denen du aus Angst vor einer Spinne schnell zur Seite springst, um dann festzustellen, dass es nur ein Blatt gewesen ist!

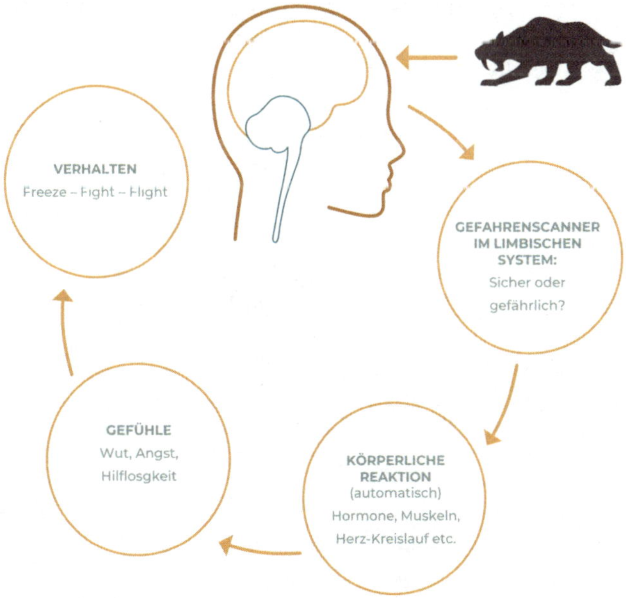

PARASYMPATHIKUS

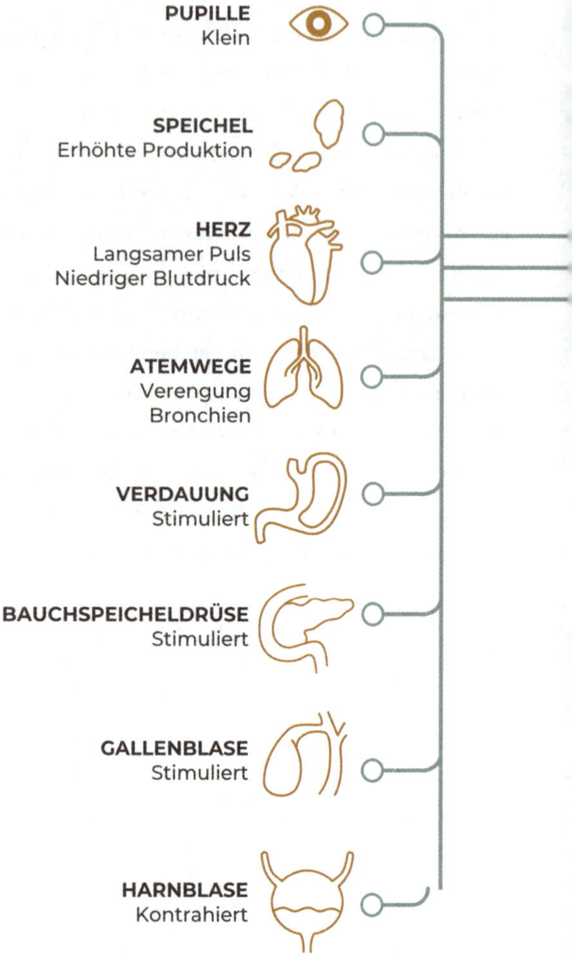

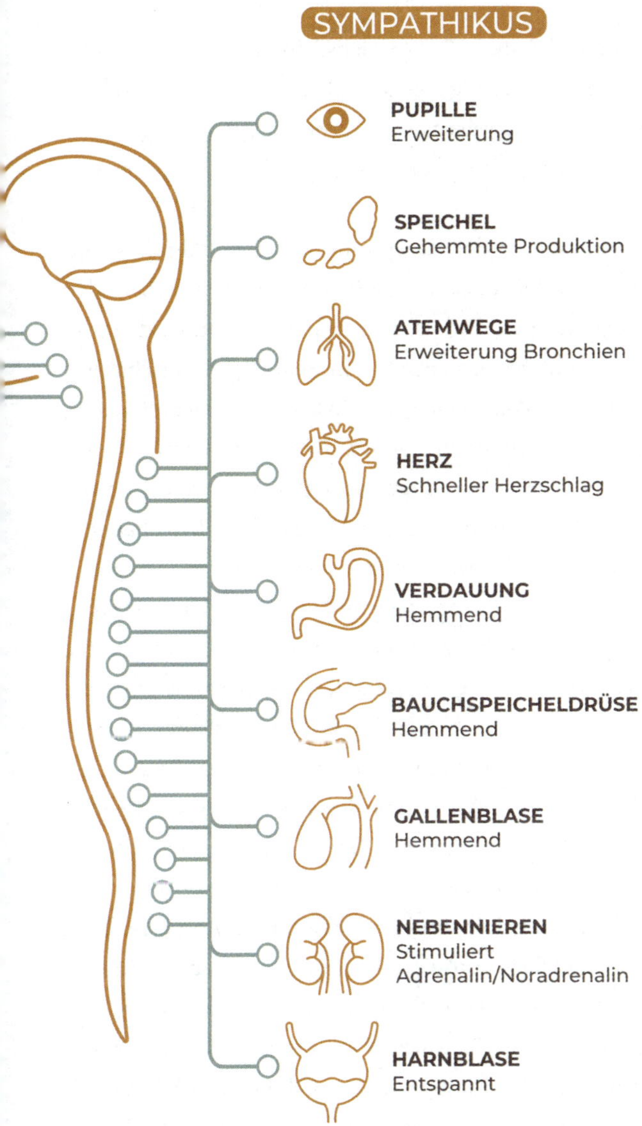
SYMPATHIKUS
PUPILLE
Erweiterung
SPEICHEL
Gehemmte Produktion
ATEMWEGE
Erweiterung Bronchien
HERZ
Schneller Herzschlag
VERDAUUNG
Hemmend
BAUCHSPEICHELDRÜSE
Hemmend
GALLENBLASE
Hemmend
NEBENNIEREN
Stimuliert
Adrenalin/Noradrenalin
HARNBLASE
Entspannt

In der Abbildung auf Seite 142/143 siehst du einige der Veränderungen, die durch Aktivierung der schnellen Sympathikus-Nebennierenmark-Achse im Körpergeist hervorgerufen werden. Der Parasympathikus bewirkt vereinfacht gesagt das Gegenteil dieser Veränderungen.

Nach ein paar Minuten ist der Kampf mit dem Säbelzahntiger entschieden: Entweder der Jäger hat ihn getötet, er konnte verschwinden oder er ist selbst gestorben. Falls der Jäger überlebt hat, wird er sich nach diesem Ereignis nicht ganz entspannen. Sein Organismus hat sich daran erinnert, dass die Welt gefährlich sein kann, und rechnet damit, dass der Säbelzahntiger (oder eine andere Bedrohung) zurückkehrt. Auf diese Situation muss er vorbereitet sein, deshalb wird die Stressantwort nicht gänzlich heruntergefahren. Dieser »Ich bleibe lieber in Alarmbereitschaft«-Zustand wird durch eine zweite Stressachse aufrechterhalten. Sie setzt zeitverzögert ein und hält länger an: die **Hypothalamus-Hypophysen-Nebennierenrinden-Achse** (HHNA). Sie beschreibt einen ziemlich komplizierten Hormonregelkreis zwischen Hypothalamus, Hypophyse (beides im Gehirn) und der Nebennierenrinde (Bauchraum). Durch Aktivierung dieser Stressachse wird letztendlich die Produktion des **Stresshormons Cortisol** in der Nebennierenrinde in Gang gesetzt. Die HHNA arbeitet mit dem Stresshormon Cortisol, um das sympathische Nervensystem – das Gaspedal – gedrückt zu halten, und beeinflusst viele Körperfunktionen und -reaktionen. Nach Aktivierung der HHNA dauert es ungefähr 15 Minuten, bis das Cortisol sich im Körper verteilt und an seine Rezeptoren angedockt hat. Über diese Cortisolrezeptoren potenziert das Cortisol teilweise die Wirkung von Adrenalin und aktiviert darüber hinaus zahlreiche andere Prozesse im Körper (zum Beispiel Bereitstellung von noch mehr Energie, Schärfung von Aufmerksamkeit und Informationsverarbeitung). Cortisol wirkt über mehrere Stunden! Diese lange Wirkdauer ist der Grund dafür, warum der Körpergeist durch die zweite Stressachse eine Zeit lang in der Alarmbereit-

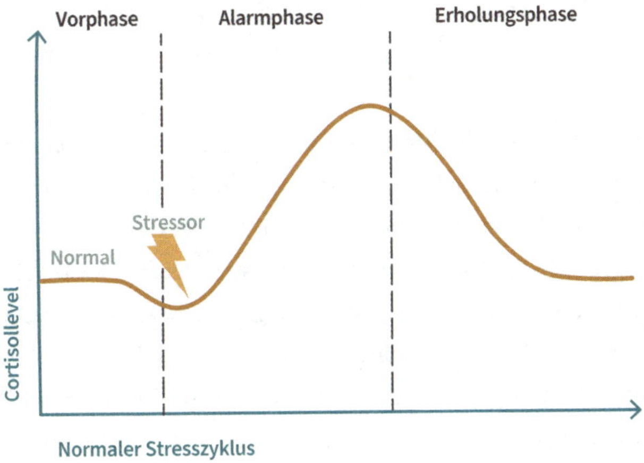

schaft fixiert wird und auch Stunden nach der initialen Stresssituation noch angespannt bleibt. Der Parasympathikus – die Bremse – dämpft schließlich die Stressreaktion und schiebt den Fuß vom Gaspedal. Erst wenn die Cortisolkonzentration sich wieder normalisiert hat, ist der Stresszyklus abgeschlossen, wie die Grafik oben zeigt.

Wann Stress ausgelöst wird, wie er erlebt wird und wie damit umgegangen wird, ist von Kind zu Kind unterschiedlich. Das Einzige, was immer gleich bleibt, ist der Ablauf der Stressreaktion selbst. Einmal ausgelöst, läuft sie immer nach dem gleichen Schema ab. Du kannst sie mit dem Bogenschießen vergleichen: Wenn der Pfeil einmal abgeschossen wird, kann er nicht mehr zurückgehalten werden, auch seine Richtung kann – einmal losgelassen – durch den Bogenschützen nicht mehr verändert werden. Dieser automatisierte Ablauf betrifft alle Menschen in allen Altersgruppen, denn diese Art, auf Stressoren zu reagieren, hat sich aus evolutionärer Sicht über viele Hunderttausend Jahre bewährt. Automatisch und schnell, das ist es, was das Überleben gesichert hat. Beispiel für einen solchen in sich abgeschlossenen Stresszyklus: Ein Kind tut sich weh, weint, die Eltern trösten, es beruhigt sich und fühlt sich wieder sicher.

PROBLEM: ALTE REAKTION, NEUE ZEITEN

Ich habe bereits darüber gesprochen, dass die Stressreaktion als eine akute, in sich abgeschlossene Anpassungsreaktion des Körpergeistes auf einen Stressor gedacht ist. Das bedeutet, dass nach jeder Aktivierungsphase auch eine **Erholungsphase** vorgesehen ist. Während dieser Erholungsphase können die Energiereserven wieder aufgefüllt werden. Obwohl es heute keine Säbelzahntiger mehr gibt, der Kühlschrank voll mit leckeren Nahrungsmitteln ist und man abends keine Angst mehr davor haben muss, zu erfrieren, gibt es mehr als genug andere Stressauslöser, die dafür sorgen, dass eine Stressreaktion – häufiger und länger denn je – aktiviert wird oder bleibt. Das bedürfnisunfreundliche Leben ist die zentrale Quelle für die **unnatürliche Aktivierung des Stresssystems** bei Eltern, Kindern und Familien. Ein riesiges Problem der heutigen Zeit ist es, dass viele Menschen nur so mit Stressoren bombardiert werden. Es gibt zu viele Pflichten, zu viele Erwartungen, zu viele Sorgen, zu wenig Zeit, zu wenig Unterstützung, kaum Erholung, zu viel Druck. Infolgedessen kann die Stressreaktion

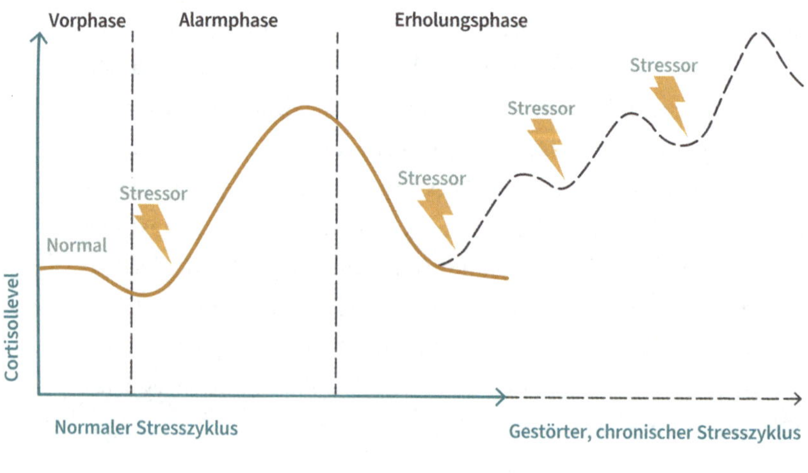

nicht adäquat abgeschlossen werden. Die Cortisolkonzentration fällt nicht mehr ab, wie die Grafik links zeigt. Wenn keine Stressreduktion erfolgt, gehen die mobilisierten Reserven zur Neige. Das dauerhaft erhöhte Stresshormon Cortisol beginnt, dem Körper zu schaden, der Organismus wird krank.

Es ist mir wichtig, noch einmal zu betonen, dass Cortisol per se nicht gefährlich für den Körper ist. Cortisol hat viele lebenswichtige Aufgaben im Körper. Im Fall von chronischem Stress entwickelt das Cortisol allerdings eine toxische Wirkung, wenn die Konzentration im Blut zu lange zu hoch ist, das heißt wenn der Stresszyklus nicht oder nur selten abgeschlossen wird und der Körpergeist keine Möglichkeiten bekommt, sich zu regenerieren und die Cortisolkonzentration zu normalisieren. Cortisol kann über die fast überall im Körper vorhandenen Cortisolrezeptoren vielfältige Wirkungen entfalten. Ist das Cortisol zu lange erhöht, kommt es zu Störungen gesundheitsfördernder Abläufe, was vielfältige Folgen für den Organismus haben kann.

Ich werde häufig gefragt, warum ich immer behaupte, dass das Leben heute für Familien so stressig ist, wo wir doch alles haben, was wir brauchen. Meine Antwort lautet: Früher war Stress oft körperlicher Natur, heute ist er oft psychischer Natur – mit einer kumulativ toxischen Wirkung. Früher gab die Natur den Takt vor, was insofern auch heilsam sein konnte, weil sich die genetischen Erwartungen des Menschen im Einklang mit den natürlichen Rhythmen und Möglichkeiten entwickelt haben. Heute leben wir eine unnatürliche Taktung, vorgegeben durch Arbeitswelt, Beschleunigung, Informationsflut und Effizienzstreben. All das hat Strukturen in unserer Welt, Abläufe und Gewohnheiten im Leben von Familien geschaffen, die ihren natürlichen Bedürfnissen nicht gerecht werden. Tagein, tagaus stoßen diese Abläufe und Strukturen Stress und somit die Produktion von Cortisol an. Ausgiebige Erholungsphasen sind für viele Menschen selten.

Nehmen wir das Beispiel Schlaf: Früher gab es kein künstliches Licht. Das heißt, die Menschen haben sich den natürlichen Rhythmen des

Tages gefügt und sind schlafen gegangen, wenn es dunkel wurde. Das ist genau der Rhythmus, den ihre Gene erwartet haben, das heißt die Menschen haben, ohne viel darüber nachzudenken, das Bedürfnis ihres Körpers nach Schlaf gestillt und so das gesundheitsfördernde Gleichgewicht im Körper wiederhergestellt. Heute schlafen Menschen, wann sie es wollen und nicht, wenn ihr Körper es braucht. Das Licht kann die ganze Nacht anbleiben und ermöglicht vielfältige Aktivitäten, die eigentlich nicht zum körperlichen Bedürfnis nach Ruhe passen (zum Beispiel bis spät in die Nacht arbeiten). Das blaue Licht von digitalen Endgeräten stört außerdem die Produktion des Schlafhormons Melatonin, was zusätzlich zum erhöhten Cortisolspiegel vieler Menschen das Einschlafen erschweren kann. Noch weniger Schlaf, noch mehr Stress. Die neuen Möglichkeiten sind großartig, aber sie verlocken den Menschen häufig dazu, die eigenen Bedürfnisse zu übergehen, vor allem dann, wenn sie ihre eigenen Bedürfnisse gar nicht kennen.

DAS STRESS-BAROMETER

Stress ist nicht gleich Stress. Es gibt akuten Stress, der kurz anhält, und es gibt chronischen Stress, der lange anhält. Das sagt noch nicht unbedingt etwas über seine Auswirkung auf den kindlichen Körper aus, da jedes Kind anders mit Stress umgeht. Eine Möglichkeit, den schädigenden Effekt von Stress auf den kindlichen Organismus darzustellen, ist das **Stress-Barometer**. Die Einteilung bezieht sich nicht auf das stressige Ereignis an sich, sondern auf die Auswirkung der Stressreaktionssysteme auf den kindlichen Körper. Der Ausdruck »toxischer Stress« bezieht sich auf die qualitative Wirkung des Stresses auf das Kind und beinhaltet keine Aussage zur Art oder Dauer des zugrunde liegenden Stresses, ebenso wenig ist er quantifizierbar. Die Verbundenheit eines Kindes zu seinen Eltern kann beeinflussen, ob die Stressampel auf Grün, Gelb oder Rot steht!

Positiver Stress	Tolerabler Stress	Toxischer Stress
Kurzfristige Stressreaktion, nur leichte Erhöhung der Herzfrequenz und der Stresshormone	Stärkere, zeitlich begrenzte Stressreaktion, die durch gute Beziehungen abgepuffert wird	Dauerhafte Aktivierung des Stresssystems, ohne Möglichkeit zur Entspannung, kein Schutz durch gute Beziehungen
Beispiel: der erste Tag mit einer neuen Bezugsperson oder eine Blutentnahme	Beispiel: schwere Unfälle oder der Verlust eines geliebten Menschen	Beispiele: Gewalt, chronische Vernachlässigung, emotionale Misshandlung, psychisch kranke Eltern, Rassismus
Bewertung: Normaler und wesentlicher Bestandteil einer gesunden kindlichen Entwicklung	Bewertung: Das Gehirn und die verschiedenen Körpersysteme können sich mit Unterstützung erholen und schädigende Wirkungen abgepuffert werden.	Bewertung: Schädigung des Gehirns und der Körpersysteme sind vorprogrammiert; Therapie nötig und langwierig.

CHRONISCHER STRESS IST GIFT FÜR KINDER

Der chronische Stress, unter dem viele Kinder heutzutage leiden, beeinträchtigt die Entwicklung einer gesunden Gehirnarchitektur, gesunder biologischer Systeme und raubt ihrem Körper die Möglichkeit, sich zu erholen und die potenziell schädlichen Auswirkungen der Stressreaktion, etwa die des Stresshormons Cortisol, auszubalancieren. Die dauerhaft erhöhten Cortisolmengen im Blut sind allerdings nicht die einzig krankheitsbefeuernde Nebenwirkung von chronischem Stress. Viele Wissenschaftler gehen davon aus, dass die sogenannte chronische Entzündung eine zentrale Rolle bei der Entwicklung vieler (stressbedingter) Krankheiten spielt.

WAS IST EINE ENTZÜNDUNG?

Eine Entzündung, auch Inflammation genannt, ist ein Prozess, bei dem unter anderem Immunzellen aktiviert werden, die das Kind vor Infektionen bzw. als schädlich erkannten Reizen wie Bakterien, Viren, Toxinen schützen. Dabei eliminieren sie den Krankheitserreger und fördern die Wiederherstellung von verletztem Gewebe. Bei Stress wird die Entzündungsreaktion ebenfalls aktiviert! So kann sich der Körper schneller und effizienter heilen, falls es zu einer Verletzung oder einer Invasion mit Keimen/Toxinen (im Rahmen der Fight-oder-Flight-Reaktion) kommt. Wie die Stressreaktion ist die Inflammation als Antwort auf eine akute Bedrohung als kurzfristiges Geschehen vorgesehen. Chronischer Stress kann die akute Entzündungsreaktion auch ohne Erreger daran hindern, abzuklingen.
Die durch chronischen Stress aufrechterhaltene Entzündungsreaktion ist eine chronische Inflammation. Sie wird gekennzeichnet durch eine geringgradige, systemische (d. h. den ganzen Körper betreffende) **chronische Entzündung**, die sich etwas unterscheidet von der infektiösen chronischen Inflammation, aber nicht weniger schädlich ist. Sie hält länger an als die akute Inflammationsreaktion und kann über Monate bis viele Jahre andauern. Sie ist gefährlich, vergleichbar mit einem unkontrollierten Brand, der alles zerstört, was ihm in die Quere kommt, dazu gehören auch körpereigene Strukturen und gesundheitserhaltende Prozesse. Sie kann zu einer Störung der immunologischen Funktion mit erhöhter Infektanfälligkeit und Krebsentwicklung führen. Außerdem kann sie schwerwiegende Veränderungen in allen Geweben

und Organen wie Gehirn, Darm, Leber, Niere, Fettgewebe und Muskelgewebe sowie eine Störung der normalen Zellphysiologie zur Folge haben. Viele Wissenschaftler gehen davon aus, dass chronische Inflammation der Nährboden vieler chronischer Krankheiten des Erwachsenenalters ist, unter anderem Herz-Kreislauf-Erkrankungen, Krebs, Diabetes mellitus, chronische Nierenerkrankungen, nichtalkoholische Fettlebererkrankungen sowie Autoimmun- und neurodegenerative Störungen und Depressionen.

Es gibt viele Hinweise dafür, dass eine systemische chronische Inflammation während der frühen Kindheit beispielsweise durch toxischen Stress nicht nur schwerwiegende Konsequenzen für die Entwicklung und Gesundheit des Kindes haben kann, sondern auch das Risiko für eine chronische Inflammation, Krankheiten und verfrühten Tod im Erwachsenenalter erhöht (vgl. die Grafik unten!). Viele Experten gehen zudem davon aus, dass Entzündungen der Mutter während der Schwangerschaft durch epigenetische Veränderungen

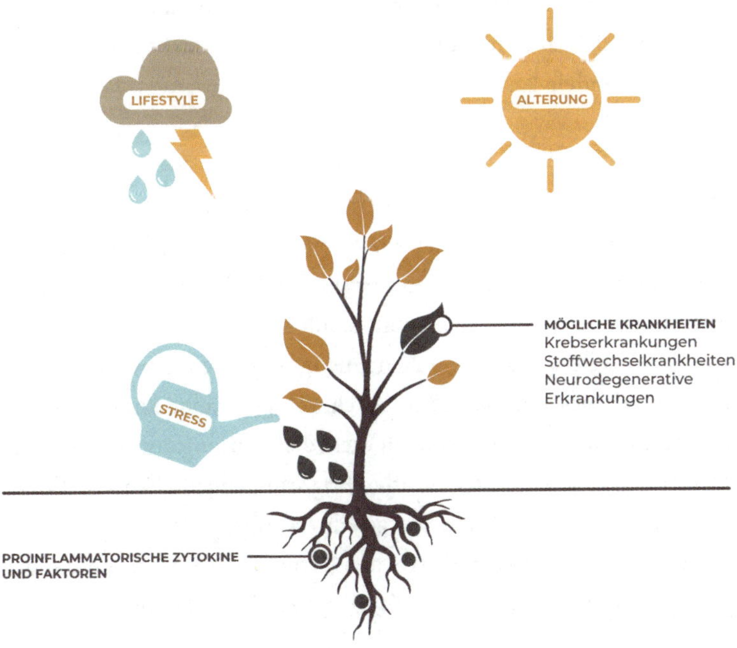

VERSCHIEDENE KRANK MACHENDE EINFLÜSSE AUF KÖRPERGEIST

an die Nachkommen weitergegeben werden und die Programmierung ihres Immunsystems beeinflussen kann, was ihr Risiko erhöht, im Leben eine chronische Inflammation zu entwickeln und eine Vielzahl von entzündungsbedingten Gesundheitsproblemen zu erleiden.

ZU THEORETISCH? KEIN PROBLEM!

Du kannst die akute Entzündungsreaktion mit einem Probe-Feueralarm vergleichen: Der Alarm aktiviert das kindliche Stresssystem, es probt bildlich gesprochen den Fluchtweg und sobald die Probe vorbei ist, kehrt wieder Ruhe und Frieden ein. Diese Erfahrung stärkt die Resilienz deines Kindes, indem sie es mit Fähigkeiten ausstattet, die es braucht, um bei einem echten Feueralarm den richtigen Weg einzuschlagen. Lang anhaltender Stress dagegen führt zu einer chronischen Inflammationsreaktion. Das ist ungefähr so, als wenn das Kind wochen- oder monatelang ununterbrochen einen Feueralarm hören würde und davon so überlastet wird, dass es nicht mehr klar denken und nicht mehr koordiniert handeln kann.

Die Wissenschaft zeigt uns, dass chronische Inflammation nicht nur durch chronischen Stress oder Infektionen aufrechterhalten wird, sondern allgemein durch eine bedürfnisunfreundliche Lebensführung mit ungesunder Ernährung, einem ungesunden Mikrobiom, Schlafmangel, sozialer Ausgrenzung, kulturellen Unstimmigkeiten, Bewegungsmangel, Umweltverschmutzung usw. Auch wenn ich keine Studien hierfür nachweisen kann, stelle ich doch diese Behauptung auf: Chronische Inflammation kann durch negative Erfahrungen auf allen vier Erfahrungsebenen (siehe ab Seite 16) genährt werden.

Es ist wichtig, dass wir Eltern den Feueralarm für unsere Kinder immer mal wieder abschalten, damit sie zur Ruhe kommen und heilen können. Streit und Konflikte sind nicht vermeidbar, aber grundsätzlich sollte das Zuhause ein Platz der Regeneration sein. Ein Ort, an dem unser Kind sein darf, wie und wer es ist. Die Verbundenheit eines Kindes zu sich selbst und zu uns Eltern schützt es letztendlich auch vor den Gefahren einer chronischen Inflammation. Im Praxisteil helfe ich dir dabei, einen solchen Ort für dein Kind zu Hause zu erschaffen!

WARUM KINDER BESONDERS STRESSGEFÄHRDET SIND

Kinder sind also aus vielen Gründen besonders stressgefährdet und es ist wichtig, dass Eltern für diese Tatsache sensibilisiert sind.

- Sie übernehmen den Stress ihrer Eltern, das heißt das kindliche Nervensystem reagiert auf das gestresste Nervensystem der Eltern. Wenn die Eltern die Situation für sich schon gelöst haben und der Stress bereits wieder abgebaut wurde, dann kann es sein, dass der Stress bei den Kindern immer noch anhält, weil sie den Stressor nicht auf der Verstandesebene verarbeiten und integrieren können.
- Sie haben ein **unreifes Gehirn** und können Angst oder stressige Situationen nicht verstandesmäßig analysieren und relativieren.
- Oft haben Kinder **keine eigenen Handlungsmöglichkeiten**, sie haben keine Möglichkeit, dem Stress zu entkommen. Leidet ein Erwachsener unter den Wohnbedingungen, dann kann er umziehen, ein Kind kann das nicht. Wenn Erwachsene mit ihren Partnern nicht zurechtkommen, können sie sich trennen, Kinder können sich nicht von Eltern oder Geschwistern trennen, wenn diese ihnen schaden. Erwachsene, denen Gewalt widerfährt, können Strafanzeige erstatten, Kinder behalten Gewalterfahrungen vielleicht für sich, etwa aus Schamgefühlen oder aus Angst vor dem, was passieren könnte, wenn sie darüber sprechen (vor allem wenn Bezugspersonen die Täter sind). Auch streitenden Eltern sind Kinder hilflos ausgeliefert.

- Sie denken »**Das gehört zum Leben**«. Kinder, die mit rassistischer Diskriminierung aufwachsen, kommen vielleicht gar nicht auf die Idee, Ungerechtigkeit oder andere Stressoren zu thematisieren, weil sie für diese Kinder ganz normal sind, wenn sie es nicht anders kennen. Möglicherweise leiden sie klammheimlich vor sich hin.
- Sie verstehen ihr **Innenleben** noch nicht und haben die **Fähigkeiten**, die sie brauchen, um sich selbst helfen zu können, noch nicht entwickelt. Sie müssen sich ihrer inneren Prozesse erst mal bewusst werden, dann müssen sie lernen, was die verschiedenen Empfindungen in ihnen bedeuten, und schließlich müssen sie wissen, wie sie am besten mit ihnen umgehen.
- Sie sind **abhängig** von liebevollen Bezugspersonen. Sie können ihre großen Gefühle und ihren inneren Stress noch nicht selbst regulieren. Sie brauchen dafür die feinfühlige und liebevolle Begleitung ihrer Bezugspersonen. Chronisch gestresste Eltern haben keinen zuverlässigen Zugriff auf diese Fähigkeiten.
- Kinder werden **mit Input überflutet**. Sie werden Stressquellen ausgesetzt, mit denen sie noch nicht umgehen können. Beispielsweise werden Kinder mit viel zu vielen schlechten Nachrichten (Pandemie, Kriege, Naturkatastrophen) konfrontiert, da sie der Berichterstattung durch die Medien kaum entkommen können.
- Sie **reagieren mit undeutlichen Symptomen** oder anstrengenden Verhaltensweisen auf ihr überstrapaziertes Nervensystem. Aufgrund der Funktionsweise des kindlichen Gehirns kann chronischer Stress bei Kindern zu Verhaltensauffälligkeiten führen, die ihre Eltern so anstrengen, dass sie selbst in Stress geraten. Das versetzt die Eltern nicht unbedingt in einen Zustand, in dem sie ihren Kindern gut zur Seite stehen können. Außerdem können Eltern oft gar nicht auf den Stress ihrer Kinder reagieren, weil sie aufgrund der unspezifischen Symptome gar nicht merken, dass ihre Kinder gestresst sind, etwa bei stressbedingter Verstopfung.

Kinder sind ihrem eigenen Stress und dem ihrer Eltern mehr oder weniger schutzlos ausgeliefert.

STRESS AUS GANZHEITLICHER SICHT

Eltern verstehen unter Stress volle Terminkalender, unschaffbar viele Aufgaben und die damit verbundenen gefühlten Probleme wie Mental Overload, Unruhe, Kopfschmerz, Schlafstörung, Erschöpfung, Reizbarkeit. Kinder haben kein inneres Konzept von Stress und entwickeln ihre Assoziationen mit Stress durch das, was die Eltern ihnen vorleben, wenn sie das Wort Stress gebrauchen. Meist ist das so etwas wie »keine Zeit haben« und deshalb hektisch und reizbar sein. Wenn Experten von Stress reden, dann meinen sie damit in der Regel die Stressreaktion auf einen Trigger und die dadurch ausgelösten Veränderungen in Körper und Geist.

Aus meiner ganzheitlichen Sicht entsteht Stress dann, wenn die körperlichen, geistigen und spirituellen Bedürfnisse auf den vier Erfahrungsebenen (siehe ab Seite 16) des Kindes nicht erfüllt werden, das heißt wenn ein Kind nicht die Erfahrungen macht, die es braucht, um sein körperliches, geistiges und spirituelles Potenzial zu entfalten.

Auf der inneren Erfahrungsebene könnten die negativen Glaubenssätze sein, auf Ebene zwei traumatisierende Beziehungen, auf Ebene drei krankheitsfördernde Ernährung und auf Ebene vier systematischer Rassismus. Stress wird aus meiner Sicht dann schädlich, wenn er die Selbstheilungskräfte des Kindes, das heißt seine Fähigkeit, sich selbst wieder in einen Zustand von Balance zu bringen, blockiert.

WORAN ERKENNE ICH, DASS MEIN KIND GESTRESST IST?

Kinder sind keine kleinen Erwachsenen. Sie haben andere Stresstrigger, gehen anders mit Stress um und entwickeln nicht unbedingt die gleichen Symptome wie Erwachsene. Letzteres liegt nicht nur, aber

Stressinduzierte Phänomene bei Kindern

- Verhaltensregressionen (das Kind macht einen Rückschritt und »verlernt« Dinge, die es schon konnte): Einnässen, Einkoten, Trennungsängste
- Burn-out
- Simulieren von Krankheiten
- Schulverweigerung
- Leistungsverlust (Noten)
- Ängste, Trennungsängste
- Streitlust, Widerstand z. B. gegen Bitten und Aufforderungen
- Ständiger Verlust von Freunden
- Essstörung
- Fettleibigkeit (z. B. Essen als Vermeidungsstrategie)
- Ohnmachtsanfälle
- Vocal Cord Dysfunction (Atemnot)
- Nachtschreck und Tic-Störungen
- Interaktionsstörungen
- Nesselsucht
- Akne
- Gastritis und Ulzera
- Erhöhte Infektanfälligkeit
- Fütterstörung nach Frühgeburt
- Schreibaby
- Drogenkonsum, Alkoholkonsum
- Unfähigkeit, sich in Gruppe einzufügen (z. B. durch reduziertes Mitgefühl, alles persönlich nehmen)
- Unfähigkeit, sich auf eine Aufgabe zu konzentrieren
- Geschwisterrivalität
- Emotionale Regulationsstörung
- Unfähigkeit, einer Aufforderung nachzugehen
- Verstopfung, Durchfall, auch Verdauungsprobleme
- Autoimmunerkrankungen, Allergien
- Einschlaf- und Durchschlafstörung
- Verschlechterung bestehender Krankheiten wie Neurodermitis, Asthma
- Bauchschmerzen, Kopfschmerzen
- Müdigkeit

(unvollständige Auflistung, andere Ursachen möglich)

unter anderem daran, dass Kinder aufgrund ihres Alters nicht so viel »bedürfnisunfreundliche Stressjahre« auf dem Buckel haben wie Erwachsene. Stress kann sich auf allen Ebenen des kindlichen Seins manifestieren: auf der körperlichen, geistigen und seelischen Ebene (als Wahrnehmung von Unverbundenheit, da die Seele in meinem Modell nicht gestresst sein kann).

TIPP

Die Folgen von chronischem Stress bei Kindern brodeln häufig unter der Oberfläche oder werden erst spät wahrgenommen. Ich persönlich bin fest davon überzeugt, dass Verhaltensauffälligkeiten häufig das erste von Eltern bewusst wahrgenommene Symptom von chronischem oder toxischem Stress bei Kindern sind. Deshalb: Wenn keiner an Stress denkt, dann tu du das bitte für dein Kind.

DAS VERHALTEN UNGESUNDER KINDER

Ich hatte bereits angesprochen, dass ungesunde Kinder zu anstrengendem Verhalten neigen. Eine Ursache kann die chronische Inflammation sein. Sie verringert beispielsweise die Stärke der Verbindung zwischen dem präfrontalen Kortex (PFC) und der Amygdala der Kinder. Wie du dich vielleicht erinnerst, sitzt der präfrontale Kortex eher oberflächlich im Großhirnbereich hinter der Stirn, die Amygdala als Gefahrenscanner sitzt in der Tiefe des Gehirns im Angstzentrum. Wenn die Verbindung dieser beiden Areale gut funktioniert, dann kommt es zu situationsangemessenen Verhaltensweisen durch Regulation emo-

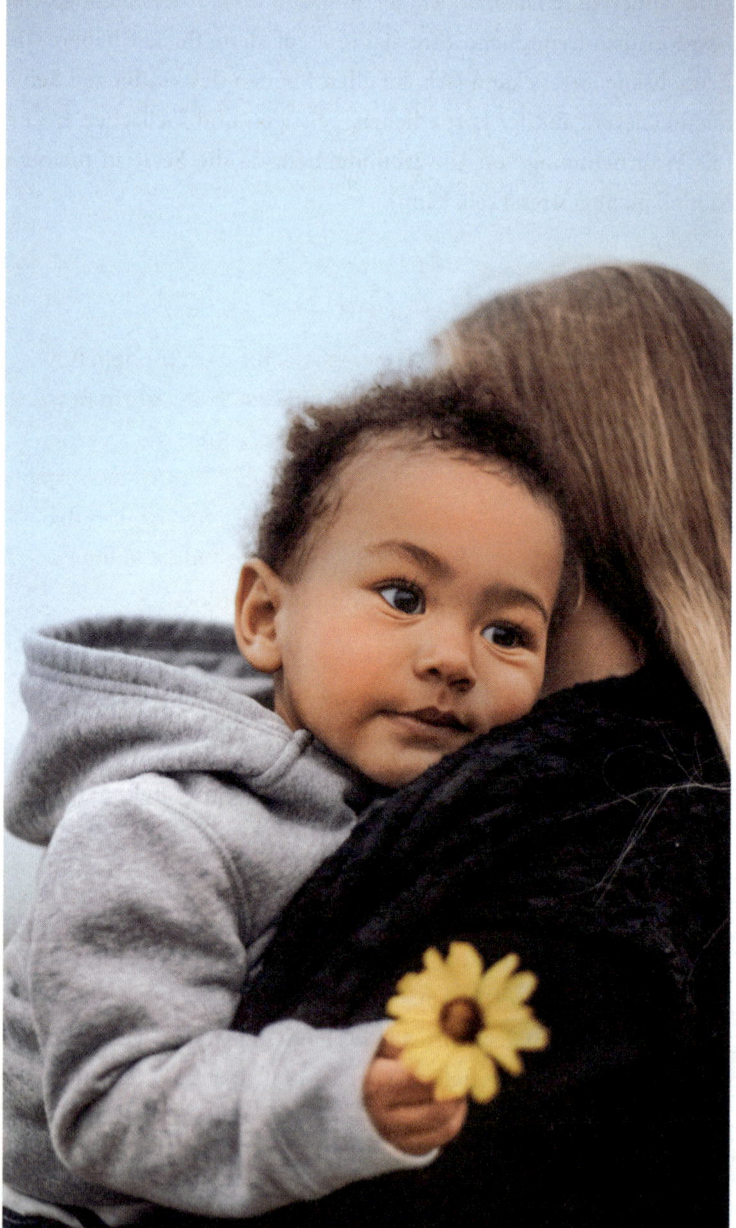

tionaler Prozesse. Vereinfacht gesagt: Wenn die Verbindung dieser beiden Areale gut funktioniert, überblickt der vernünftige, rationale präfrontale Kortex die Situation und dämmt die durch die Amygdala ausgelöste automatisierte Reaktion wieder ein. Wenn die Regulation der durch die Amygdala ausgelösten Verhaltensweisen nicht durch den präfrontalen Kortex kontrolliert werden kann, weil die Verbindung zwischen diesen Bereichen nicht richtig funktioniert, dann fühlt sich das Gehirn schneller bedroht und reagiert entsprechend irrational, emotional, explosiv, die kognitiven Funktionen lassen nach und das Gehirn altert schneller.

Entzündungen können auch die Membranen und die DNA der Mitochondrien (das sind die energieproduzierenden Kernkraftwerke unserer Zellen) durch unkontrollierten oxidativen Stress schädigen. Dysfunktionale Mitochondrien wurden bei Kindern mit Autismus und sogar bei Kindern mit Verhaltensstörungen nachgewiesen und möglicherweise hat chronische Inflammation zu ihrer Entstehung beigetragen. Auch während der Schwangerschaft aufgetretene Entzündungsreaktionen können zu Verhaltensproblemen beim Kind führen. Sie wurden mit einer verminderten Impulskontrolle und kognitiven Problemen des Kindes im Alter von zwei Jahren in Verbindung gebracht. Der Zusammenhang aus Verhaltensauffälligkeiten und chronischen Entzündungsreaktionen wurde also bereits in vielen Studien bestätigt. Ein bedürfnisunfreundlicher Lebensstil kann über diverse körperliche Prozesse zu Verhaltensauffälligkeiten führen, die meiner Meinung nach als Krankheitssymptom verstanden werden sollten.

Kinder, die aufgrund der entzündungsbedingt veränderten Funktionsweise ihres Gehirns nicht auf das ganze Potenzial ihres ohnehin noch unreifen Gehirns zugreifen können, haben beispielsweise Schwierigkeiten damit, logische Entscheidungen zu treffen, zeigen weniger Empathie, werden schnell wütend oder können ihre großen Gefühle schlecht regulieren und sind reizbar. Diese ungesunden

Kinder sind nicht nur sehr anstrengend für ihre Eltern. Häufig wird ihnen auch nicht oder erst zu spät geholfen, weil kein zweiter Blick auf mögliche Ursachen der Verhaltensstörungen geworfen wird. Manche Kinder, die Verhaltensstörungen zeigen, haben schlichtweg schlecht ausgebildete Exekutivfunktionen (siehe Seite 107), was wiederum die Gesundheit des Kindes beeinflussen kann. Denn diese Funktionen beeinflussen, wann und wie viel Inflammation im Rahmen der Immunantwort – zum Schutz des Körpers – auf einen Stressor mobilisiert wird.

WORAN ERKENNT MAN GESTRESSTE ELTERN?

Viele Eltern sind chronisch gestresst und merken das gar nicht mehr. Sie haben sich an ihren Aktivierungsgrad gewöhnt, was die toxische Auswirkung der chronisch erhöhten Stresshormonspiegel aber nicht mindert. Deshalb möchte ich in diesem Kapitel mit dir über **deine möglichen Anzeichen von Stress** sprechen. Viele davon haben etwas mit der zweiten Stressachse (die, die zeitverzögert einsetzt, von Cortisol vermittelt wird und länger andauert) zu tun. Sie versetzt den Körper in eine verlängerte Alarmbereitschaft, betroffene Eltern kommen nicht zur Ruhe, finden schwer in den Schlaf und finden auch in ihren Auszeiten oder in den Momenten, in denen sie sich eigentlich ihren Kindern widmen möchten, nicht gut zur Ruhe. Ihr Geist arbeitet nach dem »Klett-und-Teflon-Prinzip«, das heißt, negative Dinge bleiben haften wie Flusen am Klett. Positive Dinge perlen ab wie Wasser von Teflon. All das führt zum Grübeln, was noch mehr Stress verursachen kann. Das Negativsein kann sie in dieser Stressreaktion gefangen halten. Das Cortisol schärft die Sinne und sorgt dafür, dass jedes noch so kleine Knacken im Unterholz wahrgenommen wird, jedes Anzeichen für Gefahr wird verstärkt. Das führt dazu, dass das chronisch gestresste Gehirn stark im Außen ist. Aus meiner Sicht verstärkt das die Neigung, sich zum Beispiel auf Social Media mit anderen Menschen zu vergleichen. Diese Vergleicherei wiederum kann Mangelgefühle verursachen oder verstärken und so bereits bestehenden Stress vermehren.

Der erste Schritt aus der Stressspirale ist, sich seinen Stress bewusst zu machen. Viele Eltern sind so in ihrem Hamsterrad gefangen, dass sie die Alarmsignale ihres Körpergeistes gar nicht als solche wahrnehmen. Die folgende Tabelle kann dir dabei helfen, mehr Bewusstsein für deine eigene Situation zu entwickeln. Treffen Punkte, die in der Tabelle aufgelistet werden, auch auf dich und deine Familie zu?

Der zweite Schritt aus der Stressspirale ist Selbstfürsorge. Selbstfürsorge kann aus ganz kleinen Schritten bestehen und sorgt im Alltag für Entspannung. Wie das genau gehen kann, darüber sprechen wir im Praxisteil noch einmal!

Kognitive Zeichen für Stress	Emotionale Zeichen für Stress
• Konzentrations- oder Denkschwierigkeiten • Gedächtnisprobleme • Negativität oder Mangel an Selbstvertrauen • Ständiges Grübeln • Schwierige Entscheidungsfindung	• Stimmungsschwankungen, Reizbarkeit, Negativität • Gefühl von Wertlosigkeit und Mangel • Sich hoffnungslos oder hilflos bzw. niedergeschlagen fühlen • Besorgt, ängstlich, nervös sein • Sich unglücklich oder schuldig fühlen • Nicht entspannen können

Physische Zeichen für Stress	Verhaltensänderungen
• Kopfschmerzen • Muskelverspannungen oder andere körperliche Schmerzen oder Unbehagen • Magenprobleme, Übelkeit, Durchfall, Erbrechen • Niedriger Sexualtrieb • Schnelle Herzfrequenz • Hoher Blutdruck • Müdigkeit	• Veränderungen im Ess- oder Schlafverhalten • Tics wie Nägelkauen, Zähneknirschen oder Fußklopfen • Vermehrter Konsum von Koffein, Medikamenten, Suchtmitteln wie Nikotin, Alkohol und Drogen • Vernachlässigung von Pflichten, sozialer Rückzug • Nachlassen der Leistung oder Produktivität

(unvollständige Auflistung, andere Ursachen möglich, können auch bei Kindern auftreten)

WARUM CHRONISCH GESTRESSTE ELTERN FÜR KINDER TOXISCH SIND

Es gibt viele Gründe dafür, warum chronisch gestresste Eltern nicht gut für ihre Kinder sind. Die meisten Gründe wurzeln in der Tatsache, dass das gestresste Elterngehirn eine andere Arbeitsweise hat als das entspannte. Weg von Verbundenheit und hin zu Trennung. Weg von Wir und hin zum Ich. Weg von »Ich bin für dich da« hin zu »Du belastest mich«. Das chronisch gestresste Elterngehirn sorgt auf verschiedene Art und Weise dafür, dass Kinder sich nicht richtig mit ihren Eltern verbunden fühlen, und geht weit über das »Keine Zeit füreinander haben« hinaus.

- Das chronisch gestresste Nervensystem der Eltern überträgt seine Unruhe und Anspannung auf das ihrer Kinder. Diesen wird damit eine Last aufgebürdet, mit der ihr System nicht umzugehen weiß.
- Gestresste Eltern haben einen **geistigen Tunnelblick**! Ihr Gehirn tendiert dazu, sich auf die schlechten (d. h. für unser Steinzeitgehirn »gefährlichen«) Seiten der Kinder zu fokussieren und diese über-

zubewerten. Außerdem neigen sie dazu, an den Fehlern und Macken der Kinder festzuhalten. Das führt zu Verhaltensweisen und einer Kommunikation, die bei Kindern den Eindruck hinterlässt, dass sie voller Fehler und Schwächen sind.

- Gestresste Eltern **können ihre liebevollen Elternfähigkeiten nicht einsetzen**, weil diese die Mitarbeit der Chefzentrale erfordern, die bei einem chronisch gestressten Gehirn offline ist. Zu den Fähigkeiten, die damit aussetzen, gehören: Mitgefühl, Verständnis, werteorientiertes Verhalten, ganzheitliche Sichtweise, Rationalität und emotionale Selbstregulation. Das sind alles Fähigkeiten, die Eltern brauchen, damit sie ihre Kinder co-regulieren können und sich ihre Kinder mit ihnen verbunden fühlen.
- Chronisch gestresste Eltern sind **weniger responsiv**, das heißt, in ihrem Stresszustand können Eltern die Signale ihrer Kinder, wie Veränderungen in ihrer Gestik und Mimik, nicht gut wahrnehmen, sie sind weniger empfänglich für den inneren Zustand und reagieren nicht früh genug oder gar nicht auf die Bedürfnisse ihrer Kinder. Sie haben ein Problem damit, zu erspüren, was ihre Kinder gerade brauchen. Ist eine Mutter Stress ausgesetzt, führt dies etwa zu einer verminderten Antwort bestimmter Hirnbereiche auf kindliche Schreigeräusche. Dies wiederum geht mit einer reduzierten mütterlichen Feinfühligkeit und einer gestörten Mutter-Kind-Interaktion einher.
- Auch das »Folgen und Führen« (siehe Seite 117), das so wichtig für unter anderem die Entwicklung einer gesunden Gehirnarchitektur bei Kindern ist, kommt bei dauerhaft gestressten Eltern zu kurz, was drastische Folgen für die Gesundheit haben kann.
- Chronisch gestresste Eltern haben außerdem eine **niedrige Triggerschwelle**, das heißt, die Stressreaktion wird bei ihnen schneller ausgelöst und sie reagieren insgesamt schneller, emotionaler, impulsiver, reizbarer und aggressiver auf ihre Kinder bzw. deren Verhalten. Eltern reagieren im getriggerten Zustand nicht mehr aus Liebe

und Verbundenheit, sondern aus ihrem **Fight-Flight-Modus** heraus. In diesem Zustand verhalten sie sich natürlich nicht wie der Steinzeitjäger, der gerade mit einem Säbelzahntiger konfrontiert wird. Aber manche ihrer Verhaltensweisen können durchaus mit der Fight-Flight-Reaktion ihres Gehirnes erklärt werden!

Kampfenergie	Fluchtenergie
Gewaltanwendung (schlagen, rütteln, schubsen oder grob packen), schreien, ausflippen, ständiges Kritisieren, Schimpfen, immer wieder alte Fehler hervorholen, autoritäre Erziehung: Kind bedrohen und bestrafen, Befehls- und Kontrollumfeld, sehr direktiv, schnelle Reizbarkeit	Kind wegschicken, selbst weggehen; im Stillen weinen; Konflikte überspielen, d. h. aus dem Weg gehen; Ablenkung von eigenen Gefühlen, Ablenkung des Kindes von seinen Gefühlen; keine Grenzen setzen und nicht Nein sagen können; dem Kind alles recht machen wollen

Entwickelt das Kind den Eindruck, dass diese Beziehung unsicher und angsteinflößend ist, dass Liebe unzuverlässig oder gefährlich ist, beeinträchtigt das die Qualität der Bindungsbeziehung, seine Entwicklung und auch die langfristige Gesundheit des Kindes. Außerdem können häufige fight-flight-infiltrierte Eltern-Kind-Interaktionen die Fähigkeit des Kindes, mit anderen in Verbindung zu gehen, langfristig stören.
Ein weiterer Grund dafür, dass chronisch gestresste Menschen ihre Elternrolle nur unzureichend ausfüllen können: Die Kampf- oder Fluchtbereitschaft ist eine sehr unangenehme Erfahrung, sowohl körperlich als auch emotional. Aus diesem Grund entwickeln viele gestresste Eltern Vermeidungsstrategien, um die Aktivierung ihrer Stressreaktion zu unterbinden. In der Regel geht es dabei darum, das Verhalten zu unterbinden, das bei ihnen Stress auslöst. Das tun sie, indem sie ihre Kinder zum Beispiel stark kontrollieren. Kinder die so kontrolliert werden, können ihr (gesundheitliches) Potenzial nicht entfalten!

Wichtig! Alle gestressten MaPa-Gehirne funktionieren auf diese Weise. Das macht dich nicht zu einem schlechten Menschen! Wichtig ist nur, dass du damit umzugehen lernst.

EIN UNGEWOLLT NEGATIVER EINFLUSS

Das war alles wahrscheinlich schon ziemlich frustrierend für dich, leider muss ich noch eins draufsetzen: Chronisch gestresste Eltern prägen das Stresssystem ihres Kindes, und zwar nicht nur in seinen ersten Lebensjahren, sondern schon während der Geburt. Es wird davon ausgegangen, dass ein erhöhter Cortisolpegel im mütterlichen Blut auch beim Ungeborenen zu einem erhöhten Cortisolpegel führt, was epigenetische Veränderungen der Cortisolrezeptoren nach sich zieht, die wiederum den Cortisolhaushalt des Kindes beeinflussen und so das Stresssystem prägen können. Das beeinflusst das Temperament des Kindes, seine psychische und körperliche Gesundheit – und zwar sowohl kurzfristig als auch langfristig: Mütter, die während ihrer Schwangerschaft gestresst waren, bringen häufiger Babys zur Welt, die ängstlicher und gestresster sind und viel mehr schreien. Vorgeburtlicher Stress kann zu einer Fehlprogrammierung von Organen und biologischen Systemen führen und sich auf das heranwachsende Kind negativ auswirken, zum Beispiel in Form von Stressempfindlichkeit, Depression, Ängstlichkeit, Aggressivität, Unfähigkeit, sich sozial zu verhalten, gestörter Aufmerksamkeit. Auch im Erwachsenenalter können die Folgen noch spürbar sein, zum Beispiel in Form von Adipositas, Diabetes mellitus, kardiovaskulären und mentalen Erkrankungen sowie Krebs.
Zuletzt möchte ich in diesem Kontext noch sagen, dass chronisch gestresste Eltern, oder einfach Eltern, die nie aus dem Tun herauskom-

men, ein ziemlich schlechtes Vorbild für ihre Kinder sein können. Das, was Kinder an ihren Eltern beobachten, beeinflusst nämlich ihr inneres Modell davon, wie die Welt ist und wie das Leben funktioniert, welche Prioritäten oder wie viel Stress man sich aufbürden sollte und natürlich auch, wie man mit Stress umgeht. Dieses innere Modell kann die Kinder auf unbewusster Ebene durch ihr gesamtes Leben leiten, weil sie dazu tendieren, das zu wiederholen, was sie aus ihrer Kindheit kennen.

Ungesunde Vorbilder können außerdem sein:

1. **Eltern, die ihre Grenzen nicht schützen** und sich keine Auszeit für Selbstfürsorge nehmen (Stressprävention).
2. **Eltern, die perfektionistisch sind** und ihren Kindern so vorleben, dass alles perfekt sein muss, damit man selbst gut genug ist.
3. Eltern, die rund um die Uhr arbeiten, **Workaholics**.
4. Eltern, die sich in **Multitasking** verfangen. Sie leben ihren Kindern vor, dass achtsames Tun bzw. Sein nicht wichtig ist.
5. **Eltern, die ständig ihr Handy in der Hand haben**, immer erreichbar oder dauernd abgelenkt und deshalb wenig präsent sind.

Je gestresster du bist, desto schneller wirst du durch das Verhalten deines Kindes in eine Fight-Flight-Reaktion katapultiert. Es ist wichtig, dass du auf deine Bedürfnisse achtest, und das tust du mit Selbstfürsorge. Eltern, die Selbstfürsorge zu einer ihrer Prioritäten machen, sind ein großes Geschenk für ihr Kind. Nicht nur, weil sie mit sich selbst und ihrem Kind verbundener sein können, wenn sie auf ihre Bedürfnisse achten, sondern weil sie als Selbstfürsorgevorbild ihrem Kind zeigen, wie wichtig es ist, dass man auf sich selbst achtet.

Es tut mir leid, wenn diese Zeilen dich belasten und du nun das Gefühl hast, dass du deinem Kind unwiderruflichen Schaden zugefügt hast. Aufklärung kann schmerzhaft sein, aber wenn ich hier nicht ehrlich aufkläre, dann wird sich in vielen Familien nichts ändern. Denk daran, es ist nie zu spät, zu heilen! Und positive Erfahrungen können negative Erfahrungen abpuffern.

Achtsamkeitsübung Trotzdem kenne ich das Gefühl, das nun möglicherweise in dir schwelt. Lass mich dich in dieser Meditation (»Ich bin gut genug«, Dauer 15 Minuten) an die Hand nehmen und dir dabei helfen, dich wieder mit dir selbst zu verbinden.

DAS KÖNNTE DEIN KIND STRESSEN

Wir haben darüber gesprochen, dass gut ausgebildete Exekutivfunktionen beim Kind wichtig für die Regulation seiner Stressantwort (durch Regulation der daran beteiligten Hirnregionen) sind. Wir haben Bewusstsein dafür geschaffen, dass das moderne Leben viele Nachteile für Familien und Kinder mit sich bringt und chronisch gestresste Eltern nicht unbedingt gesundheitsförderlich für ihre Kinder sind. In der auf Seite 168 aufgeführten Tabelle findest du noch ein paar andere mögliche Ursachen für Stress bei deinem Kind! Ich möchte dich noch mal daran erinnern, dass Stress durch einen als bedrohlich erlebten Reiz ausgelöst wird. Er kann von außen oder von innen kommen. Das Gehirn unterscheidet beim Aktivieren der Stressreaktion auch nicht, ob eine Gefahr tatsächlich gerade stattfindet (beispielsweise Schlange, roter Brief vom Amt, andere gestresste Menschen) oder es sich die Gefahr nur vorstellt (etwa das Monster unter dem Bett, ein bevorstehendes Referat, Angst, dass Freunde einen nicht akzeptieren).

Zu Hause	System
• Beengter Wohnraum • Kein Zugang zur Natur • Misshandlung, Missbrauch • Konflikte, Gewalt zwischen Eltern • Psychische Erkrankung/Sucht der Eltern, chronisch gestresste Eltern • Geschwisterrivalität • Belastungen durch chronische Krankheiten oder Behinderungen	• Hohe Anforderungen • Wenig Verständnis für die kindlichen Bedürfnisse • Materielle oder psychosoziale Belastungen durch institutionalisierte Diskriminierung (einschließlich Rassismus) • Luftverschmutzung und Umweltgifte
Freizeit	**Schule**
• Viele Termine, wenig Raum für freies Spiel • Leistungsorientierte Freizeitaktivitäten • Langeweile, Unterforderung, Reizarmut • Zu wenig/zu viel/falsche Bewegung	• Zu viele Hausaufgaben • Leistungsdruck • Mobbing durch Kinder oder Lehrer • Kein Raum für Potenzialentfaltung

Bitte denk dran, dass die Verbundenheit zwischen Eltern und ihrem Kind eine schützende und heilsame Wirkung hat und die Wirkung von Stress reduzieren und sogar auflösen kann! Es geht nicht darum, Stress allgemein zu vermeiden!

WEITERE HEIMLICHE KRANKMACHER ENTLARVEN

Manchmal schwelt der Stress im Kind nur so vor sich hin. Es kann sein, dass er sich durch anstrengende Verhaltensweisen oder Erkrankungen seinen Weg nach außen bahnt, es kann aber auch sein, dass er stumm und leise ist und erst im späteren Alter sein Feuer entfacht. Einige dieser heimlich vor sich hin schwelenden Krankmacher möchte ich an dieser Stelle mit dir durchgehen, da ihnen häufig zu wenig Aufmerksamkeit geschenkt wird. Eltern können ihr Kind vor chronischem Stress schützen, wenn sie an die Dinge denken, an die sonst keiner denkt. Je mehr Bewusstsein für diese Krankmacher da ist, desto schneller kann die Gefahr beseitigt oder eingedämmt werden.

TRENNENDE KOMMUNIKATION

Kommunikation ist der gesamte Austausch zwischen dir und deinem Kind. Nicht nur das gesprochene Wort! Tatsächlich ist das, was du aussprichst, nur ein kleiner Teil deiner Kommunikation. Den größten Teil der Kommunikation umfasst mit etwa 80 Prozent der nonverbale Anteil. Das ist alles, was du ganz ohne Worte über Gestik und Mimik ausdrückst. Diese nonverbale Kommunikation läuft in der Regel unbewusst ab und wird stark davon beeinflusst, wie verbunden du dich mit dir selbst und mit deinem Kind in jedem Moment gerade fühlst. Durch die Kommunikation, das heißt den Austausch zwischen dir und deinem Kind, erfahrt ihr einander, das bedeutet: Euer Geist verbindet sich miteinander und damit werdet ihr ein Teil voneinander. Die Art und Weise, wie und worüber du mit deinem Kind kommunizierst, hat einen großen Einfluss darauf, welche Variante seines Selbst es einmal wird. Die Kommunikation ist wie eine Form, mit der du ein Plätzchen aus dem Teig ausstichst (siehe Seite 11). Ich spreche von einer

trennenden Kommunikation, wenn euer Austausch deinem Kind das Gefühl vermittelt, dass es so, wie es ist, nicht gut genug, nicht bedeutsam und nicht liebenswert ist:

- Manipulativ eingesetztes Loben und Strafen
- Schreien, ständiges Kritisieren, Drohen
- Kind allein schreien oder weinen lassen
- Fehlender Blickkontakt, Augen verdrehen, unangebrachte Belustigung, enttäuschte Blicke
- Keine Fragen stellen, uninteressiert wirken
- Nicht zuhören oder etwas anderes nebenher machen
- Ständig Ratschläge geben, die nicht zu den Bedürfnissen des Kindes passen
- Physische und emotionale Gewalt, Vernachlässigung
- Nicht präsent sein

Falls dein Kind das Gefühl hat, dass es jemand anderes werden muss, um deiner Liebe würdig zu sein, wird es entweder gegen deine Erwartungen und Führungsversuche rebellieren oder sich ihnen fügen. In beiden Fällen verliert es an Verbundenheit. Es fühlt sich nicht wirklich mit dir verbunden und es fühlt sich auch nicht mehr mit sich selbst bzw. seinen Seelenanteilen verbunden. Diese Trennung beeinflusst nicht nur sein Verhalten. Trennung hat einen Einfluss auf die Biochemie, Physiologie und – wenn sie langfristig vorkommt – auch auf die Anatomie des Körpers, zum Beispiel auf die Gehirnarchitektur.

Vieles von dem, was du deinem Kind mitteilst, ob nun verbal oder nonverbal, wird zur inneren Stimme deines Kindes, die es sein Leben lang begleiten wird.

DIE POTENZIALBEHINDERNDE ERZIEHUNG

Der Gesundheitsprozess wird aufrechterhalten, während ein Kind bedürfnisfreundliche Erfahrungen macht. Da die Verbundenheit zwischen Eltern und ihren Kindern die wichtigste schützende und heilsame Erfahrung des Kindes überhaupt ist, ist die bedürfnisorientierte Erziehung nicht nur ein pädagogisches oder psychologisches, sondern auch kindermedizinisches Thema! Dazu kommt, dass ein Kind, dessen Erziehung nicht bedürfnis- und beziehungsorientiert ist, wahrscheinlich irgendwann das Gespür für seine eigenen Bedürfnisse verliert. Das ist fatal! Ein Kind, das seine Bedürfnisse nicht kennt und nicht weiß, wie man sie stillt, kann die Erfahrungen für sich selbst nicht kreieren, die es braucht, um wirklich gesund und glücklich zu bleiben. Gesundheitsfördernd kann eine Erziehung also nur sein, wenn sie ausreichend viele bedürfnisorientierte Erfahrungen ermöglicht.

Die Erwartungshaltung von Eltern kann einem bedürfnisorientierten Umgang mit ihrem Kind ziemlich in die Quere kommen. Denn Eltern mit ungerechtfertigten Erwartungen an ihr Kind befinden sich in einer **Warteposition**. Sie warten darauf, dass ihr Kind ihre Erwartungen erfüllt, damit sie zufrieden sein und sich wieder entspannen können. Sie können sich also nicht feinfühlig um die Bedürfnisse ihrer Kinder kümmern, weil sie ihre Kinder (bzw. ein bestimmtes Verhalten von ihnen) brauchen, um ihre eigenen unerfüllten Bedürfnisse zu schonen oder zu stillen. Je mehr Mangel Eltern in sich tragen, desto höher sind ihre Erwartungen an ihre Kinder und desto größer die Neigung, ihre Kinder zu kontrollieren. Durch Kontrolle bringen Eltern ihre Kinder dazu, ihren Erwartungen gerecht zu werden. Eltern, die ihre Kinder auf diese Weise benutzen, um ihr eigenes Stresssystem zu regulieren, hindern ihre Kinder daran, ihr ganzheitliches Potenzial zu entfalten.

Nehmen wir doch mal als Beispiel die Erwartung, dass die Kinder in der Schule gute Leistungen erzielen. Manche Eltern legen sehr viel Wert auf gute Noten. Sie belohnen oder bestrafen ihre Kinder für gute bzw. schlechte Noten, um sie dazu zu bringen, gute Noten zu bekommen. Angeblich sei das das Beste für das Kind, in Wirklichkeit regulieren diese Eltern damit ihren eigenen Stress. Die zugrunde liegenden Ängste haben häufig was mit den eigenen Kindheitserfahrungen zu tun. Sobald ihr Kind schlechte Noten schreibt, werden genau diese Ängste bei ihnen getriggert. Stark auf gute Noten fixierte Eltern könnten beispielsweise unter der Angst leiden, als Eltern versagt zu haben.

—— TIPP ——

Wenn du dich wegen einer ganz bestimmten Sache immer und immer wieder mit deinem Kind streitest, dann überprüfe für dich, ob die Erwartungen an dein Kind gerechtfertigt sind und ob du vielleicht ein ungestilltes Bedürfnis über dein Kind zu stillen versuchst – und wenn ja, welches.

ELTERNWUNDEN

Elternschaft bringt leider nicht nur die liebevollen und schönen Seiten von Erwachsenen zum Vorschein. Im Gegenteil, viele Eltern lernen in ihrer Elternschaft Seiten an sich selbst kennen, die sie furchtbar finden, vor allem, wenn sie Dinge tun, die sie selbst nicht gut finden oder für die sie sich im Nachhinein schämen. Wenn etwas, das ein Kind gesagt oder getan hat, zu einer überschießenden, automatischen und oft gleich ablaufenden und nicht bewusst steuerbaren Reaktion führt, spricht man von einer sogenannten **Triggerreaktion**, sie ist eine Art Symptom der Stressreaktion (vgl. Grafik rechts). Wenn die Stressreaktion auf diese Art und Weise die Kontrolle übernimmt, kann sie den liebsten Menschen in einen zerstörerischen Hulk verwandeln. Ich wiederhole mich, aber es ist in diesem Kontext so wichtig: Was deine

Stressreaktion auslöst, ist nicht die Situation selbst, sondern die Art und Weise, wie dein Gehirn die Situation interpretiert. Es ist also nicht das Verhalten deines Kindes, das dein Gehirn in seinen Hulkmodus katapultiert, sondern die Interpretation deines Gehirnes vom Verhalten deines Kindes!

Deine Interpretation der Situation wiederum hat viel mit deiner eigenen Vorgeschichte, deinen Kindheitsverletzungen, zu tun. Die Kinder sind in diesen Fällen zwar der Stressor, aber sie sind nicht die Schuldigen. Kinder enthüllen. Durch deine Reaktion auf ihr Verhalten kannst du viel über dich selbst und über deine möglichen Verletzungen lernen! Nicht immer sind es hulkartige Kampfreaktionen, die das Verhalten deines Kindes bei dir auslöst, es kann auch eine Flight- oder Freeze-Reaktion ausgelöst werden. Lass mich das anhand einiger Beispiele erläutern! Dein Kind kann dich triggern, wenn sein Verhalten …

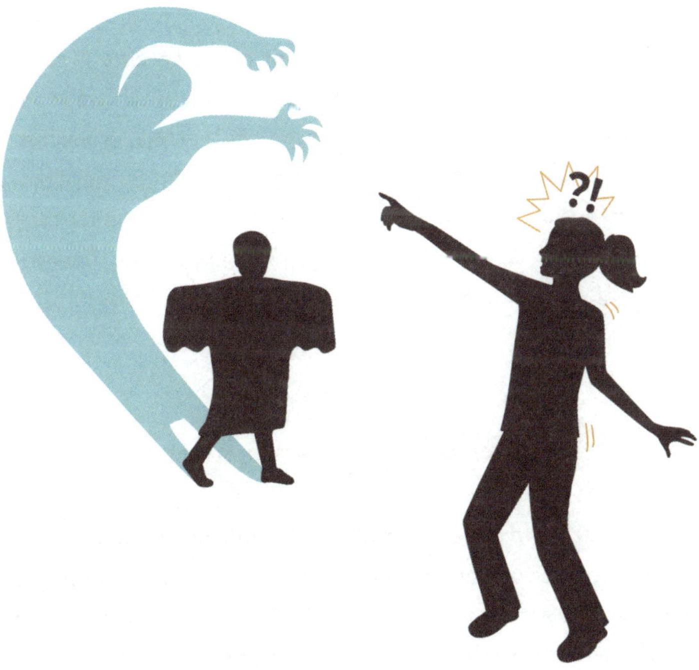

- **deinen Überzeugungen widerspricht.** Beispiel: Dein Kind schmeißt im Restaurant mit Essen. Du möchtest vor Scham im Boden versinken (**Fluchtreaktion**). Möglicherweise wurdest du als Kind oft für dein Verhalten gedemütigt.
- **schmerzhafte Kindheitserinnerung in dir hervorruft.** Beispiel: Du schreist, weil dein Kind nie zuhört (**Kampfreaktion**). Dann ist das möglicherweise verbunden mit dem tief sitzenden Schmerz, nicht gehört zu werden. Vielleicht hast du als Kind oft die Erfahrung gemacht, dass deine Anliegen unwichtig sind.
- **einen traumatischen Zustand in dir reaktiviert.** Beispiel: Dein Vater hat dich als Kind emotional misshandelt, dich gedemütigt oder ignoriert. Wenn dein Kind dich ignoriert oder dich beleidigt, bist du wie gelähmt und erstarrst (**Freeze-Reaktion**).

TIPP

Wenn dein Kind also Dinge tut oder sagt, die eine Fight-, Flight- oder Freeze-Reaktion in Gang setzen, dann wäre es wirklich gut, wenn du für dich selbst einmal prüfst, in welche offene, unverheilte Wunde dein Kind seinen Finger gebohrt hat. Heile die Wunde und schütze dein Kind so vor den angsteinflößenden und stressigen Auswirkungen deines inneren Hulk oder anderer triggervermittelter Reaktionsweisen.

DAS KIND IN DER SCHUBLADE

Wir haben schon darüber gesprochen, ich möchte es einfach nur in diesem Kontext noch einmal wiederholen: Nicht immer sind es die Eltern, die ihre Kinder am besten kennen. Vor allem dann nicht, wenn sie auf gewisse Vorstellungen von ihren Kindern fixiert sind, sie in eine mentale Schublade geschoben haben und nicht bereit sind, diese Schublade zu öffnen. Wenn sie die Schublade geschlossen halten, obwohl ihr Kind herauswill, dann hat das Kind zwei Möglichkeiten: Entweder es bleibt in der Schublade, dann hat es sich dazu entschieden, seine Eltern glücklich zu machen und sein eigenes Potenzial zu vernachlässigen. Oder das Kind rebelliert und versucht, sich aus der Schublade zu boxen, um sein Autonomiebedürfnis zu schützen, hat aber währenddessen das Gefühl, dass es nicht liebenswert ist, solange es nicht wieder zurück in seine Schublade kriecht. So oder so kann es sein Potenzial nicht entfalten. Beide Situationen gehen mit viel Stress und Leid einher und können dazu führen, dass das Kind verlernt, seine Bedürfnisse wahrzunehmen und vergisst, wie es sich anfühlt, »richtig« zu sein und bedingungslos geliebt zu werden. Beide Situationen sind deshalb nicht ideal für die gesunde Entwicklung des Kindes, außerdem können sie zu sehr besorgniserregenden und anstrengenden Verhaltensweisen führen, etwa wenn Jugendliche kriminelles Verhalten zeigen, weil sie sich so sehr danach sehnen, akzeptiert zu werden. Alle Erwachsenen, die mit Kindern zu tun haben, sollten für sich überprüfen, in welche Schublade sie das Kind, mit dem sie zu tun haben, hineingeschoben haben, und bewusst darauf achten, sie offen zu lassen, das heißt neugierig zu bleiben, bereit dafür, immer wieder neue Seiten an dem Kind kennenzulernen. Sie sollten sich regelmäßig daran erinnern, dass das, was sie über ein Kind denken oder an einem Kind wahrnehmen, häufig mehr mit ihnen selbst als mit dem Kind zu tun hat. Das ist wichtig, denn die Art und Weise, wie sie aufgrund ihrer eigenen Interpretationen mit dem Kind umgehen, beeinflusst, was das Kind von sich selbst denkt und wer es sich zu werden traut. Beispiele: Man weiß, dass ein Kind in Mathe besser wird, wenn sein Lehrer überzeugt ist, dass es gut in Mathe ist. Umgekehrt gilt das genauso: Wenn ein Lehrer denkt, ein Kind sei schlecht im Rechnen, rechnet es auch schlechter. Wenn Eltern hauptsächlich Mängel und Schwächen an ihrem Kind sehen, wird auch das Kind hauptsächlich Mängel und Schwächen an sich selbst sehen und diese auch entwickeln. Daraus kann sich ein Leben voller Resignation oder Kompensation entwickeln.

Was man in einem anderen Menschen sieht, ist niemals die ganze Story. Vielleicht ist es sogar eine ganz falsche Story.

DIE ANGST, NICHT GUT GENUG ZU SEIN

Steinzeiteltern, die sich mit ihrem Kind verbunden gefühlt haben, haben sich liebevoll und zuverlässig um ihr Steinzeitkind gekümmert und das war wichtig für das Steinzeitkind, denn ohne diese ständige Nähe wäre es vom ersten Säbelzahntiger aufgefressen worden, in einer kühlen Nacht erfroren oder schlichtweg verhungert. Aus evolutionärer Sicht ist das Bindungsverhalten eines Kindes (zum Beispiel Anklammern oder Nicht-allein-sein-Wollen) in erster Linie ein Werkzeug, das sein Überleben sichert. Zu diesem Werkzeugkoffer gehört aber nicht nur seine Neigung, körperliche Nähe einzufordern. Es gehört auch die Fähigkeit dazu, die Signale seiner Eltern zu lesen und sie in eine der folgenden Kategorien einzuordnen:

1. **Ich bin gut genug, das heißt, ich bin sicher.** Solange ich gut genug bin, wird für mich gesorgt.
2. **Ich bin nicht gut genug, also bin ich in Gefahr.** So wie ich jetzt bin, wird für mich nicht gesorgt werden.

Kommt das kindliche Gehirn zu dem Ergebnis, dass es in Kategorie 1 fällt, wird es sich dem kindlichen Potenzial nicht in den Weg stellen und es freudig bei seiner Entfaltung unterstützen. Kommt das Kind allerdings häufig in Situationen, in denen es die schmerzhafte Erfahrung macht, dass es nicht sicher ist, es selbst zu sein, dann entwickelt es die Überzeugung »Ich bin nicht gut genug«, die regelrecht in seine Gehirnarchitektur eingebaut wird.

Dieses Gehirn sucht die ganze Zeit nach Hinweisen (im Verhalten, in den Worten, im Ausdruck anderer Menschen) für Ablehnung und wenn es sie findet, schlägt es Alarm. Dieser innere Alarm ist sehr schmerzhaft: Angst, Stress, Wut, Scham, Verzweiflung, Hilflosigkeit und Schuldgefühle können die Folge sein.

Das Problem ist vor allem, dass dieses Gehirn sehr empfindlich ist! Egal, ob das Gehirn nun noch jung oder schon erwachsen ist, es tendiert dazu, Ablehnung zu finden, wo gar keine ist. Es wird von Worten verletzt, die nicht verletzend gemeint waren, es fühlt sich von Situationen gekränkt, über die andere hinwegsehen können, oder fühlt sich schuldig, obwohl es nichts falsch gemacht hat. Man kann sagen: Das Gehirn interpretiert die Dinge aus dem Glaubenssatz »Ich bin nicht gut genug und deshalb werde ich abgelehnt« heraus. So schafft es sich eine ziemlich negative Variante der Realität. Eine persönliche Realität, die die unverheilte Wunde immer weiter aufreißt.

Bei den meisten Erwachsenen entstand diese Wunde durch wiederholte Verletzungen während der Kindheit. Solange die Wunde nicht heilt, wird die Vergangenheit die Zukunft kontrollieren und Mangel, Stress und Leid dort erschaffen, wo vielleicht auch Fülle, Glück und Zufriedenheit zu finden wären. Durch den negativen Glaubenssatz wird der Körpergeist eines Menschen in einem Zustand unerfüllter Bedürfnisse fixiert und alles, was man tut, ist darauf ausgelegt, diesen unangenehmen Zustand zu betäuben oder aufzuheben. Deshalb kann man sagen, dass der negative Glaubenssatz »Ich bin nicht gut genug« das Leben vieler Erwachsener steuert. Ich habe die Erfahrung gemacht, dass die meisten sich darüber gar nicht im Klaren sind. Ich finde, dass es nicht immer einfach ist, diesen Glaubenssatz zu entlarven, denn die Angst, nicht gut genug zu sein, hat viele Gesichter!

ZU THEORETISCH? KEIN PROBLEM!

Die folgenden Beispiele können mit der Angst, nicht gut genug zu sein, zusammenhängen. Vielleicht kennst du einiges davon?

- Du bist perfektionistisch und das strengt dich an.
- Du fängst zu viele Dinge an, bis du total überfordert bist und dich wie gelähmt fühlst.
- Du arbeitest in einem Job, den du nicht liebst, und traust dich nicht, daran etwas zu verändern.
- Du fühlst dich getriggert, wenn jemand (auch dein Kind) dich nicht wertschätzt oder undankbar ist.
- Wenn jemand nicht zurücklächelt oder zurückgrüßt, dann geht in deinem Kopf eine negative Geschichte los.
- Du hast Angst davor, Fehler zu machen, oder vermeidest neue Projekte und Veränderungen.
- Du neigst zu Burn-out.
- Du bist sehr stark mit deinem Aussehen, deiner Figur, Schminken und deinem Style beschäftigt.
- Deine Karriere ist dir sehr wichtig, du hast immer Sorge, zurückgeworfen zu werden, oder das Gefühl, weiter aufsteigen zu müssen.
- Du bist schnell verletzt, gekränkt oder wütend, wenn andere mit dir sprechen, und es besteht die Möglichkeit, dass du gemeine Dinge hörst, die keiner gesagt hat.
- Du hast Angst davor, Entscheidungen zu treffen.
- Du kannst nicht gut Nein sagen und auf deine Grenzen achten.
- Du hast einen Partner, der dich ständig kritisiert oder dir signalisiert, dass du nicht gut genug bist.
- Du lässt dich von anderen Menschen schlecht behandeln und traust dich nicht, dich für dich selbst einzusetzen.
- Du möchtest, dass dein Kind all deine Beweggründe versteht,

mit allem einverstanden ist und möglichst wenig weint oder schreit.
- Du kämpfst mit deinem Körper, machst Diäten oder leidest unter Fressanfällen.

Du siehst, die Angst, nicht gut genug zu sein, kann auf viele unterschiedliche Weisen dein Leben, deine Entscheidungen und so auch dein Glück und deine Gesundheit beeinflussen.
Nun braucht es keine furchtbaren Eltern, um diese Angst in ihrem Kind zu schüren. Es erfordert nicht die offensichtlich furchteinflößende Ohrfeige für Ungehorsam, die Strafe für eine schlechte Note oder verletzendes Ignorieren nach einem Streit, um im Kind die Überzeugung zu erzeugen, nicht gut genug zu sein. Die Angst, nicht gut genug für Verbundenheit, Akzeptanz und Liebe zu sein, kann auch in scheinbar harmlosen Situationen geschürt werden, vor allem dann, wenn sie häufig vorkommen. Beispielsweise wenn das Kind oft Sätze zu hören bekommt, die die Worte »immer«, »nie« oder »Ich habe keine Zeit« beinhalten. Oder ein Kind häufig die Erfahrung macht, dass seine Eltern etwas anderes tun, anstatt seinen Erzählungen aufmerksam zu lauschen.

Die Angst nicht gut genug zu sein, ist eine chronische Stressquelle, die ein Mensch, der darunter leidet, immer mit sich herumträgt. Die Überzeugung, nicht gut genug zu sein, trennt einen Menschen von seinem wahren Selbst.

Vereinfacht: In all den Momenten, in denen einem Kind das Gefühl vermittelt wird, dass es nicht wichtig genug ist, um sich Zeit für seine Anliegen zu nehmen, oder es sich aufgrund seines Verhaltens, seiner Gefühle, seiner Denkweisen, Entscheidungen, Interessen und Vorlieben ungeliebt oder abgelehnt gefühlt hat, in all den Momenten, in denen seine Bedürfnisse missachtet und übergangen werden, wird die Angst des Kindes geschürt, nicht gut genug zu sein. Im Grunde ist es die Angst vor Unverbundenheit und sie ist aus evolutionärer Sicht eine echte Bedrohung für das kindliche Gehirn. Wenn ein Kind die Erfahrung macht, dass es schmerzhaft sein kann, sich selbst zum Ausdruck zu bringen, dann entwickelt es eine Strategie, um mit diesem Schmerz des »Nicht es selbst sein dürfen« umzugehen. Es fängt an, sich selbst zu vergessen, um seine Eltern glücklich zu machen. Aus evolutionärer Sicht ist es äußerst sinnvoll, dass ein Kind elterliches Verhalten persönlich nimmt (MaPa verhält sich so, weil ich schlecht bin) und sich an ihre Wünsche anpasst, damit sie ihm die Verbundenheit und Fürsorge entgegenbringen, die es braucht, um sein Überleben zu sichern. Möchtest du wissen, wie sich die Angst davor, nicht gut genug zu sein, bei deinem Kind äußern kann? Dann klicke auf den QR-Code!

> Jedes Kind, das daran gehindert wird, es selbst zu sein, wird den Glaubenssatz entwickeln, dass es nicht gut genug ist. Dieser Glaubenssatz kann nicht rational wegdiskutiert werden. Er muss geheilt und durch einen verbindenden Glaubenssatz (»Ich bin gut genug«) ersetzt werden. Die Umprogrammierung des Gehirns ermöglicht es den Betroffenen, sich selbst neu zu entdecken und eine neue, freundlichere Realität kennenzulernen. Sich selbst lieben zu lernen.

Eins möchte ich an dieser Stelle noch anmerken: Nicht immer ist das Elternhaus verantwortlich für die Angst eines Kindes, nicht gut genug zu sein! Die Schule, die Medien und Social Media tragen ihren Teil dazu bei. Übrigens ist das ein Grund, warum ich der Meinung bin, dass man Kindern möglichst spät Zugriff auf Social Media gewähren sollte. Die dort präsentierten Ideale und Normen können, solange die Kinder noch nicht fest in sich selbst und in ihren Stärken verankert sind, starke Mangelgefühle und die Angst, nicht gut genug zu sein, hervorbringen. Eine Überzeugung, die das ganze Leben auf anstrengende Weise beeinflussen kann! Aber die Angst, nicht gut genug zu sein, ist nicht immer nur schlecht. Wie alles im Leben hat auch sie zwei Seiten. Sie kann für die persönliche Weiterentwicklung genutzt werden, indem man sie erkennt, hinterfragt, sich selbst neu erschafft und sich so seinem eigentlichen Potenzial auf bewusste Weise annähert.

EPIGENETISCHER BALLAST UND UNENTDECKTE TRAUMATA

Trauma ist ein unglaublich wichtiges Thema und meiner Meinung nach sollten alle Menschen auf diesem Planeten zumindest über ein Basiswissen darüber verfügen. Leider habe ich in meiner Facharztausbildung rein gar nichts und in meiner Psychotherapieausbildung viel zu wenig darüber gelernt. Weder als Frau noch als Mutter und schon gar nicht als Kinderärztin hätte mir das in meiner Ausbildung angebotene Wissen ausgereicht. Viele Menschen (leider auch viele, die mit Kindern arbeiten) denken, dass Trauma eine psychologische Erkrankung bzw. eine psychologische Reaktion auf ein traumatisches Ereignis ist. Das stimmt so nicht. Für den Begriff Trauma gibt es viele Definitionen. Meistens umfassen sie nicht die ganze Geschichte. Denn Trauma ist, wie auch Stress und Resilienz, ein äußerst komplexes Thema und nicht auf den Geist bzw. auf die Psyche zu reduzieren. Trauma beeinflusst die körperliche, geistige und spirituelle Gesundheit.

Wann kommt es zu einem Trauma?

Ein Trauma entsteht, wenn das Kind eine Erfahrung macht, die sein Gehirn als massive Bedrohung wahrnimmt und seine eigenen Bewältigungsstrategien überfordert. Trauma entsteht, wenn die Energie, die in der Fight-Flight-Freeze-Reaktion (siehe Seite 141) mobilisiert wurde, nicht aufgebraucht wurde. Wir wollten rennen, konnten aber nicht rennen, wir wollten kämpfen, konnten aber nicht kämpfen, diese Energie bleibt in uns stecken. Der Körper bleibt in seiner Stressreaktion stecken, es kommt zu toxischem Stress mit all seinen krank machenden Folgen (siehe Seite 156).

Das Trauma steckt also nicht in dem Ereignis, sondern im Nervensystem und wird verursacht durch die Art und Weise, wie der Körpergeist mit der entstandenen Wunde umgeht. Man sollte bedenken, dass Kinder Gefahren oder gefährlich wirkenden Situationen oft schutzlos ausgeliefert sind. Sie können sich nicht wehren und oft auch nicht fliehen. Dieses Ausgeliefertsein ist die giftige Zutat, die belastende Situationen in potenziell traumatisierende Situationen verwandelt. Ein Trauma kann durch wiederholte Stresserfahrungen entstehen, die ihre negative Wirkung kumulativ über Jahre hinweg entfalten (beispielsweise verbale Misshandlung, chronische Erkrankung). Ein Trauma kann aber auch durch eine einzige, kurze Erfahrung entstehen wie bei einem Erdbeben. Das Risiko für ein Trauma ist besonders hoch, wenn eine enge Bezugsperson an der traumatischen Erfahrung beteiligt war, wie es bei einem Missbrauch durch die Eltern der Fall ist, oder die Bezugspersonen keinen guten Beistand nach einer schlechten Erfahrung geleistet haben, zum Beispiel wenn sie ihrem Kind nicht glauben, dass es missbraucht worden ist. Wenn es um (kindliches) Trauma geht, ist es wichtig zu verstehen, dass nicht die Eltern entscheiden, wann eine Situation schlimm für ihr Kind war, das macht das kindliche Gehirn selbst. Deshalb ist das, was ein Kind noch tolerieren kann, ohne ein Trauma zu entwickeln, sehr individuell.

Potenziell traumatisierende Erfahrungen

Medizinische und operative Eingriffe	Genäht werden, Spritzen, invasive Behandlung, invasive Untersuchungen, Zahnarztbehandlung, lebensrettende Maßnahmen, Vergiftungen, hohes Fieber
Umgebungsbedingter Stress, Naturkatastrophen	Extreme Temperaturen, plötzliche, laute Geräusche, Naturkatastrophen, Donner, v. a. wenn Kind allein
Verlust	Scheidung, Tod, Besitz, Trennungssituation, Verlorengehen
Unfälle und Stürze	Stürze, Autounfälle, beinahe Ertrinken oder Ersticken, Sportverletzungen
Gewalthandlungen, Angriffe	Mobbing, Bedrohungen, Angriffe durch Tiere, Gewalt miterleben, terroristische Anschläge, familiäre Gewalt (auch zusehen), körperlicher/sexueller Missbrauch, Vernachlässigung

Traumata werden oft zu spät erkannt, denn nicht immer können Eltern das traumatische Potenzial einer Situation nachvollziehen (wie bei einer Blutentnahme oder Trennung im Kindergarten) oder sich an ein traumatisches Ereignis erinnern (etwa massiver Stress in der Schwangerschaft). Auch die Tatsache, dass Kinder ihr inneres Aufgewühltsein oft nicht verbal, sondern nur durch auffälliges Verhalten kommunizieren können (wie Schreien, Reizbarkeit, Aggression, Rückzug, Impulskontrollstörung, stärkste Emotionen, Rebellion), erschwert die Diagnosestellung. Die meisten Eltern und Kinderexperten denken nicht daran, dass dieses anstrengende Verhalten Folge einer (oder mehrerer) traumatischen Erfahrung(en) sein könnte, und fokussieren sich auf die falschen Probleme, die letztendlich nur Symptome sind. Das heißt bildlich gesprochen: Sie wischen zwar das Blut vom Boden, aber sie versorgen nicht die blutende Wunde. Dazu kommt, dass die Erinnerungen an eine traumatische Situation in der vorsprachlichen Zeit anders abgespeichert werden als in der Zeit, in der das Kind schon sprechen kann. Das kann dazu führen, dass Kinder, denen in frühen Lebensjahren etwas Traumatisches passiert ist, sich nicht mehr daran erinnern können, was in Kombination mit ihren meist unspezifischen und sich im Laufe der Zeit ständig verändernden Symptomen das Finden der richtigen Diagnose (Trauma) und eine adäquate Behandlung (Traumatherapie) besonders erschwert.

Bei Kindern können oft keine klaren Zusammenhänge zwischen einem traumatisierenden Ereignis und ihren Symptomen hergestellt werden. Deshalb ist es so wichtig, dass Eltern für ihre Kinder an Traumata als mögliche Ursache für ihre körperlichen oder geistigen Beschwerden bzw. störenden Verhaltensweisen denken.

Die Stressaktivierung kann sich bei einer Traumatisierung über Jahre hinziehen! Es ist wichtig, die Reaktion zu beenden, damit sich das Nervensystem entspannen und wieder ins Gleichgewicht kommen kann. Die Verbundenheit zwischen Kindern und ihren Bezugspersonen ist der wichtigste Schutz vor Traumata. Je früher das Trauma stattgefunden hat und je länger es andauert, desto komplexer und langwieriger ist die Therapie. Vor allem, wenn es keine Unterstützung durch Bezugspersonen gibt oder diese sogar zum Trauma beigetragen haben.

Traumaassoziierte Symptome bei Kindern

Verändertes Verhalten
- Regression
- Essverhalten
- Schlafverhalten
- Spielverhalten
- Reduzierte Fähigkeit, Pläne zu formulieren
- Vermeidungsverhalten
- Anziehung zu gefährlichen Situationen
- Suchtverhalten
- Übertriebene oder verminderte sexuelle Aktivität
- Amnesie und Vergesslichkeit
- Selbstverstümmelung

Verändertes Wesen
- Hypervigilanz
- Reizbarkeit und abrupte Stimmungsschwankungen
- Gefühlsstärke
- Affektarmut
- Hyperaktivität oder Rückzug
- Schreckhaftigkeit
- Aufmerksamkeitsdefizit
- Anhänglichkeit
- Scham, mangelndes Selbstwertgefühl, übermäßige Schüchternheit
- Ängstlich, Auftreten neuer Ängste
- Depressionen und Gefühle drohenden Untergangs
- Innere Leere, stumpfe Gefühle
- Gefühle von Losgelöstheit, Entfremdung und Isolation (»Living Dead«-Gefühle)
- Unfähigkeit, andere Personen zu lieben, zu pflegen oder sich mit ihnen zu verbinden
- Verlust stützender Überzeugungen (spirituell, religiös, zwischenmenschlich)

Beschäftigung mit traumatischem Ereignis:
- Albträume und Nachtschreck
- Plagende Erinnerungen
- Aufdringliche Bilder oder Flashbacks
- Panikattacken, Angst und Phobien
- Faszination mit Aspekten des Ereignisses

Körperliche Beschwerden
- Unklare Bauchschmerzen oder Verdauungsprobleme
- Gestörte Sinneswahrnehmung durch »Anspannung« im sensorischen System (z. B. Geräuschempfindlichkeit)
- Flache Atmung
- Fieber ohne Infektion
- Anspannung der Gelenke, Muskulatur

Körperliche Beschwerden (später)
- Störungen des Immunsystems, z. B. Inflammation/Entzündungen
- Endokrine Probleme
- Psychosomatische Erkrankungen
- Chronische Müdigkeit
- Chronischer Schmerz
- Tumorerkrankung

(Liste unvollständig, andere Ursachen möglich)

Das Trauma hinterlässt so viele Baustellen im Körper und im Geist, dass eine Traumatherapie für ein gesundes Leben unverzichtbar ist. Traumatherapeuten haben eine spezielle Ausbildung. Wenn ein Arzt, eine Psychotherapeutin, ein Psychologe oder eine Psychiaterin diesbezüglich nichts vorweisen kann, ist davon auszugehen, dass er/sie auch nichts oder nicht viel darüber gelernt hat. Es sei denn er/sie hat sich privat damit beschäftigt, was aber nicht ausreicht, um einen traumatisierten Patienten effektiv zu behandeln.

Viele Wissenschaftler sind heute der Meinung, dass sehr viele der Erkrankungen des Erwachsenenalters als Ausdruck eines unbehandelten Kindheitstraumas zu verstehen sind – vermittelt durch toxischen Stress und chronische Inflammation. Bei Menschen, die besonders stressanfällig sind, ist die Wahrscheinlichkeit langfristiger Auswirkungen noch größer. Außerdem korreliert die Anzahl an Widrigkeiten, die ein Mensch in der Kindheit erlebt hat, mit einem dramatisch erhöhten Risiko unter anderem für Nikotinabusus, Alkohol- oder Drogenmissbrauch, Unfallneigung, Leber-, Herz- oder Lungenerkrankungen, Depression, Krebserkrankungen, schlechte schulische Leistungen und Diabetes. Ich weiß, das klingt furchtbar! Aber es geht mir darum zu zeigen, dass Traumata ernst genommen und sachkundig behandelt werden müssen!

Trauma involviert jede Zelle des Körpers, alle Ebenen des menschlichen Seins und somit die ganzheitliche Gesundheit des Kindes.

Hier noch ein paar Mythen, die oft im Zusammenhang von Trauma und Kindheit ausgesprochen werden:

- Trauma ist eine psychische Krankheit: NEIN, es ist eine Erfahrung, die alle Schichten des kindlichen Lebens beeinflusst.
- Wenn sich ein Kind nicht an das Trauma erinnern kann, braucht es auch keine Traumatherapie: NEIN, der Körpergeist erinnert sich an das Trauma, auch wenn das Kind es rein kognitiv nicht kann.
- Frühgeborene kriegen nichts mit, deshalb können sie auch nicht traumatisiert sein: NEIN, der Körpergeist eines Frühgeborenen kann genauso in Angst und Schrecken versetzt werden und kann das Ganze aufgrund seiner Unreife nicht mal einordnen.
- Ein Trauma ist unheilbar: NEIN, Traumata können geheilt werden!
- Es kann zu spät sein für eine Traumatherapie: NEIN, es ist nie zu spät, anzufangen!
- Alle traumatisierten Kinder sind verrückt und man merkt ihnen an, dass sie traumatisiert, sind: NEIN, sie können unscheinbar, glücklich und gut angepasst wirken!

ZU WENIG HIER UND JETZT

Es gibt einige Situationen in meinem Leben, an die ich besonders gern zurückdenke. Diese Erinnerung liebe ich ganz besonders: Es war ein sonniger Frühlingstag, meine Tochter war damals neun Jahre alt. Als sie von der Schule heimkam, bereitete ich gerade das Mittagessen vor. Gleichzeitig telefonierte ich mit der Praxis und tippte Nachrichten am Handy, um ein akutes Problem zu lösen, das in der Praxis aufgetreten war. Mit einem Wort: Ich hatte gerade überhaupt keine Zeit für meine Tochter, die mir stolz ein selbst gemaltes Bild unter die Nase hielt. Ich lächelte sie automatisiert an und speiste sie mit einem belanglosen Kompliment ab. Gerade als ich meinen Blick von ihr abwenden wollte, um mich wieder meinen Tätigkeiten zu widmen, hielt mich etwas in ihrem Ausdruck fest. Ich vergaß die Suppe und meine Arzthelferinnen und hielt kurz inne. Plötzlich sagte sie: »**Mami, ich liebe dich auch!**« Ich war so perplex von dieser unerwarteten Liebesbekundung (begleitet von einem Ich-fühle-mich-so-geliebt-Strahlen in ihrem Gesicht), dass ich erst mal analysieren musste, was da genau passierst war: Der Lichteinfall, der die Augen meiner Tochter zum Leuchten gebracht hatte, riss mich innerhalb einer Millisekunde aus meiner Alltagshektik und ließ mich zu 100 Prozent im Hier und Jetzt ankommen. Dieses Hier und Jetzt war der Moment, in dem ich das Funkeln in den Augen meiner Tochter wahrgenommen habe! Die kindliche Freude hat mich mit Liebe erfüllt und diese Liebe hat sich, noch bevor ich das alles überhaupt realisiert habe, den Weg heraus in meine Mimik gebahnt. So habe ich meiner Tochter, noch bevor mir selbst bewusst war, was ich fühle, mitgeteilt, wie sehr ich sie liebe. Meine Tochter konnte das in diesem Moment spüren und sagte: »Ich liebe dich auch, Mami.«

Ein Kind fühlt seinen eigenen Wert in den Momenten, in denen wir völlig präsent sind, denn das sind die Momente, in denen Verbundenheit spürbar wird.

An diesem Tag habe ich wirklich verstanden, dass Verbundenheit und Liebe nur im Hier und Jetzt erfahren werden können. Wir müssen unsere Kinder nicht mit Geschenken überhäufen, wir müssen ihnen nicht ständig Komplimente machen oder ihnen sagen, wie sehr wir sie lieben. Wir dürfen einfach präsenter sein, damit für beide das spürbar ist, was ohnehin schon da ist. In diesem Raum von Verbundenheit und Liebe fühlt sich ein Kind sicher, wertvoll, bedeutsam. Das sind drei Erfahrungen, die es braucht, um gesund aufwachsen zu können.

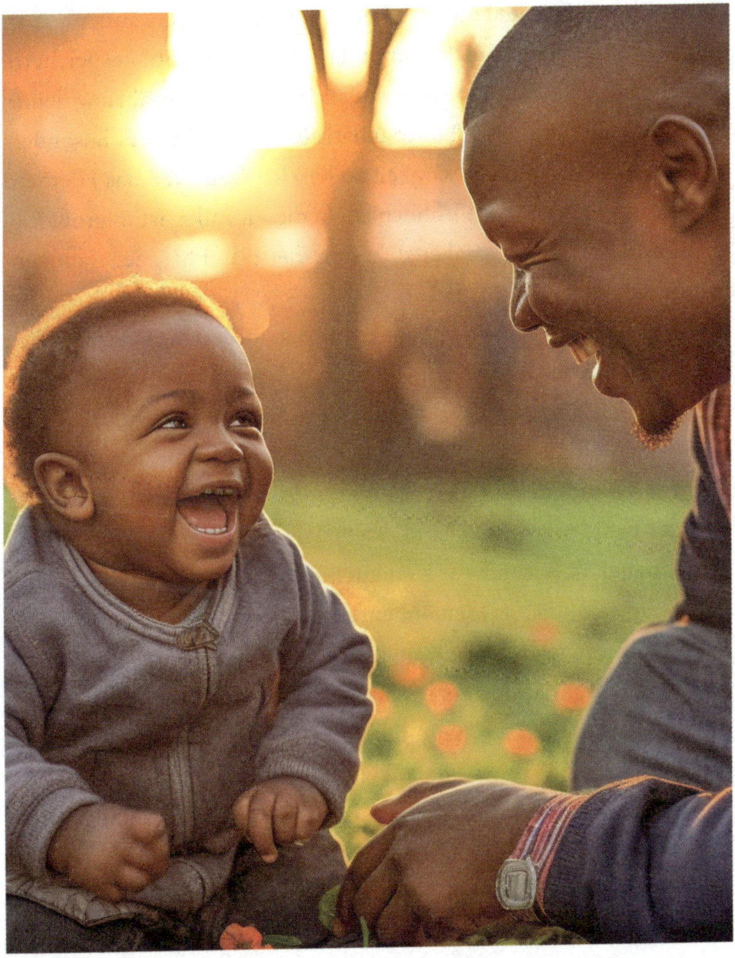

Achtsamkeit ist die Fähigkeit, die man braucht, um im gegenwärtigen Moment wertfrei und präsent zu sein. Sie ist die Fähigkeit, die wir brauchen, um unseren Kindern immer wieder aufs Neue offen und neugierig zu begegnen. Sie ist es, die wir brauchen, um unsere Kinder überhaupt kennenlernen zu können. Denn die Verbundenheit zu deinem Kind entsteht nicht durch das in deinem Kopf gespeicherte Wissen über dein Kind, sondern vor allem durch die Erfahrung deines Kindes im Hier und Jetzt. Für traumatisierte Eltern kann es besonders schwer sein, sich mit Achtsamkeit zu beschäftigen, weil das Hier und Jetzt für ihr Gehirn zu bedrohlich ist. In diesen Fällen ist es großartig, wenn man einen Achtsamkeitslehrer an der Hand hat, der traumainformiert und traumasensibel arbeitet.
Wie alles, was mit Verbundenheit zu tun hat, fördert auch Achtsamkeit die ganzheitliche Gesundheit eines Menschen. Beispielsweise gibt es immer mehr Hinweise darauf, dass Stressmanagementpraktiken, wie achtsame Meditation, in jedem Alter die Struktur und Funktion des Gehirns verändern und gleichzeitig die Expression entzündungsfördernder Gene verringern kann. Mehr Hier und Jetzt schützt sowohl dich als auch dein Kind vor Krankheiten, unterstützt Heilung und ist damit ein wesentliches Element eurer ganzheitlichen Gesundheit.
Leider fällt es vielen Eltern schwer, sich ihrem Hier und Jetzt hinzugeben. Das liegt daran, dass ihr Stresssystem ständig aktiviert ist! Immer am Tun, selten am Sein. Selbst in Momenten ohne sichtbaren Stress ist ihr Kopf voller Gedanken und Pflichten, die ihr Stresssystem weiter befeuern. Und eben weil Eltern so getrieben sind, von ihren Zielen und Aufgaben durch den Tag gepeitscht werden, brauchen sie Kinder, die sich in ihren Terminplaner einfügen, sonst werden die Kinder selbst zum Stressfaktor, da sie ihre Eltern ja daran hindern, das zu tun, was getan werden muss, damit sie endlich innerlich zur Ruhe kommen können. Es ist wirklich nicht gut, wenn Kinder ständig von ihren rastlosen Eltern aus ihrem Hier und Jetzt, aus dem puren Sein, aus der Verbundenheit mit ihren Seelenanteilen gerissen werden. Sie

brauchen diese spirituelle Erfahrung von Ganzheit und Verbundenheit und Eltern sollten diese Momente schützen und nähren, damit Kinder niemals vergessen, wer sie wirklich sind.
Ich möchte mit dir einen meiner liebsten Blogposts teilen. Ich fühle ihn aus tiefstem Herzen! Mein neun Monate altes Baby ist damals zur Haustür rausgekrabbelt und hat sich vor die Haustür gesetzt und auf die Straße geschaut. Eigentlich wollte ich meinen Sohn gerade einsammeln, anziehen und in die Kita bringen. Ich wurde von meiner morgendlichen »Ich muss drei Kinder vor 8 Uhr abliefern«-Rastlosigkeit getrieben, bis mir klar wurde, dass ich es gar nicht eilig hatte und mich meiner Faszination für mein Kind hingeben konnte.

Lass dein Kind auch mal in Ruhe

Da saß er. Drei Minuten. Und schaute.
Ich wollte ihn wieder reinrufen, weil ich keine Zeit hatte, an der Tür zu stehen und nach ihm zu schauen. Aber dann fiel mir das Versprechen wieder ein, das ich meinen Kindern vor einiger Zeit gegeben hatte. Ich versuche ihre achtsamen Momente so wenig wie möglich zu stören. Es ist ziemlich schwer, finde ich. Nicht schwierig in dem Sinne. So schwer, wie es eben ist, eine Gewohnheit im Alltagstrubel zu durchbrechen.

Wenn sie klettern, sagen wir ihnen, sie sollen aufpassen,
dass sie nicht runterfallen.
Wenn sie essen, wollen wir wissen, wie es in der Schule war.
Wenn sie basteln, sollen sie gleich ihren Müll wegräumen.
Wenn sie spielen, sollen sie den Tisch decken.
Wenn sie träumen, sollen sie sich beeilen.
Wenn sie Ameisen anschauen, sollen sie weiterlaufen.
Wenn sie dies tun, bitten wir sie um das.
Manchmal ist das eben so, so ist nun mal das Leben.

Aber es ist absolut notwendig, dass wir ihr Spiel, ihre achtsamen Momente, ihr Hier und Jetzt, ihre Begeisterung … so wenig wie möglich stören und sie einfach mal in Ruhe lassen … Wenn wir sie in Ruhe lassen, können sie sich von dem Alltag erholen, den wir ihnen manchmal zumuten.

Tipps für mehr Hier und Jetzt erhältst du im Praxisteil. Es wird sich lohnen, für dich und für dein Kind! Falls du tiefer in das Thema Achtsamkeit eintauchen willst, empfehle ich dir meinen Online-Kurs »Mindful Mami« (siehe Seite 285).

HOCHSENSIBILITÄT

Die Idee hinter Hochsensibilität ist, dass einige Menschen besonders viel spüren und wahrnehmen können und somit mehr Informationen verarbeiten müssen als andere. Das ist nicht nur spannend und erfüllend, sondern kostet auch Kraft und Energie. Es kann also stressig und ziemlich belastend werden, wenn man nicht lernt, mit dieser Informationsflut und Erfahrungsintensität umzugehen. Hochsensibilität ist keine offizielle psychologische oder medizinische Krankheitsdiagnose, es gibt keine offiziellen Kriterien und schon gar kein einheitliches Modell zur Entstehung von Hochsensibilität. Dennoch gibt es einige Experten, die sich sehr stark mit ihr und betroffenen Kindern oder Eltern befassen. Manche Experten gehen davon aus, dass Hochsensibilität ein angeborenes Persönlichkeitsmerkmal ist. Andere denken, dass Hochsensibilität ein Nebenprodukt (potenziell) traumatischer Erfahrungen ist. Sie sind davon überzeugt, dass die betroffenen Kinder sehr empfindsam gegenüber inneren und äußeren Reizen sind. Deshalb nehmen diese Kinder Sinneseindrücke viel intensiver wahr als andere Kinder. Außerdem nehmen sie auch innere Reize wie Herzklopfen, Harndrang, Gedanken, Gefühle stark wahr. Sie müssen all die Informationen nicht nur wahrnehmen, sondern auch verstehen, denken viel darüber nach, tendieren dazu, zu grübeln, da sie so viel verarbeiten müssen. Die Menge an Eindrücken und die Stimmungen von Menschen in ihrer Nähe können sie manchmal überwältigen und es kann zu einer Reizüberflutung (= Stress) kommen.

Betroffene Kinder können unter anderem

- schnell überlastet von Unordnung und visuellen Eindrücken sein.
- sehr geräuschempfindlich sein.
- sich schnell von Gerüchen gestört fühlen.
- empfindlich sein, was die Oberflächenbeschaffenheit von Kleidung angeht (der Pulli kratzt, die Socken sind zu eng), oder sie können keine Cremes tolerieren.
- schnell überfordert sein, sich abschirmen und zurückziehen oder sich völlig dysreguliert ins Geschehen werfen.
- sich schwertun mit Spontaneität, nervös werden, wenn sie nicht in ihrem Umfeld sind oder von täglichen Routinen abgewichen wird.
- ein sehr intensives emotionales Erleben haben sowie überwältigend große explosive Gefühle, die sie nicht gut regulieren können.

Obwohl Hochsensibilität sehr belastend für betroffene Kinder und ihre Eltern sein kann (vor allem dann, wenn sie selbst hochsensibel sind), bezeichnen manche sie auch als Geschenk. Durch die verstärkte Wahrnehmung haben hochsensible Kinder viele wertvolle Fähigkeiten wie Kreativität, musische Begabung, ein gutes Einfühlungsvermögen, ein starkes Gerechtigkeitsempfinden, Verlässlichkeit und auch Kreativität. Eltern sollten jedoch darauf achten, dass sie die Hochsensibilität nicht schönreden. Diese Kinder brauchen einen besonderen Halt, einen Rahmen, der ihnen Zeit und Raum gibt, um aufzutanken.

Sonst stehen diese Kinder die ganze Zeit unter Stress und darunter leiden nicht nur die Kinder! Diese gestressten und hochsensiblen Kinder können sehr anstrengend für Eltern sein.

—— TIPP ——

Falls du das Gefühl hast, dass dein Kind hochsensibel ist (oder du selbst!), halte ich eine Beratung oder Begleitung für äußerst sinnvoll! Hier kann ich von Herzen Kathrin Borghoff empfehlen, ihr Herzensthema ist unter anderem Hochsensibilität, ihr findet sie auf www.kathrin-borghoff.de. Dort gibt es auch einen Online-Selbsttest.

MANGELHAFTE SELBSTWAHRNEHMUNG

Es ist die Aufgabe von Eltern, ihren Kindern bei der Erkundung ihrer inneren Landschaft (Gefühle, körperliche Empfindungen, Bedürfnisse) zur Seite zu stehen. Sie sollten ihnen einen geschützten Raum geben, in dem sie ihre innere Landschaft erforschen und erleben können, sie sollten ihnen Worte geben, um ihre innere Landschaft bewusst erfahren und darüber sprechen zu können. Kinder sollten verstehen, was Gefühle und Empfindungen sind und was sie durch ihre eigenen Gefühle und Empfindungen über ihre Bedürfnisse und über sich selbst lernen können. Wenn es um Gefühle geht, brauchen Kinder eine helfende Hand, um diese Gefühle durchstehen zu können, Worte, um diese Gefühle benennen zu können, Fähigkeiten, um diese Gefühle regulieren zu können, und Wissen, um die emotionale Sprache des Körpers verstehen zu können. Je älter Kinder werden, desto besser können sie das, was sie durch ihre Eltern gelernt haben, selbst anwenden. Diese Selbstwirksamkeit ist eine ganz wichtige Quelle für

Gesundheit, denn Kinder, die sich selbst anhand ihrer eigenen Bedürfnisse führen können, fühlen sich stark und selbstbewusst. Sie spüren, dass sie das Leben gestalten können, sie können sich selbst das geben, was sie brauchen (was ein gutes Fundament für gesunde Beziehungen ist!), sie können sich ein Leben gemäß ihren Bedürfnissen aufbauen, können eigene Grenzen aufstellen und auf sich selbst achten. Dagegen hat ein Mensch, der seine innere Landschaft nicht verstehen kann, der nicht weiß, wie er Mangel in seinem Körpergeist ausgleichen kann, seine chronische und damit schädliche Stressquelle immer dabei.
Erinnerst du dich an die auf Seite 72 erwähnte Studie, anhand derer eine Gefühlslandkarte erstellt werden konnte? Es wurde eine ähnliche Studie bei Kindern durchgeführt, in der man zu dem Ergebnis kam, dass emotionsbezogene Körperempfindungen im Laufe der kindlichen Entwicklung zunehmend differenzierter werden. Es ist großartig, wenn Kinder ein Bewusstsein für ihre emotionsbezogenen Körperempfindungen entwickeln, denn das kann die Art und Weise, wie Kinder ihre Emotionen wahrnehmen, benennen, interpretieren und schließlich mit ihnen umgehen – und damit auch ihre Gesundheit – stark beeinflussen. Im Praxisteil (siehe ab Seite 201) erfährst du mehr darüber!

RESILIENZ ALS SCHUTZFAKTOR

Resilienz ist eine der wichtigsten Zutaten für ganzheitliche Kindergesundheit. Sie ermöglicht deinem Kind, sich trotz Stress und Widrigkeiten positiv und gesund weiterzuentwickeln, indem sie den sich entwickelnden Körper vor Störungen durch eine übermäßige Aktivierung der Stressreaktionssysteme schützt.
Jedes Kind wird mit der Fähigkeit geboren, resilient zu sein. Resilienz ist aber keine in den Genen fest verankerte Fähigkeit, sie ist das Ergebnis eines harmonischen Zusammenspiels aus kindlicher Biologie und kindlichen Erfahrungen. Das heißt: Das genetisch veranlagte Po-

tenzial, resilient zu sein, kann sich nur mit den richtigen Erfahrungen entfalten. Die wichtigste resilienzbildende Erfahrung ist mindestens *eine* stabile und engagierte Beziehung zu einem Erwachsenen, und das müssen nicht die Eltern sein – so heilsam ist Verbundenheit!
In dieser *einen* Beziehung voller Verbundenheit kann das Kind die resilienzbildenden Schlüsselfähigkeiten entwickeln, die es braucht, um sich an stressige Situationen anpassen, im Gleichgewicht und mit sich selbst verbunden bleiben zu können. Diejenigen Schlüsselfähigkeiten, die seine Gesundheit von innen heraus stärken!

Resilienz ist die Fähigkeit, die ein Kind braucht, um toxischen Stress in tolerablen oder positiven Stress umwandeln und so krankheitsfördernde Prozesse in neutrale oder gesundheitsfördernde Prozesse verwandeln zu können.

ZU THEORETISCH? KEIN PROBLEM!

Stell dir eine Waage vor. In der rechten Waagschale liegen schützende Erfahrung und Stressbewältigungsfähigkeiten und in der linken Waagschale liegen schädigende Erfahrungen und unterentwickelte Bewältigungsstrategien. In der Mitte ist der Drehpunkt, seine Lage beeinflusst die Hebelwirkung der Waage und damit den Einfluss, den Erfahrungen auf den Körpergeist des Kindes haben. Wo er liegt, hängt mit seinen Genen, seiner epigenetischen Prägung und seinen bereits verinnerlichten Bewältigungsstrategien zusammen. Er liegt also nicht nur bei jedem Kind an einer anderen Stelle, er kann im Laufe des Lebens an eine andere Stelle wandern. Je weiter rechts im Bild der Drehpunkt liegt, desto mehr negative Erfahrungen kann ein Kind tolerieren, ohne davon krank zu werden. Ein Kind ist resilient und kann sich gesund entwickeln, wenn der Drehpunkt seiner Waage so liegt, dass wenige positive Ressourcen (rechte Seite) viele negative Belastungen (linke Seite) ausgleichen können.

Resilienzbildende Erfahrungen

Resilienz wird auch als Immunsystem der Psyche bezeichnet, das die Gesundheit eines Kindes ganzheitlich beeinflusst. So kannst du dafür sorgen, dass dein Kind Resilienz ausbilden kann:

- Wichtigste Komponente: Unterstützende Beziehungen, Gelegenheiten zum Training von resilienzbildenden Fähigkeiten, gute Exekutivfunktionen und Selbstregulationsfähigkeiten: Fähigkeit zu fokussieren und zu konzentrieren, Stress zu bewältigen, vorausschauend zu planen, Probleme zu lösen, sich an neue Umstände anzupassen, Gefühle und Verhalten und Impulse zu regulieren.
- Übungsmöglichkeiten im Umgang mit überschaubaren Herausforderungen: Mit der Zeit beginnt der Körpergeist diese Art der Be-

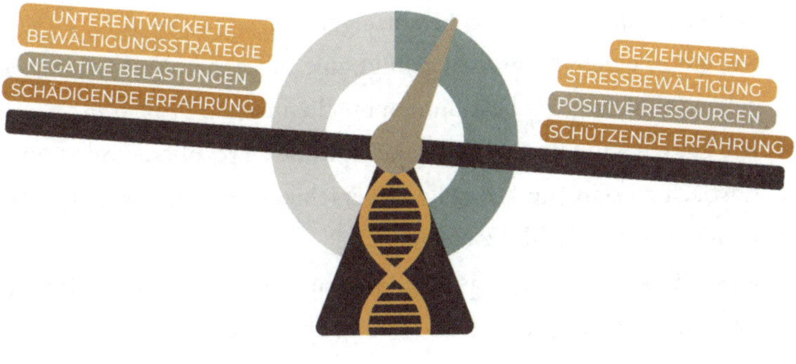

drohungen als handhabbar einzustufen, was dazu führt, dass das Stresssystem lernt, sich mäßiger zu aktivieren, und die Schädlichkeit des dadurch ausgelösten Stresses sich so reduziert.

- Gefühl von Selbstwirksamkeit und Kontrolle über Lebensumstände und meiner Meinung nach auch bewusste Selbstreflexion und Umgang mit inneren Landschaften (Ebene eins der Erfahrungsebenen, siehe Seite 21), kulturelle Traditionen und der Glauben an etwas Höheres (Spiritualität, dritte Ebene der kindlichen Anatomie, die Seelenebene, siehe Seite 70).

Resilienz wird verkörpert. Sie zeigt sich darin, wie das Gehirn, die Gene und das Immunsystem auf Erfahrungen reagieren. Ein resilientes Kind hat bestimmte neurobiologische Merkmale. Diese beeinflussen, wie es auf stressige Erfahrungen reagiert. Viele davon hängen mit den frühen Kindheitserfahrungen zusammen. Der Ausprägungsgrad der individuellen Resilienz bestimmt unter anderem,

- wie sensibel ein Gen auf gemachte Erfahrungen reagiert (abhängig von bestimmten Genvarianten).
- wie gut es einem Körper gelingt, das Gleichgewicht aus proinflammatorischen und entzündungshemmenden Zytokinen nach einer stressauslösenden Erfahrung wiederherzustellen.
- wie gut ein Individuum auf schützende Interventionen und ein unterstützendes Umfeld reagiert.
- wie gut die chronische Stressantwort eingedämmt wird (in Kombination mit den gemachten Erfahrungen).
- wie gut es einem Menschen gelingt, mit anderen in Verbindung zu gehen (abhängig von bestimmten biochemischen Prozessen).
- wie gut ein Kind darin wird, seine Gefühle zu regulieren oder optimistisch zu sein (funktionelle Unterschiede in Angst- und Belohnungsschaltkreisen des Gehirns).
- wie gut es einem Kind gelingt, angemessen auf herausfordernde Situationen zu reagieren (Ausbildung der Exekutivfunktionen).

Alle Eltern sollten Unterstützung dabei bekommen, ihre eigene Resilienz und die ihrer Kinder zu stärken, denn eine schlecht ausgebildete Resilienz macht nicht nur unglücklich, sondern auch krank. Nicht resilient zu sein, kann stressige Situationen in traumatisierende Situationen verwandeln. Kinder, die nicht resilient sind, fühlen sich nicht selbstwirksam. Was kann schlimmer sein, als sich vom Leben und von den eigenen inneren Erfahrungen ständig überwältigt zu fühlen? Nichts ist schlimmer, als sich hilflos und ausgeliefert zu fühlen!

TIPP

- Es ist nie zu spät, Resilienz aufzubauen!
- Zeig deinem Kind nach jedem Konflikt, dass eure Verbundenheit und Liebe stärker ist als jeder Streit, und lass die Reparatur eurer Beziehung immer von dir ausgehen!

Das war ein intensives Kapitel zum Thema Stress! Bitte versink nicht in Schuldgefühlen, weil du denkst, du hast als MaPa versagt und deinem Kind so viele Steine in den Weg gelegt! Das Erwachen hin zu mehr Bewusstsein kann sehr schmerzhaft sein, aber es ist der erste Weg der Heilung. Falls dich dieses Kapitel sehr belastet hat, dann kannst du dir das Audio »Frieden schließen« (Dauer 10 Minuten) anhören. Ich hoffe, es hilft dir dabei, zur Ruhe zu kommen!

AUF EINEN BLICK

Das waren die wichtigsten Learnings:

1. Die **Stressreaktion** ist eine vom Gehirn ausgelöste Anpassungsreaktion, die den gesamten Körper betrifft und nicht bewusst gesteuert werden kann.
2. Die unmittelbaren Auswirkungen der Stressreaktion sind schützend, eine zu lang anhaltende Aktivierung hat **toxische Effekte**, unter anderem auf das sich entwickelnde Gehirn, Herz-Kreislauf-System, immunologische Funktion und Stoffwechsel.
3. Kinder sind besonders empfänglich für toxische Folgen von Stress, da sich ihre Systeme unter chronischem Stress auf **krankheitsfördernde Art und Weise** entwickeln.
4. Toxischer Stress in der Kindheit kann zu **chronischen Erkrankungen** im Erwachsenenalter führen.
5. **Stress und Trauma** befinden sich auf einem Kontinuum, an dessen Anfang positiver und gesundheitsfördernder Stress und an dessen Ende der traumatische, krankheitsfördernde Stress liegt.
6. **Resilienz** kann die toxischen Folgen von Stress mildern oder aufheben und der wichtigste Resilienzfaktor ist die Verbundenheit eines Kindes zu seiner Bezugsperson.
7. Der Körper nimmt **fehlende Verbundenheit** als ernsthafte Bedrohung wahr und aktiviert seine Stressreaktionssysteme.
8. **Gute Beziehungserfahrungen** fördern eine gesunde Entwicklung des Gehirns und andere heranreifende Organsysteme und unterstützen Kinder dabei, Bewältigungskompetenzen zu entwickeln, die für den Umgang mit Stress wichtig sind.
9. Nichts schützt ein Kind so sehr vor den toxischen Folgen von Stress und Trauma wie die **Eltern-Kind-Verbundenheit**.

Deshalb: Chronisch gestresste Eltern **müssen** es sich zur Priorität machen, ihren Stress zu reduzieren. Selbstfürsorge ist eine Pflicht!

Kapitel 5

Ein stabiles Fundament für ganzheitliche Kindergesundheit

Du hast nun ein Gefühl dafür, wie eng Kinder- und Familiengesundheit miteinander verwoben sind und wie wichtig die Verbundenheit eines Kindes zu seinen Bezugspersonen sowie zu seiner Essenz für seine ganzheitliche Gesundheit ist. Vielleicht fragst du dich jetzt: »Oh mein Gott, wie soll ich das ganze Wissen nun in die Tat umsetzen?« Keine Sorge: Ich helfe dir!
In diesem Kapitel bekommst du einen Fahrplan für die kommenden drei Monate an die Hand. Darin enthalten sind tägliche Impulse und Übungen für gesundheitsfördernde Erfahrungen auf allen von dir beeinflussbaren Erfahrungsebenen. Verwandle nun euer Zuhause in einen Ort für Gesundheit und Heilung, denn Kindergesundheit beginnt zu Hause!

UNSER WICHTIGSTES PUZZLETEIL: ELTERN-KIND-VERBUNDENHEIT

Wenn ich von Verbundenheit spreche, dann meine ich mit Verbundenheit ein universelles Prinzip. Die Eltern-Kind-Bindung bzw. die Verbundenheit, die ein Kind zu seinen Eltern verspürt, ist nur eine Manifestationsform dieses universellen Prinzips. Sie ist nur ein Puzzleteil im großen Puzzle der Verbundenheit und auch nur ein Puzzleteil im Puzzle ganzheitlicher Kindergesundheit. Aber sie ist vermutlich das wichtigste und größte Puzzleteil von allen, deshalb werden wir uns in dem folgenden 13-Wochen-Programm auf genau dieses Teil konzentrieren. Das tun wir, indem wir das, was du in diesem Buch gelernt hast, in kleine Routinen übersetzen, die du über die nächsten 13 Wochen in deinen Alltag einführen kannst. So wirst du mehr Verbundenheit in dein Leben und das deines Kindes bringen und es so dabei unterstützen, sein (gesundheitliches) Potenzial zu entfalten.

Keine Pille der Welt kann den Schaden reparieren, der im Körpergeist entsteht, wenn das kindliche Bedürfnis nach Verbundenheit nicht ausreichend gestillt wird.

Um die durch Unverbundenheit entstandenen Schäden im Körpergeist des Kindes abzudämpfen oder rückabzuwickeln, wirst du gebraucht! Für alles, was du selbst nicht schaffst, sind weitere Experten nötig. Bitte denk dran: Du bist nicht allein! Ich freue mich so sehr, gemeinsam mit dir loszugehen, und ich danke dir von ganzem Herzen, dass ich dir auf der wohl wichtigsten Mission deines Lebens zur Seite stehen darf! Der Reise hin zu mehr Verbundenheit.

DEIN 13-WOCHEN-PLAN FÜR GANZHEITLICHE GESUNDHEIT

Ich habe mir lange den Kopf darüber zerbrochen, wie ich eine so wichtige Reise wie die Reise zu mehr Verbundenheit auf die wenigen verbleibenden Seiten quetschen soll. Nachdem ich vier Wochen lang ohne Ergebnis vor mich hin gegrübelt habe, dämmerte es mir plötzlich: Ich brauche kein künstliches Programm für dich aufzusetzen. Ich lasse dich an den kleinen Schritten teilhaben, die uns während der Pandemie aus unserer persönlichen Hölle von Unverbundenheit und Stress wieder herausgeholt haben! Auch ohne Existenzkrise kann dieses Programm ein guter Start für dich und deine Familie sein. Du wirst kleine Schritte voller Intention gehen und ein Ziel erreichen, das du noch gar nicht kennst. Das Wichtigste auf dieser Reise ist: Sorge gut für dich! Wenn du das Gefühl hast, dass dir alles zu schnell geht, nimm dir bitte einfach mehr Zeit. Du kannst das Programm auch über sechs Monate oder ein ganzes Jahr strecken. Hauptsache, du bleibst dran!

ÜBERSICHT

Phase 1: Vorbereitung und Klarheit schaffen (Woche 1 bis 5)
Wo stehst du dir und was steht dir im Weg? | Vereinfache dein Leben | Die Ja-Umgebung | Eat the rainbow

Phase 2: Dich mit dir selbst verbinden (Woche 6 und 7)
Was brauchst du wirklich? | Deinen Stress reduzieren

Phase 3: Dich mit deinem Kind verbinden (Woche 8 bis 10)
Liebevolle Gespräche | Zeit für heilsame Zweisamkeit | Gemeinsam eine Ruheinsel einrichten

Phase 4: Dein Kind mit sich selbst verbinden (Woche 11 bis 13)
Bewusstsein für den Körpergeist schaffen | Bewusstsein für den Körpergeist vertiefen | Das spirituelle Bedürfnis deines Kindes nähren

EMPFEHLUNGEN FÜR DIE KOMMENDEN WOCHEN

- Ich empfehle dir, an einem **Montag** anzufangen.
- Nimm dir jeden Tag Zeit für das Programm, idealerweise immer **zur gleichen Uhrzeit**, und trag sie in den Kalender ein.
- Beantworte die Reflexionsfragen **schriftlich**! Das schenkt dir mehr Erkenntnisse und tiefere Einblicke, als die Fragen mal schnell im Kopf durchzugehen!
- Es gibt jede Woche einen neuen **Fokus der Woche**. Beobachte, was dieser Fokus der Woche mit dir, mit deinem Kind und mit eurer Beziehung macht.
- Ich empfehle dir, ein **Tagebuch** zu führen und ein Ritual aus dem Ausfüllen des Tagebuchs zu machen (beispielsweise jeden Abend vor dem Einschlafen).
- Vielen Eltern fällt es sehr schwer, runterzukommen und sich ihren seltenen ruhigen und pflichtfreien Momenten hinzugeben, wenn überall Dinge lauern, die sie an Arbeiten, Pflichten und Probleme erinnern. Deshalb ist es großartig, wenn du für die Momente, in denen du dich mit diesem Programm beschäftigst, eine **Ruheinsel** hast, das heißt einen Ort, der es dir leicht macht, das Gedankenkarussell zu stoppen und runterzukommen. Hast du einen solchen Ort in deinem Zuhause? Kannst du dir solch einen Rückzugsort einrichten? Such dir einen Platz aus, an dem eine gute Energie für dich herrscht, an dem du dich wohl, sicher und möglichst ungestört fühlst. Dort sollte nichts sein, was in dir Stress auslöst (wie ungemachte Wäsche). Wenn du möchtest, kannst du es dir dort noch gemütlicher machen. Geh dazu deine fünf Sinne durch und überlege, was deine innere Apotheke braucht. Was möchtest du dort fühlen, was möchtest du schmecken, sehen, riechen, hören? Schreib auf, was dich erden würde, und implementiere das dann auf deiner Ruheinsel (eine Decke, eine Kerze, gedimmtes Licht, Lichterketten, ätherische Öle, eine Teekanne oder ein leckeres Stück Schokolade)!

- Bitte denk dran: Es geht in diesem Programm nicht um das Sammeln von noch mehr Wissen, sondern um das Umsetzen! Erwarte keine weltbewegenden Veränderungen innerhalb von 24 Stunden. **Lass dich spielerisch auf die Reise ein** und bleibe neugierig darauf, wohin sie dich führt. Jemand sagte mal: »Erst machst du neue Gewohnheiten, dann machen sie dich!« Wer weiß, wer du in einem Jahr bist oder wer dein Kind in einem Jahr werden durfte, wenn du diese kleinen verbindenden Veränderungen und die Impulse des Programms wirklich ernst nimmst und dranbleibst?
- Bevor du loslegst, bitte ich dich noch mal, dir immer wieder eines vor Augen zu führen: Es geht nicht darum, dein Kind vor allen Tränen oder jedem Wutanfall zu schützen. Es geht nicht darum, Stress und Konflikte in eurer Beziehung zu vermeiden. Es geht auf gar keinen Fall darum, dafür zu sorgen, dass dein Kind immer zufrieden, entspannt und glücklich ist. Es darf auch mal weinen, sich allein oder ungerecht behandelt fühlen, es wird auch manchmal das Gefühl haben, dass es nicht gesehen und verstanden wird, und du wirst auch nicht verhindern können, dass manchmal du der Grund dafür bist, dass es traurig ist. Diese Erfahrungen gehören zum Leben dazu und können dein Kind verständnisvoller, mitfühlender, liebevoller und achtsamer werden lassen. Wichtig ist nur, dass von jetzt an **Verbundenheit zur Grundmelodie** eurer Beziehung und eures Familienlebens wird.

PHASE 1: VORBEREITEN UND KLARHEIT SCHAFFEN

Die Reise deines Kindes hin zu mehr Gesundheit beginnt bei dir! Um deinem Kind das geben zu können, was es am meisten braucht, nämlich eine tiefe Verbindung zu dir, musst du erst mal herausfinden, was dieser Verbindung von deiner Seite aus im Weg stehen könnte.

WOCHE 1: WO STEHST DU UND WAS STEHT DIR IM WEG?

In dieser Woche geht es darum, herauszufinden, was dich zu diesem Buch geführt hat und welche Stressoren deine Verbindung zu dir selbst und zu deinem Kind belasten. Wir erheben sozusagen den Status quo für die weitere Reise!

Tag 1: Fokus der ersten Woche: Die Boxatmung

Ab heute darfst du jeden Tag mindestens dreimal für zwei Minuten in dich gehen und die Boxatmung üben. Das ist eine ganz bestimmte Art zu atmen! Sie beruhigt dein sympathisches Nervensystem, deinen Körpergeist und reduziert so das Risiko, in stressige Gewohnheiten zu verfallen und deiner Stressreaktion (Fight-Flight-Freeze-Reaktion) zu erliegen.

Und so geht's

1. Du atmest vier Sekunden lang ein.
2. Du hältst den Atem vier Sekunden an.
3. Du atmest vier Sekunden lang aus.
4. Du hältst den Atem vier Sekunden lang an.
5. Du beginnst von vorne.
6. Du machst ungefähr sechs bis acht Atemzyklen.

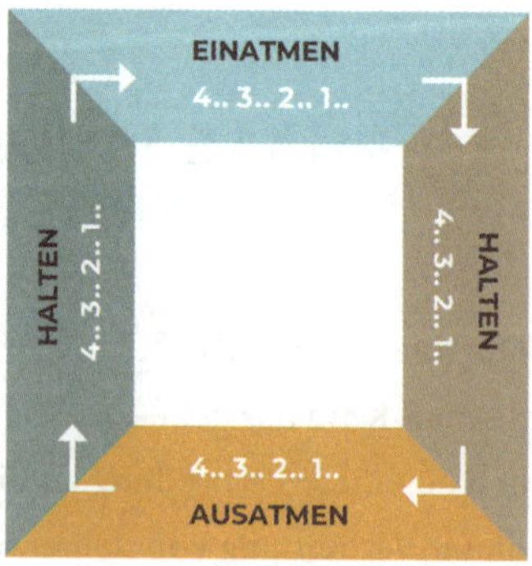

Tipp 1: Mit der Zeit kannst du versuchen, die Vier-Sekunden-Phasen zu verlängern. Ich mache momentan Sieben-Sekunden-Phasen, aber nur, wenn sie mir guttun!

Tipp 2: Stell dir für diese Woche jeden Tag einen Wecker, etwa morgens nach dem Aufstehen, mittags vor dem Essen und abends vor dem Schlafengehen! Natürlich kannst du die Boxatmung auch öfter, kürzer oder länger machen.

Tag 2: Wie gestresst bist du?

Erinnerung Denk an die Boxatmung!

Heute geht es darum, herauszufinden, wie gestresst du bist! Ich bitte dich darum, die folgenden Fragen zu beantworten, und zwar intuitiv und schnell. Bezieh dich dabei auf die letzten zwei bis drei Monate und vermeide die psychologische Neigung zur Mitte.

	Stimmt nicht	Stimmt manchmal	Stimmt oft
Ich habe das Gefühl, mein Leben im Griff zu haben.	○	○	○
Ich vertraue darauf, dass das Leben für mich ist.	○	○	○
Muttersein/Vatersein erfüllt mich zutiefst.	○	○	○
Ich liebe mich selbst als Frau/Mutter (Mann/Vater).	○	○	○
Mein Partner übernimmt einen fairen Anteil im Haushalt und bei der Kinderbetreuung. (Falls du alleinerziehend bist: Ich habe tolle Menschen um mich herum, die mich gut unterstützen.)	○	○	○
Ich habe Freunde, die mich wirklich verstehen.	○	○	○
Ich habe einen Job, der mich erfüllt. Für Vollzeit-Mamas oder -Papas: Ich gehe in meiner Aufgabe auf!	○	○	○

	Stimmt nicht	Stimmt manchmal	Stimmt oft
Ich habe Hobbys, die mich glücklich machen.	○	○	○
Ich habe Zeit für mich selbst.	○	○	○
Selbstfürsorge ist mir wichtig (auch wenn der Terminplan voll ist).	○	○	○
Meine Beziehung macht mich glücklich. Für Alleinerziehende: Ich bin glücklich alleine.	○	○	○
Ich kann beim Sex gut loslassen und entspannen.	○	○	○
Ich umgebe mich mit Leuten, die mir guttun.	○	○	○
Ich bin eine gute Mutter/ ein guter Vater.	○	○	○
Ich mag meinen Körper.	○	○	○
Ich fühle mich finanziell sicher.	○	○	○
Ich habe ein gesundes Gewicht.	○	○	○
Mein Körper fühlt sich fit und frisch an.	○	○	○
Ich kann mich gut konzentrieren.	○	○	○
Ich ziehe in Erziehungsfragen mit meinem Partner an einem Strang.	○	○	○
Ich kann unerledigte Dinge gut ruhen lassen.	○	○	○
Ich liebe mein Leben.	○	○	○

	Stimmt nicht	Stimmt manchmal	Stimmt oft
Ich kann gut ein- und durchschlafen.	○	○	○
Ich fühle mich erholt, wenn ich morgens aufwache.	○	○	○
Ich höre meinem Kind aufmerksam und gern zu.	○	○	○
Ich fühle mich tagsüber frisch und regeneriert.	○	○	○
Ich kann meine Grenzen gut schützen und auch mal Nein sagen.	○	○	○
Ich fühle mich meinem Kind nah.	○	○	○
Ich genieße es, Zeit mit meinem Kind zu verbringen.	○	○	○
Ich kann Ruhe genießen (ohne an tausend Dinge zu denken).	○	○	○
Mein Job erfüllt mich. Oder: Ich bin gerne Vollzeit-Mama.	○	○	○

Bitte finde auch in der zweiten Tabelle ganz intuitiv deine passenden Antworten und achte unbedingt darauf, dass sich die *Reihenfolge* der Antwortmöglichkeiten verändert hat!

	Stimmt oft	Stimmt manchmal	Stimmt nicht
Ich möchte Menschen gefallen und ihre Anerkennung erhalten.	○	○	○
Ich habe oft das Gefühl, dass man mich nicht mag.	○	○	○

	Stimmt oft	Stimmt manchmal	Stimmt nicht
Ich bin perfektionistisch.	○	○	○
Ich neige zu Multitasking.	○	○	○
Ich lasse mich schnell ablenken.	○	○	○
Meine eigenen Ideale und Ziele stressen mich.	○	○	○
Ich fühle mich oft überfordert und/ oder erschöpft.	○	○	○
Ich werde schnell wütend und flippe aus.	○	○	○
Ich habe oft Schuldgefühle und ein schlechtes Gewissen.	○	○	○
Ich schäme mich häufig für mich oder andere.	○	○	○
Ein Kind zu haben bedeutet, dass ich zu wenig Wahlmöglichkeiten und zu wenig Kontrolle über mein Leben habe.	○	○	○
Ich habe oft Heißhunger oder das Bedürfnis, etwas zu kaufen oder neue Projekte anzufangen.	○	○	○
Die Betreuung meines Kindes nimmt manchmal mehr Zeit und Energie in Anspruch, als ich zur Verfügung habe.	○	○	○
Während ich dieses Buch lese, lese ich noch in anderen Büchern zum Thema Erziehung und Gesundheit.	○	○	○

	Stimmt oft	Stimmt manchmal	Stimmt nicht
Es ist schwierig, die verschiedenen Verantwortlichkeiten für mein Kind unter einen Hut zu bringen.	○	○	○
Ich leide an einer psychischen oder körperlichen Krankheit.	○	○	○
Ich hatte mindestens ein traumatisierendes Ereignis in meinem Leben.	○	○	○
Das Verhalten meines Kindes ist mir oft peinlich oder belastet mich.	○	○	○

Auswertung

Diesen Test habe ich für dich als Reflexionstool entworfen. Er ist nicht wissenschaftlich evaluiert und die stressigen Auswirkungen der einzelnen Punkte sind nicht miteinander vergleichbar. Deshalb ist dieser Test aber nicht weniger wichtig für dich und dein Kind!

1. Zähle nun durch, wie oft du die erste, zweite und dritte Spalte in beiden Tabellen angekreuzt hast.
2. Trage deine Ergebnisse hier ein:

Spalte 1	Spalte 2	Spalte 3

3. Für die folgenden Punkte brauchst du dein Tagebuch oder ein Blatt Papier, einen Stift und 20 Minuten Ruhe. Vielleicht auch etwas Leckeres zum Trinken! Es geht in den nächsten Schritten nicht darum, einen detaillierten Fahrplan zu erstellen (das kommt später!), sondern nur darum, ein bisschen zu brainstormen, Ideen zu sammeln, deinen Geist wandern zu lassen.

4. Nun schau dir noch mal die Fragen an, für die du die dritte Spalte angekreuzt hast. Sie sind wichtige Ressourcen oder einfach ein Hinweis dafür, dass und/oder wann es dir gut geht! Handelt es sich um Ressourcen, dann fördern sie die Verbundenheit zu dir selbst. Sie bzw. die Gedanken darüber belasten die Beziehung zwischen dir und deinem Kind am wenigsten. Was fällt dir hier auf? Was fühlst du, wenn du diese Antworten anschaust? Wie geht es dir damit? Gibt es wichtige Erkenntnisse, die du dir notieren möchtest?
5. Nun schau dir die Fragen an, für die du die zweite Spalte angekreuzt hast. Überleg dir, was du tun könntest, um in Zukunft ein Kreuzchen in Spalte 3 machen zu können. Wo macht es Sinn? Wo ist es möglicherweise sogar ziemlich einfach? Was fällt dir auf?
6. Kommen wir nun zur ersten Spalte. Die Kreuze hier zeigen an, welche Bereiche dich sehr belasten. Sie sind eine chronische Stressquelle in deinem Leben. Denk dran, es geht nicht darum, jetzt und hier etwas zu verändern, es geht nicht darum, dich oder dein Leben zu verurteilen. Es geht nur darum, diese Red Flags in deinem Leben zu erkennen, und du darfst dich für all die Kreuzchen in Spalte 1 auch mitfühlend in den Arm nehmen (lassen). Sie stressen nicht nur dich, sie belasten auch die Beziehung zwischen dir und deinem Kind am meisten, deshalb machen wir mit ihnen gleich weiter!
7. Schreibe vor all die Fragen, bei denen du ein Kreuz in der ersten Spalte gemacht hast, eine Zahl, das heißt, nummeriere sie nach Schweregrad, das heißt das, was dich am meisten belastet, bekommt eine 1, das nächste dann eine 2 usw. Du hast nun eine Hierarchie deiner chronischen Belastungen erstellt. Schreibe sie auf ein separates Blatt, beginnend mit der größten Belastung, endend mit der am wenigsten schlimmen Belastung. Wenn du diesen Zettel und deine Stressquellen (oder Symptome deines Stresses) anschaust: Was fällt dir hier auf? Was fühlst du, wenn du diese Antworten anschaust? Wie geht es dir damit? Gibt es wichtige Erkenntnisse, die du dir notieren möchtest? Gibt es Dinge, für die du dir gerne Hilfe, Beratung

oder eine andere Form der Unterstützung holen würdest? Ich bin fest davon überzeugt, dass du für jeden Punkt einen ersten Schritt definieren kannst, um das Kreuz von Spalte 1 in Spalte 2 zu verschieben. Du kannst nicht alles kontrollieren und du kannst nicht alle Kreuze von links zur Mitte oder nach rechts verschieben. Darum geht es hier nicht! Es geht darum, deinen Status quo zu erkennen und an der ein oder andere Stelle zu überlegen, wo du dir das Leben (eventuell mit Hilfe) erleichtern kannst.

Achtsamkeitsübung Falls dich diese Fragen sehr aufgewühlt haben, kannst du die angeleitete Achtsamkeitsübung »Ich kann heilen« (Dauer 20 Minuten) mit mir machen!

Tag 3: Wo kommst du her? Was brauchst du?

Erinnerung Denk an die Boxatmung!

Journaling-Übung Beim Journaling stellst du dir selbst kritische Fragen und erforschst deine innere Gefühls- und Gedankenwelt. Es ist wichtig, dass du dazu ein Blatt Papier (oder Tagebuch) zur Hand nimmst und tatsächlich mit einem Stift schreibst! Versuche alles rauszuschreiben, was dir in den Sinn kommt, und keine Pause zu machen. Wenn dir nichts einfällt, dann schreibst du »Mir fällt nichts ein«. Journaling-Übungen helfen dir, dich selbst besser kennen und verstehen zu lernen, du lernst, dir selbst zuzuhören und dich weniger zu bewerten. Du kannst dich damit entlasten und mental klarer werden und Probleme aus neuen Perspektiven betrachten. Also, schnapp dir einen Stift und ein Blatt, sorge dafür, dass du ein bisschen Zeit für dich hast, und los geht's:

- *Was für Gedanken und Gefühle hast du, wenn du über deinen Stress und deine inneren Stressoren (Glaubenssätze, Ängste, alte Traumata, Hochsensibilität, Perfektionismus usw.) nachdenkst?*

- *Welche deiner Stressoren haben ihre Ursache in deiner Kindheit?*
- *Welche Ereignisse oder Stressfaktoren in deinem Leben haben dich hierhergebracht? Warum ist dieses Buch für dich wichtig?*
- *Wie verbunden hast du dich mit deinen Eltern oder anderen Bezugspersonen gefühlt, als du noch klein warst? Bei wem hast du dich angenommen, gesehen und geliebt gefühlt? Warum? Was haben sie getan, damit du dich so fühlen konntest?*
- *Was denkst du: Wie gesehen, verstanden und akzeptiert fühlt sich dein Kind von dir? Bist du ein sicherer Ort für dein Kind oder rastet du schnell und unerwartet aus?*
- *Falls du in eine Stressreaktion getriggert wirst, was sind die drei häufigsten Auslöser (Stressoren) dafür? Wie sehr belasten sie dich? Welchen Stressor würdest du am liebsten sofort eliminieren? Welcher Stressor schränkt deine Lebensqualität am meisten ein?*
- *Wann neigst du zu Multitasking und wie kannst du dem vorbeugen? Wie fühlt sich der Gedanke an, eins nach dem anderen zu machen?*
- *Wann neigst du zu Perfektionismus und wie würden 80 Prozent in diesem Bereich für dich aussehen? Wie fühlt sich der Gedanke an, dass 80 Prozent immer noch gut genug sind?*
- *Von welchen Dingen lässt du dich schnell ablenken und wie könntest du diese Ablenkung eliminieren? Wie verändert sich dein Alltag, wovon hast du mehr, wenn diese Ablenkung nicht mehr stattfindet?*
- *In welchen Momenten hast du das Gefühl, du kannst dich selbst gut fühlen, und wie kannst du mehr davon in dein Leben bringen?*
- *Was erhoffst du dir von den nächsten drei Monaten? Was wäre ein großartiges Ergebnis für dich und dein Kind?*

Achtsamkeitsübung Falls dich das Journaling sehr aufwühlt, lade ich dich dazu ein, die angeleitete Achtsamkeitsübung »Ich lasse los« (Dauer 15 Minuten) mit mir zu machen!

Tag 4: Aha-Momente sammeln

Erinnerung: Denk an die Boxatmung!

Journaling-Übung Wo will ich hin? Nun schau dir noch mal die Antworten auf die Fragen von Tag 2 an und lies dir durch, was du gestern während der Journaling-Übung aufgeschrieben hast. Im Anschluss beantworte bitte folgende Fragen:

- *Was sind deine drei wichtigsten Erkenntnisse?*
- *Welche drei Dinge stressen dich am meisten?*
- *Was kannst du in Bezug auf diese drei Dinge tun, um den Stress zu reduzieren (egal, wie klein die Schritte sind, schreib sie auf! Beispiel stressiger Chef: 1 Gespräch suchen, 2 notfalls kündigen)?*
- *Was kann sich in dir entfalten, wie fühlst du dich, was denkst du, wenn du diesen Stress reduziert oder sogar eliminiert hast?*
- *Wie kannst du sicherstellen, dass du die genannten Dinge auch in die Tat umsetzt?*
- *Welche drei Schritte musst du gehen, um den Stress in diesem Bereich zu reduzieren? (Schritt 1: Per E-Mail Gespräch mit Chef vereinbaren, Schritt 2: Gesprächsziel planen, Schritt 3: Konsequenzen festlegen, falls Chef nicht wie gewünscht reagiert.)*
- *Nun lege fest, bis wann du die jeweiligen Schritte gegangen sein willst:*
  1. *Stressor: Schritt 1, 2, 3 Deadline*
  2. *Stressor: Schritt 1, 2, 3 Deadline*
  3. *Stressor: Schritt 1, 2, 3 Deadline*

  Bitte trag diese Deadlines alle in deinen Kalender ein!

  Welche(n) erste(n) Schritt(e) kannst du heute oder morgen schon gehen? (Mail an den Chef abschicken)?

Tag 5: Ein Dankeschön an dich selbst

Erinnerung: Denk an die Boxatmung!

Achtsamkeitsübung Für heute hast du dir vorgenommen, dich für deine ersten kleinen Schritte hin zu mehr Stressfreiheit zu belohnen! Viel Freude damit!
Wenn du möchtest, kannst du dir den Audioimpuls »Ich danke mir selbst« (10 Minuten) dazu anhören.

Tag 6: Eine wohlverdiente Pause!

Heute gibt es – bis auf den Fokus der Woche – keine Aufgabe für dich.

Tag 7: Reflexion

Erinnerung Denk an die Boxatmung!

Journaling-Übung Was nimmst du aus dieser Woche mit?
Diese Woche hast du dich intensiv mit deinem eigenen Stress und deinen eigenen Gedanken beschäftigt, hast erste Schritte Richtung mehr Verbundenheit (zu dir selbst und zu deinem Kind) geplant und bist sogar schon ein oder zwei Schritte in Richtung auf dein Ziel losgelaufen.

- *Wenn du aus dieser Woche einen Ratschlag für dein Kind formulieren könntest, welcher wäre es? Wie wir von uns selbst wissen, fällt es uns nicht immer leicht, Ratschläge zu verstehen, anzunehmen oder umzusetzen. Erwarte also bitte nicht zu viel von deinem Kind. Dein Auftrag ist es, den Samen zu säen (gerne auch mehrmals), mehr aber nicht!*
- *Kannst du deinem Kind diesen Ratschlag auch vorleben? Das heißt, lebst du deinem Kind selbst das vor, was du ihm empfiehlst?*
- *Wenn ja: Wie tust du das?*
- *Wenn nein: Wie könntest du das tun?*

WOCHE 2: VEREINFACHE DEIN LEBEN

In der kommenden Woche darfst du dich von den Dingen lösen, die deine Sinne überreizen und dich mental auslaugen. Es geht darum, dein Umfeld und deinen Alltag aufzuräumen, die ständigen Stresstrigger in deinem Leben zu minimieren und so die grundsätzliche Überaktivierung deines sympathischen Nervensystems zu senken.

Tag 8: Fokus der Woche: Achtsame Pflichten

Eltern sind häufig genervt von der Vorstellung, Achtsamkeit in ihr Leben zu implementieren. Denn der Gedanke an eine weitere Pflicht, auch wenn sie heilsam sein soll, katapultiert ihr Stresslevel noch ein Stückchen weiter in die Höhe! Was mir aus diesem Dilemma geholfen hat, war dieser Satz: »Du kannst doch einfach das, was du sowieso tun musst, achtsam tun!« Seitdem habe ich meine teilweise nervigen Pflichten in achtsame Pausen verwandelt. Denn achtsam zu sein bedeutet nicht, nichts zu tun und im Zen-Himmel zu verweilen. Es kann auch einfach nur heißen, dass man das, was man sowieso tun muss, mit voller Aufmerksamkeit tut. Das klingt so einfach, aber viele Erwachsene können das gar nicht mehr, weil ihre Gedanken und Gefühle ihnen in die Quere kommen und den heilsamen Augenblick der Achtsamkeit in einen möglicherweise (durch Aktivierung des Stresssystems) krank machenden Moment verwandeln.

Folgende Alltagssituationen könntest du in eine achtsame Pause verwandeln. Für Anfänger ist es einfacher, wenn keine Kinder dabei sind:

- Zähneputzen (statt nebenher aufzuräumen)
- Essen (statt nebenher am Handy zu sitzen)
- Staubsaugen (statt nebenher zu telefonieren)
- Wäsche zusammenlegen (statt nebenher fernzusehen)
- An der Kasse stehen und warten (statt innerlich zu fluchen)
- Autofahren (ohne Musik oder Podcast zu hören)

Nun überleg dir, ob es etwas gibt, was du nicht sonderlich gerne magst, aber jeden Tag tun musst. Welche tägliche »Pflicht« möchtest du in dieser Woche achtsam (das können auch nur ein paar Minuten sein) durchführen und so in eine Chance für mehr Verbundenheit und Entspannung verwandeln?

- Stell dir einen Wecker, damit du es nicht vergisst!
- Starte heute schon deinen ersten Anlauf!

Kurze Anmerkung: Die Aufgaben der nächsten Tage kannst du auch miteinander tauschen, wenn das aus Zeitgründen oder Energiegründen nötig sein sollte!

Tag 9 und 10: Miste dein Zuhause aus!

Erinnerung Denk an deine achtsame Aufgabe! Du könntest zusätzlich zu deinem ausgewählten Fokus der Woche auch die Aufgabe, die du heute für dich auswählst, achtsam erledigen!

Heute wird (achtsam) aufgeräumt!
Such dir einen oder zwei Punkte aus der folgenden Ideenliste aus – oder greif auf eine eigene zu – und widme dich ihr heute! Wichtig ist, dass du das erledigst, was dir die größte Entlastung bringt! Denk dran: Kleine Schritte reichen!

- Du möchtest keine Spielsachen mehr im Wohnzimmer haben? Dann könntest du die Spielsachen wegräumen und deinem Kind nur erlauben, einzelne Spielsachen ins Wohnzimmer zu bringen und diese nach dem Spielen oder abends wieder aufzuräumen.
- Deine Anziehsachen passen oder gefallen dir nicht mehr? Stopf sie in einen großen Müllsack und bitte deinen Partner oder eine Freundin, sie zu verkaufen oder in die Altkleidersammlung zu bringen.
- Dein Kind ist schon aus seinen Klamotten herausgewachsen? Raus damit! Verschenken, verkaufen oder wegpacken und aufheben!

- Die Kinderzimmer sind voll mit Dingen, die sie nicht mehr mögen? Weg damit! Entweder sie werden sortiert und kinderfern verstaut, sodass sie zu einem anderen Zeitpunkt wieder zum Spielen genutzt werden können, oder du verschenkst oder verkaufst sie (hier könnte dein Partner helfen und alles zum Verkauf ins Internet stellen).
- Dein Badezimmerregal ist voll von verstaubten Dingen, die du in den letzten Jahren nicht gebraucht hast? Weg damit!
- Überall liegen Dinge, die keiner mehr braucht? Du könntest einen großen Müllsack nehmen (oder mehrere, wenn du direkt selbst trennen willst) und einen Streifzug durch dein Haus machen und alles reinwerfen, was dir direkt ins Auge sticht!

TIPPS

- Du musst nicht alles allein machen! Auch dein Kind kann mithelfen und Spielsachen und Bücher aussortieren. Du kannst eine Liste mit Dingen schreiben, die du entsorgen willst, und deinen Partner oder eine Freundin darum bitten, sich darum zu kümmern.
- Sorge vor! Für alles, was reinkommt, geht auch etwas raus. Wenn du möchtest, lege einen Tag im Monat (nach Abschluss des Programmes) fest, an dem von nun an aussortiert wird, und trage ihn fest in deinen Kalender ein!

Tag 11 und 12: Befreie dich von unnötigen Terminen

Erinnerung Denk an deine achtsame Aufgabe! Du könntest zusätzlich zu deinem ausgewählten Fokus der Woche auch die Aufgabe, die du heute für dich auswählst, achtsam erledigen!

Eltern leiden oft unter Zeit- und Energiemangel. Deshalb geht es heute darum, deinen Kalender mal unter die Lupe zu nehmen und dir zu überlegen, von welchen toxischen Terminen du dich befreien möchtest! Nach dem heutigen Tag solltest du im Kalender vor allem Dinge stehen haben, die dir wirklich Freude machen und dein Wohlbefinden und deine Gesundheit stärken.

So könntest du dabei vorgehen:

- Nimm dir deinen Kalender und schau durch, welche Dinge in den kommenden Programmwochen (noch 11 Wochen) geplant sind. Wenn das zu stressig oder zu viel für dich ist, dann fang erst mal mit zwei oder vier Wochen an: Was dir guttut, bleibt. Was unbedingt sein muss, bleibt. Alles andere darfst du absagen.
- Überleg dir: Welche Hobbys liebst du eigentlich nicht? Welche Menschen tun dir eigentlich nicht gut? Welche Termine sind eigentlich nicht nötig?

—— TIPPS ——

- Halte unverplante Zeit in deinem Kalender fest! Trag einen Termin mit dir selbst ein – ohne ein dazugehöriges To-do (wie Frisör oder Arzt). Einen Termin, an dem du weißt, dass es nur dich gibt und du ganz spontan entscheiden kannst, was du tun möchtest und brauchst. Du solltest zu deinem Date mit dir selbst auch erscheinen und dieses nur verschieben oder absagen, wenn es WIRKLICH nicht anders geht! Ist es dir möglich, dir ein wöchentlich wiederkehrendes Date mit dir selbst einzuplanen?
- Beuge vor! Wenn du möchtest, lege einen Tag pro Monat fest, an dem du dich bewusst mit deinen Terminen auseinandersetzt und deinen Kalender entgiftest!

Tag 13: Eine wohlverdiente Pause!

Heute gibt es – bis auf den Fokus der Woche – keine Aufgabe für dich.

Tag 14: Reflexion

Erinnerung Denk an deine achtsame Aufgabe!

Journaling-Übung Was nimmst du aus dieser Woche mit? Heute darfst du dir wieder eine kleine Auszeit nehmen, um dich mit deiner Gedankenwelt zu verbinden.

- *Wie war diese Entrümpelungswoche für dich?*
- *Was war besonders schwierig, was war besonders wohltuend? Und warum? Was könnte in Wirklichkeit dahinterstecken?*
- *Was möchtest du in Zukunft anders machen?*
- *Was soll dein Kind aufgrund dieser Veränderung in Zukunft durch Beobachten von dir lernen?*

WOCHE 3: VEREINFACHE DEIN LEBEN, TEIL ZWEI

Auch in dieser Woche geht es um innere Ordnung durch äußere Ordnung! Inneren Fokus durch Eliminieren äußerer Ablenkungstrigger!

Tag 15: Fokus der Woche: Das Leben ist für mich

Das Gehirn arbeitet mit gewissen Wahrnehmungsfiltern, die früher sinnvoll gewesen sind. Einer davon ist die sogenannte »Negativitäts-Bias«. Dein Gehirn (wie jedes andere) nimmt schlechte Dinge stärker wahr als gute. Negatives erhält mehr Aufmerksamkeit, wird schneller wahrgenommen, tiefer verarbeitet und bleibt lebhafter im Gedächtnis. Außerdem löst es stärkere Reaktionen im Körpergeist aus und hat einen größeren Einfluss auf Urteile, Entscheidungen und Bewertungen als Positives. Das ist auch der Grund, warum du den ganzen Abend womöglich über *eine* fiese Sache grübelst, anstatt dich an den *vielen* guten Dingen des Tages zu erfreuen. Das gestresste Elterngehirn wird sogar noch negativer und diese Negativität schadet nicht nur der Beziehung zum Kind, sondern hält Eltern in ihrer Stressspirale gefangen.

Journaling-Übung Wofür bist du dankbar?
Ich lade dich diese Woche dazu ein, deinen Fokus jeden Tag mindestens einmal auf die Dinge zu richten, die gut für dich gelaufen sind, und dir klarzumachen, wofür du dankbar bist. Das heißt, in dieser Woche kannst du dir jeden Abend folgende Fragen stellen und es wäre wichtig, die Antworten schriftlich festzuhalten:

- *In welchen drei Momenten war das Leben heute für mich (die Ampel schaltete auf Grün als ich vorfuhr, oder eine neue Kasse hat eröffnet, als ich mich gerade in der langen Schlange angestellt habe)?*
- *Für welche drei Dinge oder Momente bin ich heute dankbar?*

Dieses Abendritual kann man ganz großartig schon zusammen mit Kindern ab fünf bis sieben Jahren machen. Sie können so Teil deiner schönen Momente werden und du Teil der ihren. Diese schönen Dinge aufzuschreiben und sie alle an einem Platz festzuhalten gibt dir außerdem die Möglichkeit, immer wieder reinzuschauen und dich an deinen eigenen Erinnerungen mit Freude und Liebe aufzutanken!

Tag 16 und 17: Miste aus – diesmal digital!

Erinnerung Wie hat dir dein Leben heute gezeigt, dass es für dich ist? Wofür bist du heute dankbar?

Ein unbewusster Umgang mit dem Handy kann toxisch für deine Fähigkeit sein, präsent und verbunden zu sein. Deshalb geht es heute um digitale Hygiene. Das wird dir helfen, in deiner Mitte zu bleiben und zu einem gesünderen Vorbild für dein Kind zu werden!

Hier findest du ein paar Impulse für deine digitale Aufräumaktion. Such dir ein oder zwei Aktionen heraus oder greife auf eigene Ideen zu, aber zieh deine Auswahl konsequent durch und lass dich nicht von anderen Dingen ablenken, die du in dieser Zeit wahrnimmst! Vielleicht macht der Flugzeugmodus Sinn für dich!

- Stell dir eine Bildschirmzeit ein, damit dir vor Augen geführt wird, wie lange du täglich auch unbewusst auf dein Handy zurückgreifst.
- Lösche alle Apps, die du nicht brauchst oder die dir nicht guttun.
- Lösche alle Nummern aus deinen Kontakten, die du nicht brauchst.
- Das, was du nicht loslassen möchtest, kannst du auch in einen Ordner verschieben und vom Hauptbildschirm entfernen.
- Falls du einen Laptop oder Computer hast: Lösche alles vom Desktop, was dir nicht dient, oder räume es in andere Ordner. Ziel ist, dass das Hauptbild möglichst nackt ist. Inaktiviere Desktopbenachrichtigungen (schaff bitte WhatsApp vom PC ab, wenn das geht!). Schließe offene Browserfenster, die dich nur daran erinnern, was du noch alles machen willst oder musst. In erster Linie brauchst du Ruhe und weniger Ablenkungen.
- Gehe deine E-Mails durch und lösche alle aus deiner Inbox (oder archiviere sie), die du nicht brauchst oder schon erledigt hast.
- Schalte alle Töne und Benachrichtigungen am Handy aus, die dich unnötig ablenken (Ping für neue Posts auf Social Media).
- Schaust du gleich nach dem Aufstehen auf Social Media oder WhatsApp? Dann empfehle ich dir einen konventionellen Wecker und das Aufbewahren des Handys außerhalb des Schlafzimmers.

TIPPS

- Du musst nicht immer erreichbar sein. Viele Menschen sind gekränkt, wenn man ihre Nachrichten liest und nicht gleich auf sie antworten kann. Du darfst dich daran erinnern, dass du entscheidest, was jetzt in diesem Moment für dich wichtig ist, und wenn es nicht das Beantworten von Nachrichten ist, dann ist das auch in Ordnung. Wenn dich die Erwartungshaltung anderer stresst oder du sie nur informieren möchtest, wann du zur Verfügung stehst, kannst du bei vielen Messenger-Diensten und E-Mail-Programmen auf eine Autoantwort zurückgreifen. Leute, die mir schreiben, bekommen die Antwort, dass ich meine WhatsApp nur an Werktagen zwischen 9 und 10 Uhr beantworte und sie mich in dringenden Fällen (die übrigens kaum vorkommen) anrufen dürfen.

- Gesunde digitale Gewohnheiten sind wichtig. Wenn du möchtest, lege einen Tag im Monat (nach Ablauf des Programms) fest, an dem du diesen digitalen Detox zu Ende bringst oder wiederholst. Für die meisten Eltern ist es sinnvoll, das sogar einmal monatlich zu machen, denn es schleicht sich immer wieder ein Haufen Müll ein!

Tag 18: Aufgabenverteilungen besprechen

Erinnerung Wie hat dir dein Leben heute gezeigt, dass es für dich ist? Wofür bist du heute dankbar?

Viele Eltern leiden unter einer zu hohen Mental Load, das heißt, ihre Gedanken kreisen stets um Pflichten und Sorgen – auch dann, wenn sie diesbezüglich gerade nichts tun können. Heute geht es darum, die Pflichten im Haushalt zu verteilen, damit du mental (und dann natürlich auch zeitlich) entlastet wirst. Falls du einen Partner hast, dann setzt euch mit einem Stift und einem Blatt Papier zusammen hin. Auch Kinder können – altersentsprechend – hervorragend miteinbezogen werden. Je klarer Kinder wissen, was ihr Aufgabenbereich ist, und je konsequenter ihr gemeinsam dafür sorgt, dass sie ihre Pflichten erfüllen, desto schneller werden sie eine wahre Hilfe werden. Fang mit nur *einer* neuen Aufgabe pro Familienmitglied an!

Impulse für das Familienmeeting Die Aufgabenteilung sollte schriftlich festgehalten werden. Sie ist einfacher umzusetzen, wenn klar ist, wer wofür zuständig ist, anstatt ständig zu wechseln. Außerdem entlastet dich die Aufgabenverteilung nur dann, wenn du deinen Partner oder dein Kind nicht ständig an seine Aufgaben erinnern musst! Denk dran, dass erst mal nur *eine* Aufgabe eingeführt wird, sonst wird es zu viel! Über diesen QR-Code gelangst du zu einem kostenlosen PDF, das du für dieses Familienmeeting nutzen kannst!

- Lege fest, wann die Aufgaben erledigt werden sollen. Das macht es allen leichter, sich umzustellen. (Der Müll muss rausgetragen werden, bevor sich die Kinder nachmittags mit Freunden treffen.)
- Falls du alleinerziehend bist, kannst du dir vielleicht überlegen, an welchen Stellen du dir Hilfe holen kannst. Du könntest eine Freundin fragen, ob sie jeden Freitag, wenn du aus dem Spätdienst kommst, für dich mitkochen könnte (im Tausch kannst du mal auf ihr Kind aufpassen, einige Kleinigkeiten bezahlen oder …) Wichtig hier: Hol dir Hilfe! Niemand kann ein Kind allein erziehen und mit all den dadurch entstehenden Herausforderungen entspannt und gelassen umgehen. **Hol dir Hilfe!** Das ist nicht schwach, das ist so mutig!

TIPP

Plane dir im Kalender ein, eine zweite Aufgabe nach Ablauf des Programmes hinzuzunehmen, orientiere dich gerne an dem ausgefüllten PDF.

Tag 19: Probelauf!

Erinnerung Wie hat dir dein Leben heute gezeigt, dass es für dich ist? Wofür bist du heute dankbar?

Heute geht es darum, die verschiedenen Aufgaben durchzusprechen und deinem Kind zu erklären, was du genau von ihm erwartest. Zeig ihm, was es zu tun hat, und lass es seine neue Aufgabe einmal unter deiner Aufsicht durchführen.

Tag 20: Eine wohlverdiente Pause!

Heute gibt es – bis auf den Fokus der Woche – keine Aufgabe für dich. Da deine Familie gestern das erste Mal ihre neuen Aufgaben erfüllen durfte, wäre es ganz gut, wenn du heute noch mal ein Auge darauf hast, dass sie diese auch erledigt, sonst geht das neue Verantwortungsbewusstsein schon verloren, bevor es sich überhaupt entwickeln konnte!

Tag 21: Reflexion

Erinnerung Wie hat dir dein Leben heute gezeigt, dass es für dich ist? Wofür bist du heute dankbar?

Journaling-Übung Was nimmst du aus dieser Woche mit?

- *Welche Aha-Momente nimmst du dir aus dieser Woche mit?*
- *Welchen daraus abgeleiteten Ratschlag würdest du deinem jüngeren, 18-jährigen Selbst heute geben?*
- *Was musst du deinem Kind vorleben, damit es diesen Ratschlag langfristig verinnerlicht, ohne dass du ihn aktiv aussprechen musst?*

Achtsamkeitsübung Wenn du möchtest, kannst du die Achtsamkeitsübung »Im Hier und Jetzt ankommen« (Dauer 10 Minuten) in deiner Ruheinsel machen!

WOCHE 4: DIE JA-UMGEBUNG

In dieser Woche geht es darum, euer Zuhause zu einem Ort zu machen, an dem alle zur Ruhe kommen können. Das geht nur, wenn das Zuhause eine sogenannte »Ja-Umgebung« ist. Das ist eine Umgebung, in der dein Kind sich möglichst frei entfalten kann, ohne ständig auf Dinge zu stoßen, die es nicht machen, anfassen oder sehen soll. Eine Ja-Umgebung ist eine Win-win-Situation: Du bist entspannter und dein Kind ist es auch. So können Konflikte und Spannungen auf ganz wundervolle Weise reduziert werden. Eine Ja-Umgebung hilft dir dabei, gelassen zu bleiben, schützt dich vor Stress und sorgt so für mehr Mitgefühl, mehr Geduld, mehr Verständnis und einen besseren Fluss von Liebe für dein Kind! Du brauchst eine Pause von dem Gefühl, alles steuern und kontrollieren zu müssen. Dein Kind braucht eine Pause von all den Erwartungen, die es erfüllen muss. Die Ja-Umgebung macht all das möglich. Eine Ja-Umgebung erleichtert es dir, deinem Kind zu zeigen, dass es gut genug ist, wie es ist, und schützt deine Verbindung zu dir selbst. Mehr Verbundenheit für alle!

Tag 22: Fokus der Woche: Konsequent sein

Vielen Eltern gelingt es nicht, konsequent zu bleiben, und das kann verschiedene Gründe haben. Es könnte daran liegen, dass sie zu erschöpft sind, um den Rahmen, den sie ihren Kindern vorgegeben haben, zu halten. Es könnte aber auch sein, dass sie inkonsequent werden (d. h. nachgeben und kein klares Nein halten können), sobald ihre Kinder zeigen, dass sie mit der festgelegten Regel nicht zufrieden sind. Dahinter kann eine tief sitzende Angst vor Ablehnung stecken. Aber feste – sinnvolle – Regeln sind wichtig für das Familienleben und für die Entwicklung der Kinder. Sie bieten Kindern Halt und Orientierung und helfen ihnen, ihre exekutiven Funktionen zu trainieren. Sie lernen so, auf die Bedürfnisse anderer Menschen zu achten, und sie fördern das Vertrauen in die Vorgaben der Eltern. Konsequent eingehaltene, sinnvolle Regeln können

Kindern dabei helfen, gesunde Gewohnheiten zu etablieren (Zähneputzen vor dem Schlafengehen) und zu lernen, sich in eine Gemeinschaft einzufügen. Außerdem schützen sinnvolle feste Regeln das Energieniveau der Eltern, denn es ist anstrengend für Eltern, immer wieder die gleichen Dinge zu wiederholen. Kinder, deren Eltern inkonsequent und unklar sind, können Regeln und wichtige Abläufe nicht verinnerlichen. Das erweckt den Eindruck, dass sie die Forderungen ihrer Eltern ignorieren, was für beide Seiten ziemlich frustrierend sein kann.

Gute Regeln schützen die Verbundenheit in der Familie.

Kinder können Regeln viel leichter verinnerlichen, wenn sie sie nicht ständig infrage stellen müssen. Infrage stellen sie – und das ist ganz normal! – alle Regeln, die nicht eingehalten werden müssen, das heißt alle Regeln, die Eltern nicht konsequent implementiert haben. Deshalb sollten Eltern sich beim Aufstellen von Regeln auf diejenigen konzentrieren, die für sie wirklich wichtig sind, dann haben sie mehr Kraft, um konsequent zu bleiben. Die Kinder lernen schneller, in welchem Rahmen sie sich bewegen dürfen, und das schützt die Beziehung zwischen Eltern und Kindern vor vielen unnötigen Konflikten, Leid und Frust. In dieser Woche legst du **zwei Regeln** für euer Familienleben fest, die dir wirklich wichtig sind. Wichtig ist, dass sie der Verbundenheit der Familie dienen und sie kein Ausdruck von elterlichem Machtmissbrauch sind. Hier findest du ein paar Beispiele, an denen du dich orientieren kannst. Natürlich kannst du auch auf eigene Ideen und Vorstellungen zurückgreifen:

- Das Abendessen findet gemeinsam statt.
- Der Esstisch ist handyfreie Zone.

- Am Sonntag ist für dein Kind Badetag.
- Vor der Hauptmahlzeit gibt es keine Süßigkeiten.
- Am Samstagvormittag räumt jeder 15 Minuten sein Zimmer auf.
- Jeder muss seinen Teller nach dem Essen abwaschen und in die Spülmaschine räumen.
- Jeden Abend wird Zähne geputzt.
- Pro Tag gibt es 30 Minuten Medienzeit.

Wenn dein Kind schon größer ist, könnt ihr auch gemeinsam Regeln aufstellen. Gemeinsam könnt ihr besprechen, was passiert, wenn die Regeln nicht eingehalten werden. Die Folgen eines Regelbruchs sollten keine Strafen, sondern sinnvolle Konsequenzen sein. Wenn dein Kind sich beispielsweise wünscht, dass du anklopfst und auf das »Herein« wartest, bevor du eintrittst, und du dich nicht daran hältst, könnte es einen Zimmerschlüssel einfordern. Wenn dein Kind sich nicht an die vereinbarte Medienzeit hält, könnte es Sinn machen, einen Wecker oder einen Timer zu stellen, der deinem Kind dabei hilft, die Zeit im Auge zu behalten, oder es könnte auch Sinn machen zu sagen: »Länger als 30 Minuten Fernsehen tut dir nicht gut. Du musst danach immer 10 Minuten spazieren gehen, damit du wieder ausgeglichen und nicht so streitsüchtig bist.«

Bei uns ist eine Regel aktuell »Sonntag ist Familientag«. Allerdings müssen wir diese Regel neu evaluieren, weil unser Teenager gerne mehr Zeit für Freunde hätte und diese Freunde nur am Wochenende Zeit haben. Regeln dürfen also auch gemeinschaftlich an die sich wechselnden Bedürfnisse der ganzen Familie angepasst werden.

- Für welche beiden Regeln hast du dich entschieden?
- Welche sinnvollen Konsequenzen hat das Nichteinhalten dieser Regeln zur Folge?

Dann bleibt für dich noch Folgendes zu tun:

- Falls noch nicht geschehen, kommuniziere diese Regeln an andere Erziehungsberechtigte (auch Partner oder Eltern/Schwiegereltern).

- Falls noch nicht geschehen: Sprich mit deinem Kind über diese Regel, erkläre ihm, was die Konsequenzen beim Nichteinhalten der Regeln sind – und warum.
- Erinnere dich jeden Morgen daran, dass diese Regeln eingehalten werden müssen. Es ist unglaublich, wie schnell Kinder Regeln verinnerlichen und einhalten können, wenn man konsequent ist!
- Falls du Angst davor hast, Grenzen aufrechtzuerhalten und Nein zu sagen, denk daran: Indem du konsequent dafür sorgst, dass diese sinnvollen Regeln eingehalten werden, schützt du deinen Energietank und somit eure Verbundenheit, während du die Entwicklung der Exekutivfunktionen deines Kindes – und damit langfristig seine Verbindung zu sich selbst und zu anderen – unterstützt.

Tag 23: Welche Neins stressen dich?

Erinnerung Denk an den Fokus der Woche! Bleib konsequent!

Journaling-Übung Schau in dich hinein!
Heute geht es darum, einfach nur nach innen zu schauen! Hast du Stift und Papier zur Hand? Dann geht's los mit diesen Fragen:

- *In welchen Situationen hörst du dich immer wieder Nein zu deinem Kind sagen?*
- *Welche Konflikte treten immer wieder bei euch zu Hause auf? Welche Diskussionen ermüden dich?*
- *Was könntest du von deiner Seite aus tun, um diesen Momenten vorzubeugen?*

Tag 24: So könnte die Ja-Umgebung aussehen

Erinnerung Denk an den Fokus der Woche! Bleib konsequent!

Gestern hast du in dir selbst nachgeforscht, welche wiederkehrenden Situationen dich mit deinem Kind zu Hause stressen. Das Ziel der Ja-Umgebung ist es, nicht ständig Nein sagen zu müssen, das schützt wie gesagt dich und dein Kind vor Frust und schont eure Beziehung. Die Ja-Umgebung für ein zweijähriges Kind sieht natürlich ganz anders aus als die für ein Schulkind oder einen Teenager. Beispiele für eine Ja-Umgebung bei Kindern:

- Alle Wohnräume sind mit Steckdosenschutz ausgestattet.
- Putzmittel und Chemikalien sind kindersicher verstaut.
- Es werden nur Lebensmittel bevorratet, die dein Kind essen darf.
- Tablet, Smartphone und Fernseher sind für Kinder unzugänglich.

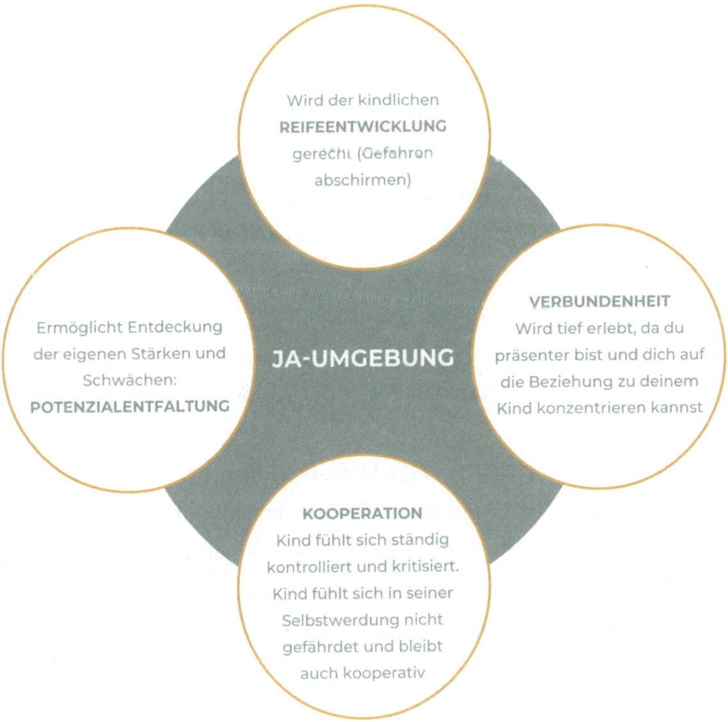
Wird der kindlichen
REIFEENTWICKLUNG
gerecht (Gefahren
abschirmen)
Ermöglicht Entdeckung
der eigenen Stärken und
Schwächen:
POTENZIALENTFALTUNG
JA-UMGEBUNG
VERBUNDENHEIT
Wird tief erlebt, da du
präsenter bist und dich auf
die Beziehung zu deinem
Kind konzentrieren kannst
KOOPERATION
Kind fühlt sich ständig
kontrolliert und kritisiert.
Kind fühlt sich in seiner
Selbstwerdung nicht
gefährdet und bleibt
auch kooperativ

- Der Internetzugang ist an allen Geräten mit Kindersicherung versehen: Kinderschutzprogramme verhindern wiederkehrende Diskussionen über die Nutzung nicht jugendfreier Spiele.
- Das Kinderzimmer ist gut organisiert, um das Aufräumen zu erleichtern.

TIPP

Bereite die Ja-Umgebung so vor, dass nicht nur dein Kind etwas davon hat, sondern auch du damit leben kannst. Es soll euch beide entspannen!

Tag 25: Die Ja-Umgebung umsetzen

Erinnerung Denk an den Fokus der Woche! Bleib konsequent!

Heute geht es darum, deine Voraussetzungen, die du gestern bestimmt hast, für eine Ja-Umgebung zu schaffen. Viel Spaß dabei!

Tag 26: Was brauchst du heute?

Erinnerung Denk an den Fokus der Woche! Bleib konsequent!

Achtsamkeitsübung Das Hamsterrad, in dem man als MaPa rund um die Uhr unterwegs ist, bleibt nur selten stehen. Ich möchte dir heute gerne die Gelegenheit geben, es selbst anzuhalten. Ich lade dich dazu ein, dir die Achtsamkeitsübung »Wer bin ich« (Dauer 20 Minuten) anzuhören und in die Verbindung mit dir selbst zu gehen.

Journaling-Übung Wofür bist du heute dankbar?

Im Anschluss kannst du dir etwas Zeit nehmen und diese Journaling-Fragen beantworten. Wie üblich brauchst du dazu einen Stift, Papier und etwas Zeit in deiner Ruheinsel!

- *Wofür bin ich heute dankbar?*
- *Was würde heute zu einem guten Tag machen?*
- *Was kann ich heute tun, um mich mit mir selbst zu verbinden?*

Tag 27: Eine wohlverdiente Pause!

Heute gibt es – bis auf den Fokus der Woche – keine Aufgabe für dich.

Tag 28: Reflexion

Erinnerung Denk an den Fokus der Woche! Bleib konsequent!

Journaling-Übung Was nimmst du aus dieser Woche mit?

- *Bist du diese Woche stolz auf dich? Was hast du gut gemacht?*
- *Was hast du diese Woche über dich selbst und das Leben gelernt?*
- *Was hat dein Kind über sich selbst und über das Leben gelernt?*

WOCHE 5: EAT THE RAINBOW

Auf dem Fundament ganzheitlicher Kindergesundheit, das durch die Verbundenheit zwischen Kindern und ihren Bezugspersonen gelegt wird, stehen einige weitere Säulen, die zu einer ganzheitlichen Kindergesundheit beitragen. Dazu gehören Bewegung, Schlaf und all die anderen bedürfnisorientierten Erfahrungen, die ein Kind machen sollte. Eine besonders wichtige Säule ist die gesunde Ernährung des Kindes, denn eine gesunde Ernährung liefert Bausteine für gesundheitsfördernde Prozesse im physischen Körper und im Geist des Kindes. Das alles betrifft natürlich auch dich und darum geht es in dieser Woche:

um eine Ernährung, die die Prozesse in deinem Körper so verschiebt, dass dir die Verbundenheit zu deinem Kind leichter fällt!

Tag 29: Fokus der vierten Woche: Essen in Stille

Viele Eltern tendieren dazu, ihre Kinder während des Essens mit Fragen zu löchern. Das hilft nicht unbedingt beim achtsamen Essen! Wie wäre es, wenn ihr ein neues Essensritual einführt: Die ersten Minuten einer Mahlzeit werden in Stille eingenommen! Mit kleineren Kindern könnte man auch ein Spiel daraus machen (wer schafft es so lange beim Essen nicht zu sprechen, bis der Wecker klingelt). Ich mag dieses Ritual sehr gerne! Dieses Ritual hilft der ganzen Familie dabei, weniger zu tun und mehr zu sein. Mehr zu genießen und achtsamer zu essen! Bei größeren Kindern könnte man sogar eine ganze Mahlzeit in Stille genießen! Das ist anfangs sicherlich etwas merkwürdig, aber wenn ihr euch daran gewöhnt habt, passiert etwas Wundervolles, lass dich überraschen! Experimentiere einfach mit deiner Familie und schau, was für euch funktioniert. Wichtig ist nur, dass ein achtsamer Impuls beim Essen umgesetzt wird. Noch einfacher ist es, wenn du das machst, während du alleine isst!

Tag 30: Eat the rainbow!

Erinnerung Denk an die achtsamen Minuten während des Essens!

In dieser Woche möchte ich dich dazu einladen, mehr Farbe und mehr frische Nahrungsmittel in deine Diät einzuführen. Eat the rainbow! Der Anblick von Tellern, die mit natürlichen und farbenfrohen Lebensmitteln befüllt sind, zieht Menschen an. Buntes Obst und Gemüse sieht aber nicht nur schön aus. Die Farbe eines Nahrungsmittels ist auch ein Indikator für das, was drinnen ist! Bunte pflanzliche Lebensmittel enthalten große Mengen an Ballaststoffen, Vitaminen und Mineralien. Außerdem sind sie voll von Phytonährstoffen, die dir und deinem Kind dabei helfen, gesund zu bleiben. Ganz einfach, weil das menschliche System mit Erwartungen an diese Phytonährstoffe ausgestattet ist. Der Verzehr von Phytonährstoffen kann sich auf die Zellstruktur und -funktion auswirken und helfen, Krankheiten vorzubeugen und die Leistungsfähigkeit des Körpers aufrechtzuerhalten. Das, was ein Mensch isst, beeinflusst allerdings nicht nur den Körper. Es gibt mittlerweile viele Studien, die den Einfluss von Nahrungsmitteln auch auf den Geist und das psychische Wohlbefinden belegen. Viel buntes, abwechslungsreiches frisches Obst und Gemüse zu essen, macht neugieriger, glücklicher, erhöht die kognitiven Fähigkeiten, macht kreativer und steigert so die Lebensqualität. Ein gesundes Essverhalten beeinflusst die emotionale Regulationsfähigkeit, das Temperament und die Fähigkeit, glücklich zu sein, von dir und deinem Kind. Gesunde Ernährung erfüllt also Prävention und Heilung zugleich!

Verbundenheit ist auch eine Frage der Ernährung! Deshalb geht es in dieser Woche um die Frage: Wie kannst du dir selbst und deinem Kind Ernährungserfahrungen schenken, die zu euren Bedürfnissen passen? Das Ziel jeder gesunden Ernährung ist, dass ein Mensch sein körperliches, mentales und spirituelles Potenzial entfalten kann.

Über diesen QR-Code gelangst du zu einem PDF mit einer Übersicht bunter Nahrungsmittel und ihrer heilsamen Effekte. Anmerkung: Falls du (oder dein Kind) gesundheitliche Probleme hast, besprich dies vorab mit deinem Arzt oder deiner Ärztin!

Gesunde Ernährung = bedürfnisorientiert = individuell

Tipps für die Umsetzung

- Du musst keine 360-Grad-Wendung machen, was eure Ernährung angeht. Erhöhe in einem für dich passenden Tempo einfach die frischen und bunten Anteile eures Speisezettels.
- Es geht nicht darum, auf andere wichtige Quellen für Kohlenhydrate, Fette und Proteine zu verzichten, es geht nur darum, deinen Teller bunter zu gestalten.
- Kombiniere lieber mehrere kleine Mengen verschiedener Farben, als große Mengen von einer Farbe zu konsumieren.
- Fange mit zwei bis drei verschiedenen Farben pro Mahlzeit an und steigere dich wöchentlich, zweiwöchentlich oder monatlich, je nachdem, was für dich am entspanntesten ist.
- Halte dich an saisonale Nahrungsmittel! Sie sind am bedürfnisfreundlichsten für den sich an die Saison anpassenden Körper.
- Sorge für Abwechslung, das heißt, wenn du dich für die Farbe Orange entscheidest, nimm nicht immer nur Karotten, sondern auch mal Kürbis. Oder tausche mal orange gegen violette Karotten.
- Einige Zubereitungsmethoden können die Zusammensetzung der Phytonährstoffe beeinflussen. So ist beispielsweise die Aufnahme von Betacarotin bei gekochten Karotten höher als bei rohen.
- Informiere dich über die besten Jahreszeiten und Möglichkeiten, um unbekannte Produkte zu kaufen. Besuche einen regionalen Bauernmarkt, wo du mit den Bauern, die die Nahrungsmittel anbauen und verkaufen, über Obst und Gemüse sprechen kannst, das du vielleicht nicht kennst! Das macht auch deinem Kind Spaß!
- Manchmal ist tiefgefroren besser als frisch, denn der Vitamingehalt in gefrorenem Obst und Gemüse ist genauso hoch und teilweise höher als bei Obst und Gemüse, das im Supermarkt angeboten wird.
- Wenn ihr auswärts esst: Achte auf dein Sättigungsgefühl. Nimm Behälter mit, um Reste nach Hause zu transportieren.
- Reduziere oder vermeide raffinierten Zucker und Nahrungsmittel mit Zutaten voller Abkürzungen.

- Wenn Kinder frisches, regenbogenfarbenes Obst essen, erhalten sie mehr Abwechslung in der Ernährung. Das macht die Mahlzeiten interessant und regt auch Kinder dazu an, neue Lebensmittel zu probieren. Gleichzeitig bekommen sie dadurch viele Nährstoffe und so können mögliche Nährstofflücken mit einer Reihe von Vitaminen, Mineralien und sekundären Pflanzenstoffen gefüllt werden, da jede Farbe eine einzigartige Reihe von krankheitsbekämpfenden bzw. gesundheitsfördernden Substanzen enthält.

Tag 31: Was möchtet ihr essen?

Erinnerung Denk an die achtsamen Minuten während des Essens!

Für heute reicht es erst mal zu überlegen, was es für dich und deine Familie in den nächsten sieben Tagen zu essen geben soll. Sei kreativ und beziehe die Lieblingsgerichte von allen Familienmitgliedern in den Plan mit ein. Solange der Wochenplan am Ende bunt und abwechslungsreich ist, erfüllt jedes Rezept seinen Zweck!
Es macht Sinn, »Eat the rainbow« über einen längeren Zeitraum auszuprobieren, da es ein bisschen dauert, bis du Veränderungen im Körper und im Verhalten erkennen kannst – sowohl bei dir als auch bei deinem Kind. Tatsächlich empfehle ich, diese Ernährungsweise über den gesamten Verlauf des Programmes – und natürlich darüber hinaus – weiterzumachen!

Tag 32 und 33: Ab zum Shoppen! Yeah!

Erinnerung Denk an die achtsamen Minuten während des Essens!

Hast du schon einen Einkaufszettel geschrieben, damit du die leckeren Mahlzeiten auf deinem Wochenplan kochen kannst? Wenn nein, kannst du das nun tun, wenn ja, kannst du gleich loslegen!

Tag 34: Eine wohlverdiente Pause!

Heute gibt es – bis auf den Fokus der Woche – keine Aufgabe für dich.

Tag 35: Reflexion

Erinnerung Denk an die achtsamen Minuten während des Essens!

Journaling-Übung Was nimmst du aus dieser Woche mit?

- *Lass uns gemeinsam diese Woche noch einmal reflektieren. Wie war diese Woche für dich?*
- *Welche ungesunden Gewohnheiten möchtest du gerne durch »Eat the rainbow« ersetzen?*
- *Welche gesunden und schönen Gewohnheiten oder Rituale rund um das Thema Essen soll dein Kind verinnerlichen?*
- *Lebst du deinem Kind das Vorbild bereits vor, was es braucht, um diese gesunden Verhaltensweisen und Entscheidungen in lebenslange Gewohnheiten zu verwandeln?*

PHASE 2: DICH MIT DIR SELBST VERBINDEN

In den letzten Wochen ging es darum, Bedingungen zu erschaffen, die es dir erleichtern, mit dir selbst in Verbindung zu treten. Was du nun tun kannst, um dich selbst besser zu spüren, deine innere Verbindung nun konkret zu nähren, lernst du in dieser Phase deiner Reise!

WOCHE 6: WAS BRAUCHST DU WIRKLICH?

Selbstfürsorge hat leider einen geringen Stellenwert in unserer Gesellschaft. Warum? Weil Bedürfnisse und Well-Being keinen Platz im modernen Leben haben, in dem Effizienz, Funktionieren und Multitasking so viel Raum eingenommen haben. Regeneration und Wohlbefinden haben häufig nur dort einen Stellenwert, wo man sich dadurch mehr Leistungsfähigkeit erhofft. Aber Selbstfürsorge ist kein Luxus und nichts, was man tut, wenn man genug Zeit übrig hat. Sie ist die Priorität! Selbstfürsorge sorgt dafür, dass du du selbst sein darfst und dich selbst fühlen kannst. Selbstfürsorge hat einen Platz in deinem Kalender verdient, wenn nicht sogar den allerersten Platz!
Es ist so wichtig, dass du sie zur Priorität machst, denn niemand sonst wird auf dich achtgeben! Und hast du nicht deine eigene Zuneigung verdient? Diese Woche geht es darum, zu erfahren, was das mit dir macht, wenn du für dich selbst sorgst. Deine Selbstfürsorge wird dich erfrischen, dein Nervensystem beruhigen, deine Energietanks auffüllen, die Verbindung zu deiner inneren Essenz wiederherstellen und deine Chefzentrale wieder ans Steuer setzen, während dein System Stress und Anspannungen abbaut. Sie wird deinen Bedürfnistank so weit füllen, dass du dich deinem Kind aus einem Zustand der körperlichen, mentalen und spirituellen Fülle statt aus einem Gefühl des Mangels zuwenden kannst!

Selbstfürsorge ist alles, was du tust, um deinen Geist und deinen Körper zu nähren und so seinen Zustand von Balance, Entspannung und Gesundheit zu fördern.

Das ist der Zustand, in der Verbundenheit spürbar wird – sowohl für dein Kind als auch für dich selbst, da deine Triggerschwelle sinkt, dein Gehirn mitfühlender und werteorientierter arbeitet, du mehr Verständnis, Geduld und Offenheit deinem Kind gegenüber spüren kannst, es ganzheitlicher wahrnehmen und feinfühliger auf seine Bedürfnisse reagieren kannst. Selbstfürsorge hilft dir vor allem dabei, präsenter zu sein – im Hier und Jetzt mit deinem Kind verbunden.
Dein Kind wird sich ruhiger, ausgeglichener und glücklicher fühlen. Du wirst in der Lage sein, klarer zu denken und zu handeln, ohne dich regelmäßig in ein erschöpftes Häufchen Elend zu verwandeln. Selbstfürsorge hilft dir dabei, gesund und belastbar (= resilient) zu bleiben, und schützt dein Kind so vor deinem Stress. Bei Selbstfürsorge geht es also nicht nur um dich!
Ohne Selbstfürsorge kannst du nicht die Bedingungen in deinem Gehirn und Geist erschaffen, die du brauchst, um mit deinem Kind in Verbindung zu gehen und ihm zuverlässig, verständnisvoll, liebevoll und geduldig zur Seite zu stehen.

Selbstfürsorge hilft dir dabei, deinen chronischen Stress und seine toxischen Wirkungen auf dich und dein Kind zu durchbrechen. Deine Selbstfürsorge schützt also nicht nur deine Gesundheit, sondern auch die deines Kindes!

Tag 36: Fokus der Woche: Hineinspüren

Der Fokus in dieser Woche ist das Hineinspüren in deinen Körper. Das Ziel dieser Fokusübung ist, ein besseres Gefühl für dein Wohlbefinden, dein Stresslevel und deine Bedürfnisse zu entwickeln. Meistens ignorieren Eltern die Botschaften ihres Körpers, da sie so sehr darauf fokussiert sind, zu funktionieren und andere Familienmitglieder glücklich zu machen.

Diese Achtsamkeitsübung dauert sieben Minuten und du machst sie am besten zweimal – mindestens einmal – täglich. Bitte, bitte überspring sie nicht, sie ist wichtig für die kommenden Wochen! Sich selbst zu spüren ist die Voraussetzung für mehr Verbundenheit zu dir selbst! Hier kommst du zu der Audiodatei für die Fokusübung für diese Woche! »Hineinspüren« (Dauer 7 Minuten).

Falls du Schwierigkeiten hast, deine Bedürfnisse zu entlarven, dann kommst du über diesen QR-Code zu einer Bedürfnisliste!

Tag 37: Was brauche ich heute?

Erinnerung Denk daran, heute mindestens einmal in dich reinzuspüren!

Journaling-Übung Was tut mir gut?
Heute lade ich dich dazu ein, dir nach der Fokusübung des Tages ein bisschen Zeit zum Journaling zu nehmen! Bitte schnapp dir einen Stift und ein Blatt Papier und verbinde dich mit deiner inneren Welt. Schreibe wieder, ohne zu reflektieren, ohne Pause. Du kannst dir einen Wecker auf 10 Minuten einstellen. Bitte reflektiere diese Fragen:

- *Wie fühlt sich mein Körper gerade an?*
- *Welche Sehnsucht hat mein Körper?*
- *Welche Gedanken beschäftigen meinen Geist?*
- *Welche Empfindungen und Gefühle lösen diese Gedanken in mir aus?*

- *Wenn alles möglich wäre, was könnte ich heute alles tun, um meinen Körpergeist eine Freude zu machen oder zur Ruhe zu kommen?*

Und wenn du fertig bist, dann überleg dir, welchen kleinen Schritt, welche eine Sache du heute für deinen Körpergeist tun kannst!

Tag 38: Warum stehst du dir im Weg?

Erinnerung Denk daran, heute mindestens einmal in dich reinzuspüren!

Selbstfürsorge ist etwas, was sich die meisten MaPas, mit denen ich zusammenarbeite, nicht erlauben. Viele Eltern können sich nicht wirklich auf eine kleine Auszeit für sich selbst einlassen. Vielleicht, weil sie zu angespannt sind, um in der ihnen zur Verfügung stehenden Zeit loslassen und runterkommen zu können. Vielleicht aber auch, weil sie sich schuldig fühlen, wenn sie sich Zeit für sich selbst nehmen, anstatt für das Glück ihrer Familie zu sorgen. Falls du zu den MaPas gehörst, die unter Schuldgefühlen leiden, sobald sie sich um sich selbst kümmern, lass mich dir bitte zwei heilsame Impulse mitgeben:

1. Glück ist keine Momentaufnahme, **Glück ist die Grundmelodie einer stabilen Verbundenheit zu sich selbst** und zu anderen. Selbst ein weinendes und schreiendes Kind kann prinzipiell glücklich sein. Glücklich sind Kinder dann, wenn sie sich selbst entfalten können und sie sich prinzipiell mit dir verbunden fühlen. Beides können sie auch tun, wenn du anderweitig beschäftigt bist.
2. Selbstfürsorge ist keine verlorene Familienzeit. Wenn du dich um deine Bedürfnisse kümmerst, bist du ausgeglichener und gesünder. Du kannst die Momente, in denen du mit deinen Kindern zusammen bist, bewusster erleben und genießen. Durch Selbstfürsorge ersetzt du die Zeit **nebeneinander** mit einer Zeit **miteinander**.

Selbstfürsorge ist keine Einbahnstraße. Jedes Kind profitiert von Eltern, die sich um sich selbst sorgen.

Exkurs Schuldgefühle: Schmerzen haben eine Funktion

Physischer Schmerz zeigt dir einen körperlichen Schaden an und bringt dich dazu, dich von der Gefahrenquelle wegzubewegen oder dich um deine Verletzung zu kümmern. Er schützt dein Leben. Schuldgefühle sind auch eine Form von Schmerz, sie möchten dich auf einen drohenden sozialen Schaden aufmerksam machen. Sie wollen dich, indem sie dich dazu bringen, dein Verhalten zu verändern, vor der Unverbundenheit zu anderen Menschen schützen. Ihre Aufgabe ist es, dein Leben auf ihre Weise zu schützen. Eltern, die Schuldgefühle haben, wenn sie sich Zeit für sich selbst nehmen, haben nicht selten Angst vor Ablehnung durch andere Erwachsene oder ihre Kinder. Diese Angst sitzt tief, wenn sie in ihrer Kindheit Ablehnung und Trennung erfahren haben, sobald sie ihren eigenen Bedürfnissen Gehör verschaffen wollten. Kinder, die viel kritisiert werden oder mit dem Gefühl aufwachsen, andere glücklich machen zu müssen, um Liebe zu erhalten, entwickeln sich häufig zu Erwachsenen, die unter Schuldgefühlen leiden. Auch wenn Schuldgefühle ein furchtbares und lähmendes Ausmaß einnehmen können, ist es wichtig zu verstehen, dass die Schuldgefühle eigentlich für dich und nicht gegen dich sind. Sie wollen dich eigentlich schützen.

Journaling-Übung Wie wertvoll bist du für dich selbst?

Heute lade ich dich dazu ein, einmal für dich zu reflektieren, welchen Wert du in deinem eigenen Leben einnimmst! Bitte nimm dir wieder einen Stift und Papier zur Hand, sorge dafür, dass du ungestört bist, und beantworte folgende Fragen:

- *Nimmst du dir bewusst Zeit, um für dich selbst zu sorgen?*
- *Was bedeutet Selbstfürsorge für dich?*
- *Was kannst du tun, wenn während deiner Selbstfürsorgezeiten Schuldgefühle auftauchen und ihre erholsame Wirkung zunichtemachen?*

Idee: Du kannst sie wahrnehmen, wenn sie kommen, die Augen schließen, ihnen zunicken und sie begrüßen: »Oh, hallo Schuldgefühle«. Betrachte sie mitfühlend, annehmend und erkläre ihnen, dass du weißt, warum sie da sind und warum du dich dennoch dazu entscheidest, sie weiterziehen zu lassen.

1. **Was könntest du zu deinen Schuldgefühlen sagen?** Idee: »Oh, hallo Schuld! Ich weiß, du möchtest mir mitteilen, dass mein Verhalten egoistisch ist und mein mein Kind mich braucht. Danke, dass du an mein Kind denkst. Aber ich möchte heute an mich denken. Das wird mir helfen, stärker und voller Energie zu sein, sodass ich meinem Kind dann liebevoller und geduldiger, aufmerksamer und achtsamer entgegentreten kann.«
2. **Welche anderen Gründe findest du oft, um dir keine Zeit zu nehmen?** (Vielleicht: Ich habe keine Zeit, ich habe kein Geld, ich bin zu müde, ich habe keine Lust.)
3. Kann es sein, dass du es vermeidest, nichts zu tun, **damit du nicht mit dir selbst allein sein musst**? Wenn ja, warum?
4. Stell dir vor, **Selbstfürsorge wäre eine Pflicht** und du hast keine andere Wahl, du musst Zeit dafür einrichten! Schau dir deine eben aufgeführten Ausreden oder Begründungen noch mal an und überleg dir nun, wie du das Dilemma löst. Formuliere eine konkrete Handlungsanweisung für dich, etwa »Ich schaffe mir Zeit für Selbstfürsorge, indem …« oder »Ich finde Formen der Selbstfürsorge, die kein Geld kosten, beispielsweise …«. Schreibe diesen Satz auf ein Blatt und bewahre es als Erinnerung an deinem Selbstfürsorgeort auf. So hast du ihn bei dir, falls du ihn brauchst!

Tag 39: Was bedeutet Selbstfürsorge für dich?

Erinnerung Denk daran, heute mindestens einmal in dich reinzuspüren!

Selbstfürsorge kann sich zeigen, indem du dich um deine Grundbedürfnisse kümmerst, einfach mal zur Ruhe kommst, innere Arbeit machst (wenn sie nicht in einem Selbstoptimierungswahn mündet) oder Dinge tust, die dir Freude machen und dich Fülle spüren lassen. Es geht bei Selbstfürsorge lediglich darum, dich selbst zu erfahren und deinen Körper in einen Zustand zu bringen, der die Entfaltung deines Potenzials erlaubt. Selbstfürsorge sieht also für jede Person anders aus und ist abhängig von ihren aktuellen Bedürfnissen. Wichtig ist nur, dass Eltern sich in dieser Zeit der Selbstfürsorge wirklich um ihre eigentlichen Bedürfnisse kümmern und sich nicht von ihren Wünschen ablenken lassen. Das, was wir Menschen tun, und das, was wir Menschen brauchen, liegt manchmal weit auseinander. Wenn du deinen Wünschen folgst, solltest du immer für dich überprüfen, ob du damit ein Bedürfnis stillen oder dich von einem ungestillten Bedürfnis ablenken möchtest!

Journaling-Übung Wie gut kennst du dich selbst?
Nimm dir zehn Minuten Zeit, Papier und Stift zur Hand und verbinde dich mit deiner inneren Welt. Lass es fließen, schreibe wieder, ohne eine Pause zu machen!

- *In welchen Situationen fühlst du dich mit dir selbst verbunden?*
- *Wie fühlst du dich in diesen Momenten? Was fühlt dein Körper?*
- *Was denkst du in diesen Momenten?*

Verbleibe noch eine Weile in dieser Erfahrung und erinnere dich daran, dass alles, was du brauchst, in diesem Moment schon da ist.

Tag 40: Selbstfürsorge hat viele Gesichter

Erinnerung Denk daran, heute mindestens einmal in dich reinzuspüren!

Da alle Menschen unterschiedlich sind und unterschiedliche Bedürfnisse haben, sieht Selbstfürsorge für jeden Menschen anders aus. Auch für dich kann Selbstfürsorge heute anders aussehen als morgen.

Ideen für mehr Selbstfürsorge in deinem Leben

Sich etwas gönnen

- Ein besonderer Tee oder ein besonderer Raumduft
- Zutaten für einen vitalisierenden Smoothie
- Ein besonderer Stift, mit dem du gern zeichnest
- Zum Frühstück ein Müsli mit Früchten statt Toast und Kaffee
- Eine Haushaltshilfe, die dich im Alltag entlastet

Lebensentscheidungen

- Mit wem verbringst du deine Zeit?
- Hast du einen Job, den du liebst?
- Welche wohltuenden Routinen gibt es in deinem Leben (beispielsweise in Ruhe achtsam frühstücken, wenn alle aus dem Haus sind)?
- Wie hoch sind deine Ansprüche? Wo kannst du reduzieren (bei Geburtstagsplanung, Familienfeiern, Weihnachtsritualen ...)?

Kurze Momente genießen

- Ein Glas Wasser bewusst und achtsam trinken
- Vor dem Einschlafen die schönen Momente des Tages durchleben
- Täglich fünf Minuten Dankbarkeit-Journaling etablieren
- Eine Minute bewusst atmen
- Dir selbst zwei Minuten über die Arme streicheln oder dich umarmen

Kostenlose Momente

- Früh ins Bett gehen
- Spazieren gehen
- Barfuß laufen
- YouTube: Workout oder Breathwork

Selbstfürsorge, während du mit deinem Kind zusammen bist

- Zieh dir etwas an, in dem du dich wohl und hübsch fühlst
- Pflege dich, creme dich ein, ganz zart und mit Liebe
- Nimm dir Zeit für Atemübungen mit deinem Kind
- Tanze mit deinem Kind im Wohnzimmer
- Singe – egal wie – mit deinem Kind oder in Anwesenheit deines Kindes

Welche Ideen hast du noch?

Tag 41: Eine wohlverdiente Pause

Heute gibt es bis auf den Fokus der Woche – keine Aufgabe für dich.

Tag 42: Reflexion

Erinnerung Denk daran, heute mindestens einmal in dich reinzuspüren!

Journaling-Übung Was nimmst du aus dieser Woche mit? Denk bitte auch an deine Fokusmomente! Auch diese sind Selbstfürsorge, denn sie helfen dir, dich selbst zu spüren!

- *Welche Aha-Momente hattest du diese Woche?*
- *Wie verändert deine Selbstfürsorge deinen Umgang mit deinem Kind?*
- *Was gewinnt dein Kind durch deine Selbstfürsorge?*
- *Was lernt dein Kind über sich selbst und sein Leben, wenn es jeden Tag erleben darf, wie du dich um dich selbst sorgst?*

WOCHE 7: STRESS REDUZIEREN

Wir haben das Thema Selbstfürsorge letzte Woche eingeleitet. Diese Woche geht es darum, das Thema zu vertiefen und so deinen Stress weiter zu reduzieren. Es ist so wichtig, dass du nicht nur kognitiv, sondern auch körperlich verinnerlichst, wie wichtig Selbstfürsorge für dich und für die Verbundenheit zu allen dir wichtigen Menschen in deinem Leben ist.

Tag 43: Fokus der Woche: Date mit deinem Selbst

Eigentlich hast du in den letzten 42 Tagen schon sehr viele Dates mit dir selbst gehabt, nämlich jedes Mal, wenn du dich deinen Fokusmomenten gewidmet hast. Diese Woche darfst du dich noch bewusster auf das Rendezvous mit dir selbst einlassen, dich freudig darauf vorbereiten, um dich selbst voll und ganz genießen zu können! So könnte das jeden Tag aussehen:

1. Du machst die Atemübung »Mein Atemanker« (Dauer 7 Minuten), die dein System beruhigt und dich erdet. Hier kommst du zu dieser angeleiteten Übung.
2. Du stellst dir nach dieser Übung selbst die Frage: »Was brauche ich heute?«
3. Im Anschluss suchst du dir eine zu deinen Bedürfnissen (und Zeitfenstern) passende Selbstfürsorgeidee (siehe Seite 246/247) aus.

Starte heute! Blockiere in deinem Kalender schon mal an jedem weiteren Tag dieser Woche 15 bis 90 Minuten, in denen du dich für dein Date mit dir selbst ausklinkst und einfach nur an dich denkst. Du bist zu wertvoll, um nicht mit dir selbst Zeit verbringen zu können.

Tag 44: Das zweite Rendezvous

Heute findet schon dein zweites Date mit dir selbst statt!

1. Bereite dich vor (Atemübung).
2. Überleg dir: »Was brauche ich heute?«
3. Entscheide, auf welches Date du heute mit dir gehen möchtest.
4. Reflektiere kurz: Wie fühlst du dich nach diesem Date?

Tag 45: Das dritte Rendezvous

Heute findet schon dein drittes Date mit dir selbst statt!

1. Bereite dich vor (Atemübung).
2. Überleg dir: »Was brauche ich heute?«
3. Entscheide, auf welches Date du heute mit dir gehen möchtest.
4. Reflektiere kurz: Wie fühlst du dich nach diesem Date?

Tag 46: Das vierte Rendezvous

Heute findet schon dein viertes Date mit dir selbst statt!

1. Bereite dich vor (Atemübung).
2. Überleg dir: »Was brauche ich heute?«
3. Entscheide, auf welches Date du heute mit dir gehen möchtest.
4. Reflektiere kurz: Wie fühlst du dich nach diesem Date?

Tag 47: Das fünfte Rendezvous

Heute findet schon dein fünftes Date mit dir selbst statt!

1. Bereite dich vor (Atemübung).
2. Überleg dir: »Was brauche ich heute?«
3. Entscheide, auf welches Date du heute mit dir gehen möchtest.
4. Reflektiere kurz: Wie fühlst du dich nach diesem Date?

Tag 48: Eine wohlverdiente Pause

Überleg dir, ob du heute nichts tun oder auf ein weiteres Date mit dir selbst gehen willst! Auch Loslassen kann ein Date mit dir selbst sein.

Tag 49: Reflexion

Zum heutigen Date mit dir selbst lade ich dich dazu ein, die Atemübung zu machen, dir etwas Warmes zu trinken zu holen und die folgenden Fragen schriftlich und sehr bewusst durchzugehen!

Journaling-Übung Was nimmst du aus dieser Woche mit?

- *Welche Seite hast du diese Woche an dir selbst kennengelernt?*
- *Wie haben sich die Rendezvous mit dir selbst auf den Umgang mit deinem Kind ausgewirkt?*
- *Wovon hat dein Kind diese Woche mehr gesehen (zum Beispiel dein Lächeln) und mehr gefühlt (beispielsweise deine innere Ruhe)?*
- *Wofür bist du diese Woche dankbar?*
- *Wie kannst du sicherstellen, dass Selbstfürsorge auch nach diesem Programm ein wichtiger Teil deines Lebens bleibt?*

PHASE 3: DICH MIT DEINEM KIND VERBINDEN

Dein Körpergeist ist nun bereit für Phase 3 eurer Reise. Nun helfe ich dir dabei, die tiefe Verbundenheit mit deinem Kind in eine alltägliche Erfahrung zu verwandeln!

WOCHE 8: LIEBEVOLLE GESPRÄCHE

In den Momenten, in denen wir Eltern völlig präsent, aufmerksam und interessiert, ja neugierig sind, lernen wir unser Kind wirklich kennen. Das sind auch die Momente, in denen unser Kind sich geliebt fühlt und aus denen es seinen Selbstwert zieht: Es fühlt sich gesehen, wertvoll und bedeutsam.

Du wirst in diesen Momenten, in denen du dich mit all deinen Sinnen auf dein Kind einlässt, Dinge hören, die dein Kind nicht sagt. Du wirst Dinge sehen, die dein Kind nicht zeigt. Du wirst Dinge erkennen, die dein Kind nicht versteht. Du wirst das sein, was dein Kind wirklich braucht: ganz präsent.

Deshalb geht es in der achten Woche darum, täglich kleine Inseln der Verbundenheit zwischen dir und deinem Kind einzuführen. So kann es sich an dir »auftanken« und diese Momente tragen zu gesundheitsfördernden Prozessen in seinem Inneren bei! In jedem Moment der Verbundenheit sammelt dein Kind Beweise dafür, dass es deine Zeit wert ist. Je mehr Momente der Verbundenheit dein Kind mit dir erlebt, desto mehr verankert es die gesundheitsfördernde Überzeugung **»Ich bin liebenswert, wertvoll und bedeutsam!«**.

Tag 50: Fokus der Woche: Liebevoll sprechen

Der Tonfall, in dem du mit deinem Kind sprichst, ist sehr wichtig, weil du darüber mehr kommunizierst als mit deinen Worten. Achte ab heute darauf, einen respektvollen Ton und eine ruhige, verständnisvolle, verbindende Stimme zu nutzen. Das wird Machtkämpfe entschärfen und so deinen Stress reduzieren. Je älter Kinder werden, desto schwieriger ist es für Eltern, respektvoll mit ihnen umzugehen, unter anderem weil ihre Erwartungen (und damit auch Enttäuschungen) immer größer werden. Den meisten Eltern fällt es leichter, gegenüber anderen Erwachsenen freundlich zu bleiben als gegenüber ihren Kindern (oder Partnern). Deshalb empfehle ich folgendes Vorgehen:

- **Set your intention!** Sag dir mehrmals täglich laut vor: »Mein Kind hat es verdient, dass ich ruhig und respektvoll mit ihm/ihr spreche.« Wenn es dir hilft, setze eine Erinnerung dafür alle paar Stunden in deinen Kalender.
- **Erinnere dich an dein Vorhaben:** Nutze Erinnerungszettel. Du kannst beispielsweise »ruhige Stimme« daraufschreiben. Bring das vor allem dort an, wo du Gefahr läufst, dich im Ton zu vergreifen (etwa an der verschlossenen Tür deines Teenagers oder im Auto).
- **Etabliere gute Gewohnheiten:** Falls du noch ein Baby hast, fällt dir das liebevolle Sprechen vermutlich leicht. Du kannst dich trotzdem darin üben, freundlich und ruhig mit deinem Kind zu sprechen, weil du damit gute Gewohnheiten für eure Beziehung etablierst.

TIPP

Stell dir in dieser Woche etwa alle drei Stunden einen Wecker für kleine Check-ins, damit du für dich selbst prüfen kannst, wie liebevoll und ruhig du gerade mit deinem Kind umgehst. Nutze die Zeit, um die Intention mit ganzem Herzen immer wieder zu setzen.

Tag 51: Check-in

Erinnerung Sprich auch heute liebevoll mit deinem Kind!

Nimm dir ein paar Minuten Zeit für die Boxatmung (siehe Seite 206) und beantworte dann diese Frage:
Was brauchst du heute, um liebevoll und ruhig mit deinem Kind sprechen zu können?

Tag 52: Was steht eurer Zeit für Zweisamkeit im Weg?

Erinnerung Sprich auch heute liebevoll mit deinem Kind!

Journaling-Übung Heute gibt es eine weitere Journaling-Übung für dich! Wie üblich brauchst du Ruhe, ein Blatt Papier und einen Stift. Bevor du loslegst, kannst du die Boxatmung machen, um dich mit deinem Innenleben zu verbinden! Nimm dir 10 Minuten Zeit!

- *Was hält dich davon ab, dich voll und ganz auf dein Kind einzulassen?*
- *Wie erlebt dein Kind dich, wenn es in diesen Momenten versucht, in einen echten Kontakt mit dir zu gehen?*
- *Wie fühlt sich dein Kind, wenn du dir Zeit für dein Kind nimmst und dich in diesem Moment voll und ganz auf dein Kind einlässt?*
- *Was lernt dein Kind in Momenten der Verbundenheit über sich selbst?*
- *Bist du bereit, mehr Zeit für dein Kind einzurichten?*

Tag 53: Mind-Body-Soul-Time

Erinnerung Sprich auch heute liebevoll mit deinem Kind!

Ein Kind, das nicht satt ist, denkt und sucht ständig nach Essen, ist gereizt oder hat Schwierigkeiten, sich selbst zu regulieren. Möglicherweise fängt es an, sich mit ungesunden Lebensmitteln abzulenken.

Ein Kind, dessen Bedürfnis nach Verbundenheit nicht gesättigt wird, ist ständig auf der Suche nach Zuwendung. Es ist immer auf der Jagd nach Verbundenheit und fängt an, sich von diesem schmerzhaften Zustand abzulenken. Das ist anstrengend und kann zu Verhaltensweisen führen, die auch für die Eltern ermüdend sind. Denn negative Aufmerksamkeit ist für viele Kinder besser, als gar keine Verbundenheit zu fühlen! Durch Mind-Body-Soul-Time löst sich das negative und anstrengende Verhalten, das ein Kind aufgrund fehlender Verbundenheit zeigt, auf.

Momente der ungeteilten Zweisamkeit sind so heilsam! Ein Kind kann in diesen Momenten seinen Bedürfnistank auffüllen, sein Stresssystem beruhigen und sich erholen. Sein Körper kommt zur Ruhe, sein Geist kommt zur Ruhe und es erfährt seinen Seelenanteil, das heißt, es fühlt sich mit sich selbst und dir, mit allem, was ist, verbunden. Es entfaltet sein Potenzial, es ist eins mit dem Moment! Momente der zweisamen Verbundenheit sind genau die Erfahrungen, die ein Kind braucht, um das Fundament ganzheitlicher Gesundheit zu stärken und gesunde biologische Systeme und eine gesunde Gehirnarchitektur zu entwickeln. Natürlich sind diese Momente auch heilsam für Eltern, dafür müssen sie aber versuchen, sich auf den gegenwärtigen Moment einzulassen, was vielen schwerfällt, weil ihr Körpergeist nicht zur Ruhe kommt. Sie können nicht loslassen. Das behindert ihre Fähigkeit, wirklich präsent zu sein, und macht die spirituelle Seelenerfahrung der Verbundenheit sehr schwer. Wenn du also zu den MaPas gehörst, die diese Momente heilsamer Zweisamkeit als lästig empfinden, dann weißt du, warum: Dein System will oder kann nicht runterfahren.

Wie sehen diese Momente heilsamer Zweisamkeit, die Mind-Body-Soul-Time, aus?

- Du verbringst bewusst Zeit mit einem einzigen Kind.
- Du hältst dich zuverlässig an diese Termine. (Das ist wichtig für dein Kind, die Vorfreude tut ihm gut!)

- Es können wenige Minuten sein, aber auch mehrere Stunden, Tage und Wochen. Großartig wären zweimal täglich mindestens zehn Minuten, aber jede Minute zählt, falls das nicht hinhauen sollte.
- In dieser Zeit bist du mit Körper und Geist vollständig präsent und auf die subtilen Signale und Bedürfnisse deines Kindes eingestimmt.
- Du wendest dich deinem Kind in einer Haltung absoluter Neugier zu und bist offen, es wieder neu kennenzulernen.
- Du bist eine achtsame Zuhörerin (dazu später mehr).
- Dein Kind sucht sich die Tätigkeit aus und du lässt dich voll und ganz drauf ein.
- Idealerweise beendet dein Kind die Verbindung, weil es sich von Verbundenheit gesättigt fühlt.
- Es sollte möglichst keine Regeln geben. (Ausgenommen: Schutz vor Verletzung, du fühlst dich getriggert oder die Aktivität hindert dich daran, »dabeizubleiben«).

TIPP

Etabliere tägliche Routinen als Momente heilsamer Zweisamkeit: Morgens kuscheln vor dem Aufstehen oder abends im Bett gemütlich vorlesen schafft verbindende Momente.

Morgen machen wir mit der Planung der Mind-Body-Soul-Time weiter. Heute habe ich für dich eine kleine Achtsamkeitsübung, die dir dabei helfen kann, in einen Zustand der Verbundenheit zu gelangen, einen Zustand, der nicht nur dir, sondern auch deinem Kind guttut.

Achtsamkeitsübung Hier geht's zur Übung »Einfach nur sein« (Dauer 10 Minuten).

Tag 54: Mind-Body-Soul-Time planen

Erinnerung Sprich auch heute liebevoll mit deinem Kind!

Heute darfst du dir etwas Zeit nehmen, um die tägliche Mind-Body-Soul-Time mit deinem Kind für die nächsten vier Wochen in deinen Alltag einzuplanen. Ideal wären täglich zweimal 10 bis 20 Minuten, die du direkt im Kalender blockierst. Aber wir müssen ja praktisch denken, also wenn die 20 Minuten nicht einzurichten sind, dann kannst du auch fünf oder zehn Minuten einplanen. Vielleicht findest du auch Time Slots, die etwas länger sind, etwa einen Tag, einen halben Tag oder eine Stunde. Wenn vorhanden, können auch der Partner, Großeltern oder gute Freunde dafür eingetragen werden.
Die Zeit für heilsame Zweisamkeit ist das wichtigste Instrument, um sein Gefühl der Zugehörigkeit zu stärken. Es ist die bedeutendste Investition in die körperliche, geistige und spirituelle Gesundheit deines Kindes.

Was machen wir in dieser Mind-Body-Soul-Time?
Womit du diese Momente der Verbundenheit füllst, ist abhängig von eurer Situation, von der Zeit, die zur Verfügung steht, von euren Bedürfnissen zu diesem Zeitpunkt und natürlich auch vom Alter und Reifegrad des Kindes. Hier findest du Ideen:

- Gemeinsam Fahrrad fahren
- Tiere füttern
- Mit Kreide auf dem Bürgersteig malen
- Sterne schauen vom Balkon
- Verstecken spielen
- Basteln mit Kastanien
- Blumen oder Gemüse pflanzen
- Seifenblasen pusten
- Auf ein Konzert gehen

- Gemeinsam ein Puzzle legen
- Durch den Rasensprenger laufen
- Mit Hunden aus dem Tierheim Gassi gehen
- Fotoalbum basteln/anschauen

Mit diesem QR-Code findest du außerdem Vorschläge dafür, wie du Mind-Body-Soul-Time mit dem Training der kindlichen Exekutivfunktionen verbinden kannst.

Tag 55: Eine wohlverdiente Pause!

Es ist okay, Pausen zu machen. Genieße sie!

Tag 56: Reflexion

Erinnerung Sprich auch heute liebevoll mit deinem Kind!

Journaling-Übung Was nimmst du aus dieser Woche mit?

- *Wie war diese Woche für dich? War es schwer oder war es leicht?*
- *In welchen Situationen fällt es dir schwer, liebevoll zu bleiben?*
- *Oft sind es die gleichen Situationen, die Eltern auf die Palme bringen. Was könntest du tun, um diese Situationen zu entschärfen?*
- *Was war dein Aha-Moment diese Woche?*
- *Wie hat sich dein Kind wohl durch deine liebevolle Sprache gefühlt?*

WOCHE 9: ZEIT FÜR HEILSAME ZWEISAMKEIT

Für diese Woche hast du bereits täglich Mind-Body-Soul-Zeitfenster für dich und dein Kind eingeplant. Du hast dich letzte Woche schon darin geübt, liebevoll mit deinem Kind zu sprechen, es gibt allerdings eine weitere Zutat einer verbindenden Kommunikation und dieser wenden wir uns als Erstes in dieser Woche zu!

Tag 57: Fokus der Woche: Achtsames Zuhören

Beim achtsamen Zuhören geht es darum, die Aufmerksamkeit auf das Verstehen und Hören zu richten, ohne zu filtern oder zu beurteilen. In diesen Momenten denkst du nicht darüber nach, was du als Nächstes sagen wirst, du gibst kein Feedback und keinen Ratschlag und verlierst dich auch möglichst nicht in deinen Gedanken! Wie alles erfordert auch das achtsame Zuhören Übung. Doch wenn du diesen Muskel stärkst, machst du deinem Kind das größte Geschenk überhaupt.

Heute ist dein erster Tag mit geplanter Zeit für Mind-Body-Soul-Time! Was hast du dir für diesen heilsamen Moment vorgenommen? Nutze die Zeit, um direkt das achtsame Zuhören zu üben.

Tag 58: Achtsame Zeit zu zweit

Erinnerung Denk ans achtsame Zuhören und die Mind-Body-Soul-Time!

Was hast du dir als heilsame Zeit zu zweit vorgenommen? Frag dein Kind mal heute Abend vor dem Schlafengehen, was das Schönste für es gewesen ist!

Tag 59: Und noch ein Tag zum bewussten Üben: Achtsame Zeit zu zweit!

Erinnerung Denk ans achtsame Zuhören und die Mind-Body-Soul-Time!

Was hast du dir als heilsame Zeit zu zweit vorgenommen? Konntest du dich darauf einlassen? Wenn nein, was hättest du gebraucht, um es tun zu können? Kannst du das das nächste Mal anders angehen?

Praktische Tipps für das achtsame Zuhören

Körpersprache	• Halte dich ruhig: Vermeide es, dich zu bewegen – bleib an einer Stelle stehen. Zappel nicht herum und wippe nicht mit den Füßen. • Halte freundlichen Augenkontakt: Schau möglichst nicht im Raum herum und schau nicht auf deine Uhr oder auf dein Handy. • Strahle Einladung aus: Setze dich deinem Kind zugewandt hin, verschränke die Arme nicht vor dem Körper, entspanne dein Gesicht und lächle!
Umgebung	• Die Umgebung sollte dich nicht ablenken (z. B. unordentliche Wäsche in deiner Nähe, die den Drang in dir auslöst, sie zusammenzulegen) • Handyfreie Zone! Schalte dein Handy stumm oder mach es aus und leg es außer Sichtweite!
Mindset	• Leere den Kopf von To-dos: Schreib (wenn nötig) vorher noch mal alles auf, was du tun oder woran du denken musst, und entscheide dich bewusst, die Gedanken an all das, was zu tun ist, während der Zeit der Zweisamkeit zu pausieren. • Sei offen und neugierig auf dein Kind: Beobachte, lies zwischen den Zeilen, lass es tun und sein. Merke dir, dass das, was du interpretierst, nicht unbedingt der Wahrheit entspricht. • Lass dein Kind seine eigenen Antworten finden, halte dich zurück und erwarte nichts. • Zuhören statt reden: Höre mehr zu, als du sprichst, genieße die Stille und vermeide Unterbrechungen. • Höre ganzheitlich zu: Benutze die Ohren, um die Botschaft zu hören, die Augen, um die Körpersprache zu lesen. • Sei diszipliniert und halte dich mit Ratschlägen zurück.

Tag 60: Keine Zeit für Mind-Body-Soul Time?

Erinnerung Denk ans achtsame Zuhören und die Mind-Body-Soul-Time!

Der MaPa-Alltag ist manchmal unberechenbar und es kann vorkommen, dass der ganze Tagesplan mehrmals umgeworfen werden muss und die eingeplante Mind-Body-Soul-Time darunter leidet. Das sollte zwar vermieden werden, wenn es aber nur ausnahmsweise vorkommt, ist das überhaupt kein Weltuntergang!
Du kannst aus den kleinsten alltäglichen Momenten eine kleine Mind-Body-Soul-Time machen. Am besten machst du das durch »Habit Stacking«. Man spricht von Habit Stacking, wenn man eine neue Gewohnheit auf eine alte Gewohnheit packt! In diesem Kontext könnte man etwas, was man ohnehin mit seinem Kind tun muss, um eine neue verbindende Gewohnheit erweitern. Das würde die Anzahl verbindender und damit heilsamer Momente für dein Kind drastisch erhöhen, ohne für dich mehr Mental Load zu verursachen!

Was du ohnehin tust	+ Prise Verbundenheit
Neben deinem Kind liegen, bis es einschläft.	Frag dein Kind nach seinem schönsten Moment des Tages und hör einfach nur zu.
Brotzeit für Kindergarten oder Schule packen.	Leg eine laminierte Karte mit einer Liebesbotschaft in die Brotzeitbox.
Dein Kind baden.	Spiel mit deinem Kind mit Seifenblasen in der Badewanne.
Deinen Teenager trösten, wenn etwas schiefgelaufen ist	Einfach nur aktiv zuhören und wenn es passt, von deinen schmerzhaften Erfahrungen berichten und davon, wie sie dich gestärkt haben.

Was du ohnehin tust	+ Prise Verbundenheit
Für dein Kind Essen kochen.	Das Lieblingsessen für dein Kind kochen.
Früh aufstehen, um dein Kind zu wecken.	Noch mal zehn Minuten früher aufstehen, um noch Zeit zum Kuscheln zu haben und gemeinsam zu reflektieren, worauf ihr euch heute freuen könnt.
Dein Kind in die Kita bringen.	Bei der Ankunft kurz pausieren, sein Lieblingslied anmachen und gemeinsam laut singen.
Gemeinsam im Winter müde am Tisch sitzen und frühstücken.	Zusammen (je nach Alter) Kerzen anzünden und das Ambiente genießen.
Dein Kind beim Abholen begrüßen und drücken!	Das Handy vorher weglegen.
Dein Kind anziehen.	Es mit einem Fingerspiel verknüpfen.
Zähneputzen.	Dabei ein Lied singen.
Dein Kind wickeln.	Bei Wickelspielen gemeinsam eine schöne Zeit verbringen.
Mit deinem Kind Hausaufgaben machen.	Nach den Hausaufgaben zusammen Karten spielen.
Deinem Kind einen Zopf flechten.	Wirklich präsent sein und den Moment genießen.
Dein Kind stillen oder Fläschchen geben.	Ihm dabei liebevoll in die Augen schauen.

Verbindende Gewohnheiten sind deshalb so genial, weil sie eine Gehirnarchitektur beim Kind hinterlassen, in die Verbundenheit und Beziehung praktisch einprogrammiert sind. Eine im Gehirn hinterlegte Ressource und Quelle der Prävention!

So, nun bist du dran! Nimm dir ein Blatt Papier und einen Stift, zeichne dir eine zweispaltige Tabelle und mach Folgendes:

1. In die erste Spalte trägst du drei bis fünf Dinge ein, die du sowieso jeden Tag mit deinem Kind machen musst. (Schau in die Tabelle auf Seite 260/261 für eine Inspiration.)
2. In die zweite Spalte trägst du das verbindende Element ein, das du dem ohnehin stattfindenden Ereignis ohne großen Mehraufwand hinzufügen kannst.
3. Nun kannst du dir überlegen, ob du diese drei bis fünf verbindenden Elemente in euer Leben einführen möchtest und wie du sicherstellen kannst, dass du auch jeden Tag daran denkst, bis es als neue Gewohnheit in Fleisch und Blut übergegangen ist (etwa mithilfe von Handymemo, Checkliste oder Erinnerung am Wickeltisch).

Erinnerung In sieben Tagen brauchst du ein Laminiergerät und dazu passende Folie im Din-A4-Format. Kannst du eines auftreiben, kaufen oder leihen?

Tag 61: Sacken lassen

Erinnerung Denk an das achtsame Zuhören und die geplante Mind-Body-Soul-Time!

Heute darfst du dich neben dem Fokus der Woche auch deinen neuen verbindenden Gewohnheiten zuwenden. Achte einmal darauf, wie dein Kind strahlt, wenn du dich ihm mit allen Sinnen zuwendest! Was ist dir aufgefallen?

Tag 62: Eine wohlverdiente Pause!

Loslassen tut so gut. Morgen geht es weiter, heute wird ausgeruht!

Tag 63: Reflexion

Erinnerung Denk an das achtsame Zuhören und die geplante Mind-Body-Soul-Time sowie die verbindenden neuen Gewohnheiten!

Journaling-Übung Was nimmst du aus dieser Woche mit? Nun ist wieder Sonntag und somit der richtige Tag, um diese Woche Revue passieren zu lassen!

- *Gab es etwas, was dich während der Mind-Body-Soul-Time häufig abgelenkt hat (etwa der Blick aufs Handy)? Wenn ja, wie kannst du dafür sorgen, dass das nächste Woche nicht mehr passiert?*
- *Welche Aha-Momente hattest du diese Woche?*
- *Was hast du diese Woche Neues über dein Kind gelernt? Was hat dein Kind diese Woche über sich selbst gelernt?*

WOCHE 10: GEMEINSAM EINE RUHEINSEL EINRICHTEN

Diese Woche wirst etwas ganz Besonderes mit deinem Kind machen! Du wirst einen Ort erschaffen, an dem es Selbstreflexion und Innenschau sowie emotionale Coping-Strategien und Fähigkeiten zum Stressabbau lernen kann! Aber eins nach dem anderen, kommen wir erst mal zum Fokus der Woche!

Tag 64: Fokus der Woche: Achtsames Zuhören!

Wir bleiben diese Woche beim achtsamen Zuhören, weil das vielen Eltern so unglaublich schwerfällt. Außerdem hast du auch für diese Woche bereits tägliche Inseln der Verbundenheit im Kalender festgehalten (Mind-Body-Soul-Time) und das sind gute Möglichkeiten, um das achtsame Zuhören weiter zu trainieren. Es ist wichtig, dass du merkst, was das achtsame Zuhören für einen massiven Einfluss auf die Beziehung zu deinem Kind hat. Eltern, die ihren Kindern zuhören, vermitteln ihnen, dass sie gesehen, verstanden und respektiert werden. Denk daran: Du kannst nicht immer achtsam sein! Aber du kannst bewusste Momente für das achtsame Zuhören schaffen.

- *Für welche Mind-Body-Soul-Time hast du dich heute entschieden?*
- *Was war heute der schönste Beziehungsmoment zwischen dir und deinem Kind?*
- *Wie hast du dich dabei gefühlt? Wie hat sich dein Kind gefühlt?*

Tag 65: Die Macht der Ruheinsel verstehen

Erinnerung Denk daran, deinem Kind achtsam zuzuhören, vor allem in euren Momenten der Zweisamkeit!

Die Ruheinsel ist ein Ort, an dem es darum geht, dass dein Kind ein Bewusstsein für die Ebene 1 seiner Erfahrungswelt (innere Ebene, siehe Seite 21) entwickelt und sich von dem Lärm des Alltags zurückziehen kann. Wenn Eltern diesen Ort wirklich etablieren und ihn nutzen, dann kann das eine ganz besondere, große Kindheitsressource für ein glückliches und gesundes Leben werden! Denn dieser Ort soll nicht nur schön, ruhig und gemütlich sein. Er soll mit Materialien ausgestattet werden, die es deinem Kind ermöglichen, ins Hier und Jetzt abzutauchen, es ganzheitlich zu stimulieren und ein Bewusstsein für seine innere Landschaft und den Umgang mit ihr zu entwickeln.
Du kannst sie natürlich mit deinem Kind gemeinsam gestalten, sodass dieser Ort von Anfang an mit ganz wundervollen, verbindenden Erinnerungen gefüllt ist. Frag dein Kind zu einem Zeitpunkt, an dem es entspannt ist, ob es einen besonderen Ort im Haus einrichten möchte, und erkläre ihm, dass das ein Ort sein darf, an den es sich zurückziehen kann, wenn es Raum für sich braucht oder sich beruhigen möchte. Die Ruheinsel selbst kann eine schön gestaltete Ecke in einem Zimmer

sein, auf einer Matratze, einem Sitzkissen, mit Baldachin oder unter einem Zelt. Lass deiner Fantasie (und der deines Kindes) freien Lauf. Halte es ordentlich. Du kannst die Dinge, die hier aufgelistet sind, beispielsweise in Boxen organisieren, die beschriftet oder für Kinder, die noch nicht lesen können, mit kleinen Bildern beklebt sind (etwa eine Schere als Symbol für Bastelsachen in der Box).
Die Ruheinsel kann auch für dich eine großartige Ressource sein! Falls du es nicht gelernt hast, dich mit deiner inneren Welt zu beschäftigen, dann kannst du es in den nächsten Wochen ganz einfach mit deinem Kind tun! Was du an diesem Ort alles aufbewahren kannst, schauen wir uns morgen an.

- Lade dir unter diesem QR-Code meine kostenlosen Unterlagen für die Ruheinsel herunter. Hier findest du alle Poster, Karten, Anleitungen und Arbeitsmaterialien, die du für die transformierenden Momente in der Ruheinsel brauchst. Ich habe dir zusätzlich eine Liste mit unseren Lieblingsbüchern eingefügt.
- Drucke sie aus (noch nicht durchgehen bitte).
- Hast du ein Laminiergerät gekauft oder ausgeliehen und an die Laminierfolien in Din A4 gedacht? Übermorgen brauchst du es!

Tag 66: Für die Ruheinsel shoppen!

Erinnerung Denk daran, deinem Kind achtsam zuzuhören, vor allem in euren Momenten der Zweisamkeit!

Die Liste mit den Bücherempfehlungen für die Ruheinsel hast du bereits heruntergeladen und auch die Arbeitsblätter hast du ausgedruckt. Heute bekommst du ein paar Impulse dafür, wie du eure Ruheinsel ausstatten kannst! Natürlich musst du nicht alles haben und kannst auch deine eigenen Ideen umsetzen!

1. Sorge dafür, dass alle Sinne deines Kindes gestreichelt werden:
   - **Sehen:** Nutze Farben, die dein Kind erden und die es liebt, Lichter, zum Beispiel Lichterkette, Leuchtkiesel, für größere Kinder Kerzen und eine Taschenlampe.
   - **Riechen:** Halte Gerüche bereit, die dein Kind erden, die es liebt (ätherische Öle, Lufterfrischer, duftendes Kuscheltier ...).
   - **Fühlen:** Halte Textilien bereit, die dein Kind liebt (flauschige Fließdecke, beschwerte Decke, geliebtes Stofftier).
   - **Hören:** Halte Musik bereit, die dein Kind beruhigt und liebt, sowie Tanzmusik, wenn dein Kind erst mal Energie loswerden muss, um runterzukommen. Großartig sind einfache Instrumente, um selbst Musik zu machen, zum Beispiel Kristallklangschalen, Chijmes oder eine Trommel.
   - **Schmecken:** Diese Ruheinsel kann tagsüber genutzt werden, aber auch zum Einschlafritual gehören. Wir haben ungesüßte Teesorten hier. Was würde dir und deinem Kind eine Freude machen? Kaugummi? Ein Lieblingssnack?
2. Halte Bücher bereit, die dein Kind liebt, sie sollten von Verbundenheit handeln.
3. Halte Malsachen, Knete in verschiedenen Farben (wichtig!), Papier, Ausmalbilder (Mandalas in verschiedenen Schweregraden, je nach Alter) und Bastelsachen bereit.
4. Einen kleinen Wecker (mit angenehmem Klingelton), um das Ende einer Übung einzuläuten, wenn gewünscht.
5. Stelle ein Schild »Handyfreie Zone« auf.
6. Glassteine, Murmeln, Halbedelsteine oder gesammelte Steine
7. Anti-Stress-Spielzeug (Anti-Stress-Magnet, Fidget Spinner, Popper, Anti-Stress-Würfel, Ball zum Quetschen, andere Dinge mit Oberflächen, die dein Kind beruhigen, Windrad für Atemübungen)
8. Tagebuch, in das dein Kind seine Erlebnisse eintragen kann oder in das du die Erfahrungen deines Kindes eintragen kannst, falls es noch zu klein ist, um selbst zu schreiben, oder keine Lust darauf hat.

Tag 67: Für die Ruheinsel basteln

Erinnerung Denk daran, deinem Kind achtsam zuzuhören, vor allem in euren Momenten der Zweisamkeit!

Du hast die Unterlagen für die Ruheinsel (siehe Seite 265) bereits heruntergeladen und ausgedruckt. Heute kannst du dir Zeit nehmen, sie durchzuschauen, zu verstehen und das, was laminiert werden muss, zu laminieren. Manche Dinge müssen ausgeschnitten werden, manche Dinge können ausgemalt werden, dein Kind hilft dir sicher gern dabei!

Letzte To-dos:

- Fehlende Dinge für die Ruheinsel besorgen
- Unterlagen für die Ruheinsel vorbereiten und laminieren
- Zehnmal tief ein- und ausatmen!

Tag 68: Die Ruheinsel spüren

Erinnerung Denk daran, deinem Kind achtsam zuzuhören, vor allem in euren Momenten der Zweisamkeit!

Bist du gut vorangekommen? Wenn nicht, dann nutze den Tag ruhig noch, um weiterzumachen. Es wäre toll, wenn du es heute schaffst, ein bisschen Mind-Body-Soul-Time mit deinem Kind in dieser Insel zu verbringen und sie kennenzulernen! Dort anzukommen und zu fühlen, welch transformierende Kraft sie in den kommenden Tagen, Monaten und Jahren für euch beide haben kann. Dies ist der Ort, an dem dein Kind lernen wird, sein Innenleben zu verstehen!

Tag 69: Eine wohlverdiente Pause

Heute kannst du dich entspannen und wenn es dich entspannt, die Ruheinsel fertig auszustatten, dann ist das auch okay!

Tag 70: Reflexion

Erinnerung Denk daran, deinem Kind achtsam zuzuhören, vor allem in euren Momenten der Zweisamkeit!

Journaling-Übung Was nimmst du aus dieser Woche mit? Heute gibt es wieder ein paar Fragen für dich! Denk an ein Blatt Papier und einen Stift!

- *Wie war die Woche bisher für dich? Hattest du einen Aha-Moment?*
- *Was war dein Höhepunkt der Woche?*
- *Worauf bist du diese Woche stolz, was ist dir gut gelungen?*
- *Was war der Höhepunkt deines Kindes in dieser Woche? Frag es ruhig!*
- *Was hast du diese Woche über dich selbst gelernt?*
- *Was konnte dein Kind dank dir diese Woche über sich selbst lernen?*

PHASE 4: RESILIENZ STÄRKEN

Wir haben bereits darüber gesprochen, dass jedes Kind mit bestimmten in seinen Genen verankerten Erwartungen an sein Leben geboren wird. Die daraus entstehenden Bedürfnisse warten auf Erfahrungen, die ausreichend oft erfüllt werden müssen, damit das Kind sich ganzheitlich gesund und glücklich entfalten kann. Das heißt: körperlich, geistig und spirituell. Wir haben auch darüber gesprochen, dass ein Kind Erfahrungen auf vier Ebenen macht: der inneren Ebene, der sozialen Ebene, der Umweltebene und der systemischen Ebene (siehe ab Seite 16). In der Regel wollen Eltern das Beste für ihr Kind. Sie beschäftigen sich damit, wie sie ihre Kinder idealerweise erziehen sollen (soziales Umfeld), welche Ernährung für ihr Kind gesund ist (beispielsweise Umweltebene), stellen systemische Bedingungen (wie das Schulsystem) infrage – womit sich aber nur wenige Eltern beschäftigen, ist die innere Erfahrungsebene des Kindes.

Natürlich wünschen sie sich schöne Gefühle, schöne Empfindungen und schöne Gedanken für ihr Kind. Aber wie viele Eltern wissen wirklich, wie sie das Bewusstsein ihres Kindes für die Qualität der eigenen Gedanken, Gefühle und Empfindungen stärken können, sodass das Kind eines Tages anhand genau dieser nachvollziehen kann, wie es um seine Bedürfnisse, um sein Wohlbefinden und um seine Gesundheit steht – und was es für sich selbst tun kann, um sich gesund und glücklich zu fühlen?
Falls du zu den vielen Erwachsenen gehörst, die vergessen, verlernt oder nicht gelernt haben, ihre inneren Signale zu lesen bzw. auf die eigenen Bedürfnisse zu hören, die nicht gelernt haben, ihre eigenen Gefühle zu erleben und ihre Botschaften zu verstehen, dann ist diese Phase des Programms auch eine großartige Möglichkeit, um dich mit deinem Kind gemeinsam weiterzuentwickeln!

WOCHE 11: BEWUSSTSEIN FÜR DEN KÖRPERGEIST SCHAFFEN

Tag 71: Fokus der Woche: Achtsames Zuhören, ohne korrigieren zu wollen

Schon wieder achtsam zuhören? Oh ja! Diese Woche geht es wieder darum, achtsam zuzuhören. Ich möchte dich bitten, dir die Qualitäten des achtsamen Zuhörens auf Seite 259 noch mal anzuschauen. Darunter findest du den Punkt »Zuhören statt reden« und das fällt Erwachsenen im Allgemeinen, vor allem aber Eltern ziemlich schwer. Eltern tendieren dazu, ihren Kindern gut zureden und sie aufmuntern zu wollen, weil sie das Gefühl, das sie in ihren Kindern vermuten, nicht aushalten können. Im Grunde können Menschen, die ungefragt zu Ratschlägen neigen, ihre eigenen Gefühle nicht aushalten und wollen dem in ihrem Inneren entstehenden Druck, etwas sagen oder tun zu wollen, nachgeben. Knallhart gesagt: Anderen Menschen Ratschläge zu geben, kann ganz schön egoistisch sein. Dazu kommt, dass es wichtig für Kinder ist, ihre eigenen Gefühle zu erleben und den Umgang damit zu lernen, und das können sie nicht, wenn Eltern dazu tendieren, sie von ihren »negativen« Gefühlen abzulenken und die emotionale Situation für sie korrigieren zu wollen. Deshalb geht es in dieser Woche darum, das achtsame Zuhören weiter zu üben und gleichzeitig darauf zu achten, wann du dazu tendierst, dich einschalten zu wollen. Versuch eine Balance zu finden zwischen »Ich bin für mein Kind da« und »Ich lasse mein Kind sein«. Das ist am einfachsten, wenn du das in der Mind-Body-Soul-Time bewusst übst.

In diesen beiden Wochen geht es darum, die Innenschau mit deinem Kind und seine Selbstwirksamkeit zu trainieren. Dazu sollte die Ruheinsel fertiggestellt und die Unterlagen ausgedruckt, laminiert und an Ort und Stelle sein! Falls du das noch nicht fertig gemacht hast, kannst du den heutigen Tag noch dafür nutzen.

Zu den Unterlagen: Vieles davon sieht etwas verspielt aus, aber glaub mir, das können auch Jugendliche und Erwachsene benutzen! Einiges ist so einfach, dass auch kleine Kinder schon damit arbeiten können. Kleine Kinder haben oft keine große Geduld für all das, das ist auch in Ordnung! Bitte erzwinge nichts! Gehe das Ganze spielerisch und zwanglos an! Unser Vierjähriger konnte schon mit einem großen Teil der Unterlagen arbeiten, aber das ist ziemlich früh. Probiere es einfach aus! Wie gesagt: zwanglos und offen! Ihr habt noch viel gemeinsame Zeit!

Tag 72: Plane Momente in der Ruheinsel

Erinnerung Hör deinem Kind achtsam zu, ohne dem Drang, es zu korrigieren, nachzugeben. Erlaub ihm, sich selbst zu erfahren!

Du hast dir ja bereits Zeit eingeplant für die Mind-Body-Soul-Time mit deinem Kind. Du kannst nun einige dieser geplanten Zeitfenster in eine gemeinsame Zeit in der Ruheinsel verwandeln, du kannst die Ruheinsel zu einem abendlichen oder morgendlichen Ritual machen, du kannst dort Dates mit deinem Teenager nach der Schule vereinbaren, du kannst feste Tage für die Ruheinsel finden und du kannst natürlich auch spontan in die Ruheinsel gehen, wenn dein Kind Hilfe braucht und der Ort dir die nötigen Ressourcen bietet, um deinem Kind helfen zu können. Du hast die Unterlagen, mit denen du dort arbeiten kannst, ja bereits durchgeschaut und weißt in etwa, was du dort alles für dein Kind tun kannst. Dieser Ort ist kein Ort für Zwang und Starre, er ist ein Ort für Bedürfnisse und Verbundenheit.

Bitte beantworte dir diese Fragen noch mal, um in das richtige Mindset für die kommenden Tage zu gelangen:

- Hast du mehrere Kinder? Wie kannst du es organisieren, dass jedes Kind in den Genuss der Ruheinsel kommt?
- An welchen Tagen dieser Woche praktizierst du Mind-Body-Soul-Time mit deinem Kind in der Ruheinsel? Könntest du das sogar täglich machen, etwa als abendliche Routine?
- Wie viel Zeit möchtest du dafür einrichten?
- Wie kannst du sicherstellen, dass du in dieser Zeit wirklich verfugbar und präsent bist?
- Hast du dir diese Momente in deinem Kalender vermerkt?

Je konsequenter du eure Ruheinsel aufsuchst, desto selbstverständlicher und einfacher wird die Innenschau für dein Kind – sodass es eines Tages nur sich selbst braucht, um in die Innenschau zu gehen.

Tag 73: Komm an in der neuen Routine

Erinnerung Hör deinem Kind achtsam zu, ohne dem Drang, es zu korrigieren, nachzugeben. Erlaub ihm, sich selbst zu erfahren!

Was hast du heute für die Mind-Body-Soul-Time mit deinem Kind geplant? Wirst du in die Ruheinsel mit deinem Kind gehen? Was habt ihr dort zusammen erlebt? Worauf bist du heute stolz? Worauf ist dein Kind heute stolz?

Tag 74: Genieße die Zeit mit dir und deinem Kind

Erinnerung Hör deinem Kind achtsam zu, ohne dem Drang, es zu korrigieren, nachzugeben. Erlaub ihm, sich selbst zu erfahren!

Was hast du heute für die Mind-Body-Soul-Time mit deinem Kind geplant? Wirst du in die Ruheinsel mit deinem Kind gehen? Was habt ihr dort zusammen erlebt? Wofür bist du heute dankbar? Worauf freust du dich heute noch? Was meinst du, was hat dein Kind heute von dir gelernt? Welche Erfahrung hat dein Kind heute gemacht, für die es eines Tages dankbar sein könnte?

Tag 75: Das eigene Innenleben verstehen schafft Selbstwirksamkeit

Erinnerung Hör deinem Kind achtsam zu, ohne dem Drang, es zu korrigieren, nachzugeben. Erlaub ihm, sich selbst zu erfahren!

Journaling-Übung Wie gehst du mit Gefühlen um?
Heute machen wir eine Journaling-Übung für ein tieferes Verständnis von dir selbst! Wie immer brauchst du Stift, Papier und 20 Minuten Ruhe (wenn das heute zeitlich nicht hinhaut, könntest du

den heutigen Tag des Programmes mit dem morgigen tauschen). Setz dich an deinen Ort der Stille oder in die Ruheinsel und lass die Gedanken fließen – ohne einzuschreiten.

- *Wie gehst du damit um, wenn dein Kind von seinen Gefühlen überwältigt wird? Mit welchen Gefühlen deines Kindes hast du Schwierigkeiten?*
- *Wie gingen deine Eltern mit deinen Gefühlen um, als du klein warst? Wurden sie laut oder zogen sich zurück?*
- *Konnten sie dir gut zur Seite stehen? Hast du als Kind gelernt, mit deinen Gefühlen umzugehen?*
- *Welche deiner Gefühle überfordern dich? Was machst du, wenn sie hochkommen?*
- *Wie würdest du idealerweise damit umgehen? Wie würdest du dich fühlen, wenn dir das gelänge?*
- *Was würde in deinem Leben anders verlaufen, wenn du das könntest? Was würde dir leichter fallen? Würde es dich in deinen Augen wertvoller machen?*
- *Was bedeutet es für dein Kind, wenn es jetzt schon lernen kann, mit seinen großen Gefühlen umzugehen, und wie würde das sein späteres Leben beeinflussen?*

Achtsamkeit-Übung Falls du aufgewühlt bist, biete ich dir die kleine Achtsamkeitsübung »Mensch sein« (Dauer 10 Minuten) an, um dich wieder zu erden!

Tag 76: Eine wohlverdiente Pause

Atme ein paar Mal tief ein und aus und mit dem letzten Atemzug darfst du loslassen! Du hast heute eine Pause vom Programm!

Tag 77: Reflexion

Erinnerung Hör deinem Kind achtsam zu, ohne dem Drang, es zu korrigieren, nachzugeben. Erlaub ihm, sich selbst zu erfahren!

Journaling-Übung Was nimmst du aus dieser Woche mit? Heute bekommst du wieder ein paar Fragen an die Hand, um die vergangene Woche noch bewusster reflektieren zu können! Bitte das Mitschreiben nicht vergessen!

- *Hast du diese Woche Widerstand gespürt, als es um das Erschaffen der Ruheinsel in eurem Zuhause ging?*
- *Wenn nein, warum? Fühlt es sich für dich richtig an? Freust du dich drauf? Warum freust du dich drauf?*
- *Wenn ja, warum? Woher könnte dieser Widerstand kommen? Welche Angst könnte diesem Widerstand zugrunde liegen?*
- *Bist du bereit, auch dein eigenes Innenleben besser kennenzulernen? Du kannst deinem Kind nichts beibringen, was du selbst nicht beherrschst.*
- *Was erhoffst du dir für dich von dieser Ruheinsel?*
- *Was erhoffst du dir für dein Kind von dieser Ruheinsel?*

Diese Woche hast du etwas ganz Wichtiges begonnen: Du hast angefangen, dich mit der Ruheinsel zu beschäftigen. Das ist alles noch sehr neu und vermutlich kam hier und da mal wieder ungeplant der Alltag zu Wort, aber das macht nichts, der Samen wurde gesät und nächste Woche bekommt er etwas Wasser von uns!

WOCHE 12: BEWUSSTSEIN FÜR DEN KÖRPERGEIST VERTIEFEN

Tag 78: Fokus der Woche: Lass dein Kind in Ruhe

Dein Fokus diese Woche darf es sein, die achtsamen Momente deines Kindes zu schützen und seine Erfahrungen von Verbundenheit zu ehren. Werde dir bewusst, wie oft du dein Kind antreibst, weil du selbst getrieben bist, wie oft du es unterbrichst, obwohl es nicht nötig ist, wie oft du Nein sagst, weil du gestresst bist. Kinder brauchen Eltern, denen klar ist, wie heilig diese Momente der Verbundenheit sind, und diese –

wann immer möglich – schützen. Deshalb: Lass dein Kind diese Woche einfach mal in Ruhe, wenn es eine Erfahrung von Hier und Jetzt, Ganzheit und Verbundenheit macht!

Journaling-Übung Nimm dir zehn Minuten Zeit und beantworte folgende Fragen schriftlich, ohne groß darüber nachzudenken. Stell dir folgende Situation vor: Ihr macht einen Spaziergang, dein Kind ist gerade mit einer Pflanze oder einem Käfer beschäftigt und du wirst unruhig, weil du weitergehen möchtest.

- *Was würde mit dir passieren, wenn du dich in dieser Situation daran erinnern würdest, dein Kind in Ruhe zu lassen?*
- *Was würde dein Kind gewinnen, wenn du es einfach in Ruhe lässt?*
- *Gibt es eine andere Situation, auf die du diese Überlegungen anwenden kannst, eine, die häufig vorkommt und die sich mit diesem Bewusstsein von einer stressigen Situation in eine Ressource verwandeln könnte?*

Tag 79: Sacken lassen

Erinnerung Lass dein Kind heute, wann immer möglich, in Ruhe! Hast du heute Mind-Body-Soul-Time geplant? Wenn ja, was? Geht ihr in die Ruheinsel zusammen?

Wenn du heute wieder einen Moment erlebst, indem du dich bewusst dafür entscheiden darfst, dein Kind in Ruhe zu lassen, atme ein paar Mal tief durch, um dich zu beruhigen. Wie wäre es, wenn du dich jetzt zu deinem Kind gesellst und in seine Erfahrung mit abtauchst?

Tag 80: Mehr Ruhe für dich

Erinnerung Lass dein Kind heute, wann immer möglich, in Ruhe! Hast du heute Mind-Body-Soul-Time geplant? Wenn ja, was? Geht ihr in die Ruheinsel zusammen?

Beobachte heute mal, wie viele Momente der Verbundenheit dein Kind erfahren kann, wenn du dich dazu entscheidest, es öfter in Ruhe zu lassen. Frag dich am Ende des Tages: Welche Erfahrung hat mein Kind heute gemacht, für die es eines Tages dankbar sein könnte?

Tag 81: Lass dich von deinem Kind verzaubern

Erinnerung Lass dein Kind heute, wann immer möglich, in Ruhe! Hast du heute Mind-Body-Soul-Time geplant? Wenn ja, was? Geht ihr in die Ruheinsel zusammen?

Beobachte dich heute in den Situationen, in denen du dich bewusst dazu entscheidest, dein Kind in Ruhe zu lassen: Wie verändern sich mit dieser Entscheidung deine Gedanken und deine Gefühle? Wenn du dir vornimmst, dein Kind in Ruhe zu lassen, dann verwandeln sich deine Erwartungen an dein Kind und die aktuelle Situation und es fällt dir leichter, flexibel zu bleiben und loszulassen. Das heißt, auch *du* findest wahrscheinlich mehr Ruhe, wenn du dein Kind in Ruhe lässt!

Tag 82: Werde Teil der Welt deines Kindes

Erinnerung Lass dein Kind heute, wann immer möglich, in Ruhe! Hast du heute Mind-Body-Soul-Time geplant? Wenn ja, was? Geht ihr in die Ruheinsel zusammen?

Auch heute wird es wieder Momente geben, in denen du dich bewusst dafür entscheiden darfst, dein Kind in Ruhe zu lassen. Beobachte dein Kind ein paar Minuten in seiner tiefen Verbundenheit. Was berührt dich in diesem Moment, von dem du Zeuge werden darfst? Wie wäre es weitergegangen, wenn du dein Kind unterbrochen hättest?

Tag 83: Eine wohlverdiente Pause!

Heute darfst du dich selbst in Ruhe lassen! Ich wünsche dir einen wundervollen Tag!

Tag 84: Reflexion

Erinnerung Lass dein Kind heute, wann immer möglich, in Ruhe! Hast du heute Mind-Body-Soul-Time geplant? Wenn ja, was? Geht ihr in die Ruheinsel zusammen?

Journaling-Übung Was nimmst du aus dieser Woche mit? Diese Woche ist eine meiner Lieblingswochen gewesen! Sich jeden Tag aufs Neue vorzunehmen, die Momente der Verbundenheit eines Kindes zu schützen, hat etwas ganz Zauberhaftes an sich.

- *Wie war diese Woche für dich? Schwierig? Leicht? Anstrengend oder entspannend? Welche Aha-Momente hattest du diese Woche?*
- *Was war dein schönstes Erlebnis diese Woche?*
- *Was hast du diese Woche über dein Kind gelernt?*
- *Was hast du diese Woche von deinem Kind gelernt?*
- *Welche Erfahrungen konnte dein Kind machen, weil du bereit warst, es in Ruhe zu lassen? Was hat dein Kind aufgrund dieser Erfahrungen über sich selbst gelernt?*

WOCHE 13: NÄHRE DAS SPIRITUELLE BEDÜRFNIS DEINES KINDES

Wir haben darüber gesprochen, dass jedes Kind körperliche, geistige und auch spirituelle Bedürfnisse hat und dass dieses spirituelle Bedürfnis letztendlich das Bedürfnis nach der Erfahrung von Verbundenheit ist. Verbundenheit hat viele Gesichter. Es kann die Verbundenheit zu dir sein, zu Tieren, zur Natur, zum Universum, zu allen Menschen, zu einem Gott, zu etwas, das größer ist als man selbst – es spielt keine Rolle! Das Bedürfnis ist da und erfordert genau so viel Aufmerksamkeit wie alle anderen Bedürfnisse. Je verbundener sich ein Kind mit sich selbst und mit allem, was ist, fühlt, desto erfüllter und gesünder kann es durch sein Leben reisen. Deshalb widmen wir uns in dieser Woche diesem oft vernachlässigten Bedürfnis!

Spiritualität hat nichts mit Esoterik oder Religion zu tun. Esoterische und religiöse Praktiken können mit der Erfahrung von Spiritualität einhergehen, müssen es aber nicht. Manchmal führt die Überidentifikation mit den eigenen Glaubensansätzen auch zu einer Trennung von der spirituellen Erfahrung von Ganzheit und Verbundenheit. Ich spreche in diesem Buch von Spiritualität als der tiefgreifenden Erfahrung der eigenen Essenz (individuelle Seele – die Welle als individuelle Erscheinung) sowie der Erfahrung, Teil von etwas zu sein, das größer ist als man selbst (kollektive Seele – die Welle als Teil des Meeres).

Die wichtigste spirituelle Erfahrung deines Kindes ist die der Verbundenheit zu dir, wenn du voll und ganz präsent auf dein Kind eingestimmt bist. Dafür musst du bereit sein, zu entschleunigen, sodass dein Körpergeist zur Ruhe kommt und du ganz bei deinem Kind ankommen kannst! In diesen Momenten erfahrt ihr einander, werdet Teil voneinander, verschmelzt zu etwas wunderschönem Größeren. Die Vorstellung, dass ein Kind sich erst dann mit sich selbst verbinden kann, wenn es sich mit seinen Eltern verbunden fühlt, fasziniert und berührt mich auf gleiche Weise!

Tag 85: Lass dein Kind weiterhin in Ruhe!

Der Fokus diese Woche entspricht dem Fokus der letzten Woche, das hilft dir dabei, nicht zu schnell wieder in alte Muster des Antreibens zu verfallen. Außerdem ist es wichtig, dass du noch mehr tiefgreifende Erkenntnisse hast, um die Fähigkeit, dein Kind sein zu lassen, noch fester in dir zu verankern.

Journaling-Übung Nimm dir 15 Minuten Zeit für diese Fragen:

- *In welcher Situation ist es dir letzte Woche schwergefallen, dein Kind in Ruhe zu lassen?*
- *Warum ist es dir schwergefallen? Was in dir wollte oder konnte nicht loslassen?*
- *Was kannst du diese Woche für dich tun, damit dir das Loslassen leichter gelingt?*

Tag 86: Ideen für spirituelle Erfahrungen

Erinnerung Lass dein Kind heute, wann immer möglich, in Ruhe! Hast du heute Mind-Body-Soul-Time geplant? Magst du dir dafür eine spirituelle Erfahrung aus der Impulsliste auf Seite 281 aussuchen?

Tag 87: Schenk deinem Kind Worte

Erinnerung Lass dein Kind heute, wann immer möglich, in Ruhe! Hast du heute Mind-Body-Soul-Time geplant? Magst du dir dafür eine spirituelle Erfahrung aus der Impulsliste auf Seite 281 aussuchen?

Manchmal müssen uns unsere Kinder wachrütteln. Das können sie vor allem dann, wenn sie die dazu notwendigen Worte haben. Du kannst deinem Kind beibringen, dir zu sagen, wenn es gerade seine Ruhe braucht oder wenn es gerade nicht aus dem, was es tut, herausgerissen werden möchte. Gib ihm Worte für das, was es ausdrücken will, denn es kommt nicht unbedingt von selbst auf die Idee, dir zu sagen, was es will, vor allem dann, wenn es das nicht gewohnt ist. Wie wäre es mit:

- »MaPa, ich brauche gerade meine Ruhe!«
- »MaPa, das macht mir gerade so eine Freude, ich möchte das weiter machen.«

- »MaPa, ich brauche eine Auszeit von euch/allem hier.«
- »Ich fühle mich gerade so mit dem Malen verbunden, ich würde damit gerne weitermachen, kann das Aufräumen noch warten?«
- »MaPa, mir tut das gerade so gut, kann ich damit bitte noch etwas weitermachen?«

Teenager lieben Schilder wie »Eltern draußen bleiben« oder Ampelsysteme an der Tür (rot: nicht eintreten, gelb: nur wenn unbedingt nötig). Tob dich aus! Natürlich kannst du auch eigene Sätze oder Systeme entwerfen und sie deinem Kind als kleine Hilfestellung anbieten.

Tag 88: Die spirituelle Sprache

Erinnerung Lass dein Kind heute, wann immer möglich, in Ruhe! Hast du heute Mind-Body-Soul-Time geplant? Magst du dir dafür eine spirituelle Erfahrung aus der Impulsliste auf Seite 281 aussuchen?

Schenk deinem Kind auch eine Sprache für spirituelle Erfahrungen, hilf ihm, seine Erfahrungen mit Worten zu verbinden, damit es das Erlebte bewusst erleben und integrieren kann. Das spirituelle Selbst kann sich gut ausdrücken, wenn die Sprache dafür vorhanden ist! Worte könnten sein:
Herzenswissen, innerer Kompass, Teil des Ganzen, Verbundenheit, Feld der Liebe, Magie, Freudentränen, Zauber, Naturwunder, Herzensverbindung (etwa zu Tieren), Vollkommenheit, innere Landschaft, Geschenke der Natur

Fallen dir noch weitere ein? Die spirituelle Sprache ist für viele Erwachsene mit Widerstand verbunden. Teste mal heute für dich aus, wie das für dich funktioniert, und vielleicht möchtest du das auch nach dem Programm weiterhin für euch aufgreifen?

Ideen für mehr Spiritualität im Familienalltag

Weniger davon	Mehr davon
Du hältst dein Kind zum Weitergehen an, obwohl es gerade sehr zufrieden einen Marienkäfer bestaunt.	Lass dein Kind einfach in Ruhe. Zeig ihm so, dass Sein genauso viel wert ist wie Tun und man nicht immer einem Ziel hinterherjagen muss.
Du lässt dein Kind etwas machen, wie z. B. eine Karte basteln oder einen Kuchen dekorieren, und sagst ihm ständig, wie es auszusehen hat.	Bastelt gemeinsam Geschenke für jemanden, den dein Kind liebt. Lass es selbst gestalten und sein kleines Wunderwerk, das Ausdruck seiner Liebe ist, selbst übergeben.
Du jagst mit deinem Kind beim Spazieren von A nach B, weil ihr nur eine Stunde Zeit habt, um eine gewisse Strecke zu durchlaufen.	Wenn du raus in die Natur gehst, richte sanft (ohne seine Verbundenheit zu stören) seine Aufmerksamkeit auf die Schönheit der Dinge, die es vermutlich nicht sehen kann (z. B. die Knospen im Frühling oder Wassertropfen auf einem Blatt).
Du würgst dein Kind einfach ab, wenn es große philosophische Fragen hat, weil du darauf keine Lust oder keine Antwort hast.	Tauch gemeinsam mit ihm in seine Fragen ein. Mit größeren Kindern kannst du recherchieren und YouTube-Videos anschauen. Aber halte den Teil, in dem ihr gemeinsam auf neue Ideen kommt, größer als den Teil, in dem ihr euch berieseln lasst!
Du nimmst seine angeborene Spiritualität nicht ernst und sorgst mit deinem Verhalten dafür, dass es seine spirituelle Natur eines Tages vergisst.	Schaffe ein Bewusstsein für seine spirituellen Momente: »Ich habe gesehen, dass du die Ameise rausgetragen hast. Deine Liebe und dein Respekt für das Lebendige haben mich sehr berührt, man sieht, dass dir die Ameise am Herzen lag!«

Weniger davon	Mehr davon
Du vermittelst deinem Kind, dass man an seinen eigenen Gefühlen, Gedanken und Erfahrungen nichts verändern kann, dass man Opfer seines eigenen Lebens ist und keine Gestaltungsmöglichkeiten hat.	Zeig anhand deines Tuns, dass Erdung und spirituelle Handlungen etwas mit Selbstwirksamkeit zu tun haben: »Ich habe mich so geärgert! Da bin ich mit meiner Wut in den Wald gegangen. Das Grün der Blätter und das Zwitschern der Vögel haben mich beruhigt!«
Familienzeiten, die Verbundenheit der einzelnen Familienmitglieder, gemeinsame Erfahrungen, gemeinsame Mahlzeiten, Familienkonferenzen haben keinen Platz in eurem Leben.	Zeig, dass Verbundenheit wichtig ist, dass Familie ein Segen ist, dass Liebe transzendental ist: »Ich habe so ein Glück, dass ich deine Mama bin! Du bist für mich so eine Quelle der Freude!«
Es wächst in der Überzeugung auf, dass es nichts anderes gibt als das, was es sieht. Es kennt nur seine Traditionen, seine Vorstellungen von richtig und falsch und nur seinen Glauben.	Kinder lieben Bücher über andere Kulturen, auch das schafft Verbundenheit. Sie lieben es zu verstehen, warum andere Menschen anders leben. Es erweitert ihren Horizont, dass es mehr als einen Blick auf die Welt gibt.
Es besteht keinerlei Kontakt zu Menschen, die auf Hilfe angewiesen sind. (Es sei denn, ihr seid gerade selbst auf Hilfe angewiesen und müsst auf euch selbst achten.)	Überleg zusammen mit deinem Kind, wie ihr Menschen, denen es nicht gut geht, helfen könnt. Das kann z. B. eine Patenfreundschaft in Afrika sein, Spenden von Spielsachen an ein Kinderheim oder Vorlesen im Altersheim.

Tag 89: In dich selbst hineinspüren

Erinnerung Lass dein Kind heute, wann immer möglich, in Ruhe! Hast du heute Mind-Body-Soul-Time geplant? Magst du dir dafür eine spirituelle Erfahrung aus der Impulsliste auf Seite 281 aussuchen oder ist heute eher Zeit für die Ruheinsel – oder etwas ganz anderes?

Wie wäre es, wenn du heute einmal auf dich selbst achtest? Achte darauf, wann du dich mit dir selbst verbunden fühlst und welche Gedanken, Gefühle oder äußeren Trigger dich aus diesem Zustand herauskatapultieren. Achte heute außerdem auf deine eigene spirituelle Anbindung. Wann fühlst du dich ganz? Erfüllt? Vollkommen?

Tag 90: Eine wohlverdiente Pause

Genieß deinen heutigen Tag, ich schicke dir ganz viel Verbundenheit!

Tag 91: Reflexion

Erinnerung Lass dein Kind heute, wann immer möglich, in Ruhe! Hast du heute Mind-Body-Soul-Time geplant? Magst du dir dafür eine spirituelle Erfahrung aus der Impulsliste auf Seite 281 aussuchen oder ist heute eher Zeit für die Ruheinsel – oder etwas ganz anderes?

Nun ist der letzte Tag dieses Programmes angebrochen und ich hoffe, du hast diese Woche in vollen Zügen genossen. Das spirituelle Bedürfnis eines Kindes, sein Bedürfnis danach, sich mit sich selbst, mit dir und mit etwas Größerem als es selbst verbunden zu fühlen, fordert vielen Eltern erst mal etwas Umdenken ab, vor allem dann, wenn sie zu diesem spirituellen Anteil in sich selbst keinen oder nur wenig Zugang haben. Ich hoffe, ich konnte dir etwas unter die Arme greifen.

Journaling-Übung Was nimmst du aus dieser Woche für dich mit?

- *Fiel es dir schon leichter, dein Kind in Ruhe zu lassen?*
- *Welchen Aha-Moment hattest du diese Woche?*
- *Was hat dein Kind diese Woche über sich selbst und das Leben gelernt?*
- *Was war dein schönstes Erlebnis diese Woche?*
- *Welchen Moment der Verbundenheit konntest du selbst erfahren? Welchen Moment konntest du an deinem Kind beobachten?*

THE END IS JUST THE BEGINNING!

Unsere Reise ist geschafft! Du hast viele neue Impulse an die Hand bekommen, neue Erfahrungen gemacht und deinem Kind neue Erfahrungen geschenkt! Ich hoffe, dass das nicht das Ende eurer Reise zu mehr Verbundenheit ist, denn diese Reise ist niemals zu Ende. Vielleicht möchtest du das Programm ein weiteres Mal durchlaufen oder einzelne Bereiche noch mal vertiefen, wiederholen, mehr dazu lernen… Alles ist okay, solange du daranbleibst! Vielleicht helfen dir die folgenden Fragen dabei, zu entscheiden, wie du mit den Inhalten dieses Programmes weiterhin umgehen möchtest:

- *Möchtest du das Programm noch mal durchlaufen? Du kannst dir auch einfach doppelt oder dreifach so viel Zeit für jeden Punkt nehmen!*
- *Wie ging es dir mit den Fokusthemen der Woche, gab es etwas, was du noch mal ausprobieren möchtest?*
- *Gab es einen Impuls, eine Gewohnheit oder eine Routine, die für dich alles verändert hat, die du nie mehr vergessen möchtest? Wie kannst du dafür sorgen, dass sie Teil deines Lebens bleibt?*
- *Welche Audioachtsamkeitsübung hat dir besonders gut gefallen? Hast du sie dir heruntergeladen, sodass du sie wieder anhören kannst?*
- *Was wünschtest du, hätten deine Eltern gewusst?*
- *Was hättest du gerne früher gewusst?*
- *Was sollen deine Kinder durch Beobachten von dir lernen?*
- *Welche Änderung macht für dein Kind den größten Unterschied? Wie kannst du mehr davon in sein Leben bringen?*
- *Welche Rolle wird Selbstfürsorge in Zukunft in deinem Leben spielen und wie wirst du dafür sorgen, dass du da wirklich dranbleibst?*
- *Was fällt dir noch ein, was ist deine neue Priorität?*

WEITERREISE FÜR ELTERN

Möchtest du noch mehr darüber lernen, wie du die Verbundenheit zu dir und deinem Kind stärken kannst? Wie du die ganzheitliche Gesundheit deines Kindes fördern kannst? Du hast diese Möglichkeiten:
Homepage: www.doktormami.de
Instagram: doktormami.de
Facebook: doktormami
Podcast: Gesund und glücklich mit Dr. Mami
Gratis-Newsletter: www.doktormami.de/mindbodysoul-brief

Intensivere Begleitung

Das Geheimnis ganzheitlicher Kindergesundheit: Du willst mehr über das Holistic Child Health Model (HCHM®) wissen? Lerne die verschiedenen Dimensionen von Kindergesundheit kennen und erstelle daraus ein individuelles Gesundheitskonzept für (d)ein Kind
Der Zauber liebevoller Beziehungen: Das 90-minütige Webinar ergänzt dieses Buch. Erziehung meets Kindermedizin
Die 5 Geheimnisse heilsamer Beziehungen: In diesem viertelstündigen Workshop lernst du, was die wichtigsten Zutaten einer gesundheitsschützenden Eltern-Kind-Beziehung sind
Herzenssprache: 6 Monate Online-Programm für mehr Verbundenheit zwischen dir und deinem Kind mit oder ohne 1:1-Begleitung
Mindful Mami: 3 Monate Online-Kurs für mehr Achtsamkeit
Higher Self Academy: 12 Monate Online-Programm mit 1:1 Life und Health Coaching für eine tiefe Verbundenheit zu dir selbst, eine faszinierende Reise durch Ayurveda und Wissenschaft, um körperliche, geistige und spirituelle Gesundheit zu erlangen
(Alle Angebote findest du auf www.doktormami.de → Angebote.
Als Leserin meines Buches erhältst du für »Herzenssprache«, »Mindful Mami« und »Higher Self Academy« 15 Prozent Rabatt)

WEITERREISE FÜR FACHPERSONAL

Es gibt eine große Lücke in der kindermedizinischen Versorgung, so wie sie heute gelehrt und praktiziert wird, und die möchte ich gemeinsam mit dir schließen. Deshalb biete ich für Medizinstudenten, Ärzte, aber auch andere helfende Berufe (etwa Psychologen, Sozialpädagogen, Erzieher, Heilpraktiker) diverse Fortbildungen an. Mein absolutes Herzensprojekt ist die ganzjährige Weiterbildung an meiner MAP-Akademie® zum Thema ganzheitliche Kindergesundheit. Wer dieses Buch mochte, wird diese Weiterbildung lieben! Wir werden uns an diesem Buch orientieren, aber anhand des Holistic Child Health Models HCHM® deutlich in die Tiefe gehen und verschiedene Themen, die in der Kinderarztpraxis oft zu kurz kommen, aus ganzheitlicher Sicht – immer wissenschaftlich fundiert – beleuchten. Zentrale Themen sind Gesundheit, Erziehung/Beziehung, Ernährung (einschließlich Stillen), Bindung, Trauma und Verbundenheit, Menschsein verstehen. Was die Weiterbildung sehr intensiv und besonders macht, ist die sogenannte »Embodied Teaching Method« ETM®. Du wirst parallel zum Wissenserwerb eine eigene persönliche Reise anhand mehrerer kurzer Retreats und individueller bzw. Gruppencoachings durchlaufen. Warum? Verbundenheit kann nicht gelehrt werden, Verbundenheit inspiriert, indem man sie vorlebt und selbst erfahren hat. Ich wünsche mir nichts mehr, als dass die Absolventen dieser Weiterbildung nicht nur mehr Gesundheit und Liebe in die von ihnen begleiteten Familien bringen, sondern wie Leuchtsterne am Himmel mehr Verbundenheit in die Welt hinaustragen. Deine Gabe, dein Wissen, deine Talente, deine Erfahrungen in Kombination mit meiner Ausbildung können zu deinem Geschenk für die Welt werden!
Mehr zu der Weiterbildung und den Fortbildungen erfährst du hier: **www.map-akademie.de** und **www.doktormami.de**

MAINE-COON-ZUCHT

Um noch mehr Heilung durch Verbundenheit in die Welt zu bringen, züchten wir Maine-Coon-Katzen für Therapeuten und Familien. Unsere Katzen haben schon viele Familien bereichert, insbesondere mit Kindern, die unter ADHS, Trauma, Mobbing, Autismus oder anderen Belastungen durch Unverbundenheit leiden. Unsere Katzen sind Teil unserer Familie und durchlaufen eine ganz spezielle, verbindungsfördernde Prägephase bei uns!
Hier findest du mehr über meine Zucht heraus:
www.mainecoon-kindhearts.de

Auf dem Laufenden bleibst du allerdings dann am besten, wenn du mir auf Instagram folgst oder in meinem Newsletter eingetragen bist!

DANKE

Mit einer tiefen Liebe im Herzen möchte ich mich bei meinen Eltern Su und Franzi bedanken, für alles, was sie mir auf meinem Weg mitgegeben haben. Bei meiner geliebten Schwester Meloni, mit der ich über die albernsten Dinge lachen kann. Bei meinem Mann Jogi, für seine DNA und die unermüdliche Unterstützung bei der Verwirklichung meiner Träume, insbesondere für die Zeit, die er mir freigeschaufelt hat, um dieses Buch zu Ende zu bringen, seinen ehrlichen Glauben an mich und meine Aufgabe für diese Welt. Und bei meinen größten Lehrern, Leuchtsternen, Wake-up-Calls überhaupt: meinen drei wundervollen Kindern Mimi, Jay-Di und Benji. Sie sind nicht nur ein wahres Geschenk für mich, sondern für die ganze Menschheit.

In tiefer Dankbarkeit, Demut, Verbundenheit und Liebe,
Eure Sessy

LIEBE LESERINNEN UND LESER,

wir wollen Ihnen mit diesem Buch Informationen und Anregungen geben, um Ihnen das Leben zu erleichtern oder Sie zu inspirieren, Neues auszuprobieren. Wir achten bei der Erstellung unserer Bücher auf Aktualität und stellen höchste Ansprüche an Inhalt und Gestaltung. Alle Anleitungen und Rezepte werden von unseren Autoren, jeweils Experten auf ihren Gebieten, gewissenhaft erstellt und von unseren Redakteur*innen mit größter Sorgfalt ausgewählt und geprüft.

Haben wir Ihre Erwartungen erfüllt? Sind Sie mit diesem Buch und seinen Inhalten zufrieden? Wir freuen uns auf Ihre Rückmeldung. Und wir freuen uns, wenn Sie diesen Titel weiterempfehlen, in Ihrem Freundeskreis oder bei Ihrem Online-Kauf.

Sollten wir Ihre Erwartungen so gar nicht erfüllt haben, tauschen wir Ihnen Ihr Buch jederzeit gegen ein gleichwertiges zum gleichen oder ähnlichen Thema um.

KONTAKT ZUM LESERSERVICE

GRÄFE UND UNZER VERLAG
Grillparzerstraße 12
81675 München
www.gu.de

GRÄFE UND UNZER
Ein Unternehmen der
GANSKE VERLAGSGRUPPE

IMPRESSUM

GU ist eine eingetragene Marke der GRÄFE UND UNZER VERLAG GmbH, www.gu.de

ISBN 978-3-8338-8208-1

2. Auflage 2024

Projektleitung: Ariane Hug
Lektorat: Margarethe Brunner
Bildredaktion: Nafsika Mylona
Umschlaggestaltung und Layout: ki 36 Editorial Design, Bettina Stickel
Herstellung: Gloria Gabriela Schlayer
Satz: Uhl + Massopust, Aalen
Reproduktion: Medienprinzen, München
Druck und Bindung: Livonia Print, Lettland

Das Quellenverzeichnis kannst du abrufen unter:

Bildnachweis
Cover: Karolin Rögner Fotografie; mit freundlicher Genehmigung von KOKADI Babytragen
Innenteil: Illustrationen: Ariane Warneke; Grafik S. 105 Quelle Levitt (2009); Adobe Stock: S. 189; iStockphoto: S. 158; Karolin Rögner Fotografie: S. 5, 61, Innenklappe vorne; Stocksy: S. 95
Bildagentur Image Professionals GmbH, Tumblingerstr. 32, 80337 München, www.imageprofessionals.com

Wichtiger Hinweis
Die Gedanken, Methoden und Anregungen in diesem Buch stellen die Meinung bzw. Erfahrung der Verfasserin dar. Sie wurden von der Autorin nach bestem Wissen erstellt und mit größtmöglicher Sorgfalt geprüft. Sie bieten jedoch keinen Ersatz für persönlichen kompetenten medizinischen Rat. Jede Leserin, jeder Leser ist für das eigene Tun und Lassen auch weiterhin selbst verantwortlich. Weder Autorin noch Verlag können für eventuelle Nachteile oder Schäden, die aus den im Buch gegebenen praktischen Hinweisen resultieren, eine Haftung übernehmen.

Umwelthinweis
Nachhaltigkeit ist uns sehr wichtig. Der Rohstoff Papier ist in der Buchproduktion hierfür von entscheidender Bedeutung. Daher ist dieses Buch auf PEFC-zertifiziertem Papier gedruckt. PEFC garantiert, dass ökologische, soziale und ökonomische Aspekte in der Verarbeitungskette unabhängig überwacht werden und lückenlos nachvollziehbar sind.